# Yoga

## percorsi di consapevolezza

Progetto grafico e impaginazione: Yoshihito Furuya

Illustrazioni: Archivio Giunti/Fabrizio Spadini

Redazione: Cinzia Amatucci

L'editore ringrazia Gabriella Cella Al-Chamali
per la prefazione.

Per informazioni e segnalazioni:
info.devecchi@giunti.it

www.giunti.it


Via Bolognese 165 - 50139 Firenze - Italia
Piazza Virgilio 4 - 20123 Milano - Italia
Prima edizione: settembre 2015

MISTO
Carta da fonti gestite
in maniera responsabile
FSC® C021883

Stampato presso Grafica Veneta SpA, stabilimento di Trebaseleghe

**SILVIA FRANCESCA ORNAGHI**
Prefazione di **Gabriella Cella Al-Chamali**

# Yoga

## percorsi di consapevolezza

### conoscere se stessi e ritrovare l'energia interiore

De Vecchi

# *Sommario*

# *Avvertenze*

Nella pratica yogica *asana* e *mudra* sono fondamentali: le prime sono posizioni ("forme") che vanno mantenute nell'immobilità per un certo lasso di tempo, indicato esplicitamente all'inizio di ogni sequenza; le seconde sono invece gesti o movimenti da eseguire in forma dinamica, seguendo il ritmo del respiro (il controllo della respirazione o *pranayama* è uno dei pilastri dello yoga). Ad esse si aggiungono le "pratiche" che agiscono sul "corpo sottile", caratterizzato da flussi di energia che permettono le attività di natura emozionale, intellettiva e spirituale.

Nei percorsi proposti in questo volume la stessa posizione può comparire in diverse varianti, presentate isolatamente o in sequenza.

Negli esercizi in cui la valenza simbolica assume un particolare rilievo, le varie forme – statiche (*asana*) e dinamiche (*mudra*) – sono contraddistinte da un sottotitolo che ne sottolinea la sfumatura di volta in volta adeguata al contesto.

Le *asana* e le *mudra* contrassegnate da un asterisco sono state ideate o rinominate dalla maestra Gabriella Cella e sono caratteristiche dello *Yoga Ratna*.

Durante ogni sequenza, la respirazione è fondamentale: se non diversamente espresso, si respira attraverso le narici, a bocca chiusa.

Per le donne in età fertile è importante sapere che in presenza delle mestruazioni le forme capovolte andrebbero mantenute solo per un lasso di tempo corrispondente a qualche respiro.

Attenzione: chi è affetto da patologie acute o croniche deve necessariamente consultare il proprio medico prima di praticare le sequenze qui descritte.

# Prefazione

*Era il 1991 quando fondai la S.I.Y.R., la Scuola di formazione per Insegnanti Yoga Ratna basata sul linguaggio simbolico dello yoga, con una particolare rivisitazione riferita al mondo femminile.*
*Il mio obiettivo era quello di creare 108 insegnanti* Yoga Ratna *che portassero avanti questa visione: 108 è un numero considerato "magico" perché, nella tradizione yogica, è il risultato della moltiplicazione dei 27 asterismi lunari per le 4 fasi che caratterizzano la Luna durante il suo percorso lungo l'orbita terrestre. Anche per questo, il* mala *– la ghirlanda che nell'induismo si sgrana ripetendo il* mantra *– è composto proprio da 108 grani.*
*Il mio era, dunque, un proposito ambizioso: creare una ghirlanda di 108 "perle".* Ratna, *del resto, ha proprio il significato di "gioiello", indicando ancor più precisamente la perla racchiusa in ogni essere. Come nella conchiglia, solo quando lo scrigno viene aperto, questa perla mostra tutta la sua luce sfavillante.*
*A tutt'oggi nella mia scuola si sono diplomati più di 300 allievi, ma per mille e diversi motivi sono rari quelli che hanno continuato il percorso indicato dallo* Yoga Ratna, *portando avanti la simbologia di questa disciplina. Mi rendo perfettamente conto delle difficoltà che si possono incontrare nel proporre un simbolo che prima di tutto va sperimentato di persona nella sua essenza, perché riguarda qualcosa di interiore. D'altro canto, c'è in me la tendenza a lasciare totalmente libere le persone che mi seguono, convinta che ogni "setta" serva solo a restringere la mente.*
*Con il suo libro, Silvia Ornaghi – una delle "108 perle" che hanno compreso*

*perfettamente il mondo simbolico dello* Yoga Ratna *– conferma di essere riuscita con onestà ad approfondire e ampliare il mio ultraquarantennale lavoro di ricerca.*
*Io le sono grata perché ha vissuto questa disciplina nella sua essenza più profonda, non limitandosi solo alle forme fisiche, ma proponendo una visione completa della dimensione yogica, compreso uno stile di vita fatto di regole che, a volte, possono apparire rigide ai non esperti e magari anche in apparente contrasto con la "libertà" a cui ho fatto cenno.*
*Nel suo volume Silvia propone alcune sequenze di* asana *che raccontano una storia, mantenendo una corretta interpretazione che in ogni forma tiene conto dell'elemento predominante, in armonia con i* chakra, *i centri vitali energetici, e della spiegazione anatomica e fisiologica, senza tralasciare chiaramente il simbolo che ogni* asana *sottende.*
*«Il simbolo stabilisce una relazione tra la coscienza e il subcosciente, favorendo la consapevolezza della propria dimensione psicofisica», dice Silvia, ed è proprio questo che intende lo* Yoga Ratna*: ogni forma proposta deve essere anche la conseguenza logica della precedente, a tutti i livelli: dal* chakra *al tipo di respirazione, alla forma che richiama il simbolo e lo stesso racconto a cui si ispira.*
*Come Silvia spiega, «Le sequenze ci offrono la possibilità di raggiungere dimensioni superiori, esterne alla nostra materialità, verso mondi di coscienza e conoscenza che nella quotidianità ci è difficile sperimentare». Buon cammino!*

Gabriella Cella Al-Chamali

# Yoga: un cammino di conoscenza

*Possiate essere tutti felici e pieni di grazia. Le vostre vite devono essere piene di pace, prosperità e felicità.*

(Babaji, Hairakhan, 5 febbraio 1984)

Lo yoga è una disciplina tanto antica quanto attuale che sopravvive da oltre cinquemila anni grazie alla sua grande capacità di adattarsi al cambiamento dei tempi.

Se nell'antichità si trattava di una pratica geograficamente limitata alle regioni di origine e agli iniziati, oggi sempre più persone si avvicinano allo yoga, alla ricerca del benessere psicofisico, della propria autenticità, dell'unione tra corpo, emozioni, sentimenti e desiderio di ascendere a livelli superiori di conoscenza di sé.

La scienza odierna ha confermato quanto gli antichi *yogin* avevano percepito e appreso del corpo umano, non solo nei suoi aspetti puramente fisici ma anche in quelli eterici. Nello yoga sono costantemente coinvolti tutti gli organi interni (i muscoli, il cuore, l'apparato respiratorio), attivati dal sistema nervoso autonomo, a sua volta stimolato dalle varie posture assunte durante una determinata pratica.

Il percorso descritto dagli *yogin* verso la conoscenza di sé – e conseguentemente verso la capacità di "sentire" ed entrare in comunione con il mondo circostante – è un cammino di ricerca realizzato mediante una serie di pratiche che trovano il loro fondamento nell'osservanza di indispensabili precetti di rettitudine nei confronti di se stessi e degli altri (*yama* e *nyama*).

Le pratiche si articolano in *asana* (posture), *kriya* (atti di purificazione), *mudra* (gesti), *pranayama* (respirazioni), *pratyahara* (esercizi che mirano al di-

stacco dai sensi), *dharana* (concentrazioni) e *dhyana* (stati meditativi).
Le *asana* sono posizioni assunte e mantenute per un determinato tempo nell'immobilità, rilassando la mente. Attraverso le loro varie forme impariamo a conoscere – e a riconoscere – il nostro corpo, affinché sia possibile sciogliere quelle tensioni che si traducono sovente in rigidità mentali e comportamentali.
Le *asana* sono moltissime (oltre otto milioni) e simboleggiano ogni forma esistente. La loro capacità di agire su di noi è insita nella singola forma, ma soprattutto nella combinazione di più forme in una sequenza che permetta un'attivazione energetica e un'acquisizione progressiva di consapevolezza, bilanciata e non dispersiva. A ogni *asana* può essere correlato un significato simbolico che aiuta a comprenderne il valore energetico.
Attraverso il simbolo il praticante consolida gli effetti dell'*asana* in un processo mentale che fonde atteggiamenti fisici e stimoli psicologici. Il simbolo stabilisce cioè una relazione tra la coscienza e il subcosciente, favorendo la consapevolezza della propria dimensione psicofisica. Laddove l'energia dell'immagine simbolica incontra l'energia presente in ciascuno di noi, entriamo in contatto con le dinamiche profonde della nostra interiorità. Il simbolo agisce nella dimensione esperienziale che viviamo in un dato momento, consentendo pertanto un continuo divenire.

Sono questi i principi che hanno dato vita allo *Yoga Ratna*, una particolare evoluzione della tradizione yogica indiana che tiene conto delle caratteristiche della popolazione occidentale, fisicamente più rigida, più attenta al mondo femminile (in India la disciplina era rivolta ai soli uomini) e più propensa a sofisticate elaborazioni mentali della realtà.
Il simbolo ci consente così di avvicinarci al nostro vivere quotidiano, agli aspetti non solo fisici ma anche emozionali che caratterizzano il nostro divenire.
Gli stati fisici e psicologici che attraversano ogni essere umano possono essere oggetto di analisi, di approfondimento e di crescita, ma anche di presa di coscienza, mediante una pratica yogica organizzata in sequenze e costantemente ripetuta per un certo periodo di tempo.
Le sequenze proposte sono sviluppate al fine di favorire un atteggiamento positivo nei confronti di tutte le manifestazioni della vita quotidiana, proprie e relazionali, offrendoci la possibilità di sperimentare attraverso il corpo i loro effetti sulla nostra condizione emozionale. Non solo: grazie alla rimozione di blocchi fisici, esse ci consentono di trovare risposte adeguate agli atteggiamenti, ai comportamenti e agli stati emotivi che ci accompagnano in alcuni frangenti della nostra vita.
Le sequenze ci offrono poi la possibilità di raggiungere dimensioni superiori, esterne alla nostra materialità, verso mondi di coscienza e conoscenza che nello scorrere della quotidianità ci è difficile sperimentare.

I temi proposti prendono spunto da esperienze che ciascuno di noi può trovarsi ad affrontare nell'evolvere della propria esistenza: sono temi comuni ai più, quelli che spesso inibiscono maggiormente l'evoluzione e la crescita della nostra autenticità. Questi percorsi esperienziali, praticati con metodicità e costanza, ci metteranno in condizione di cogliere ciò che in noi necessita di crescere, di essere sbloccato o approfondito; ciò di cui dobbiamo assumere maggior consapevolezza. Ci apriranno una serie di porte volte a favorire un atteggiamento positivo verso tutte le manifestazioni della vita quotidiana, siano esse di natura strettamente personale o relazionale.
Le sequenze rappresentano una guida rivolta sia a coloro che vogliano approfondire temi psicofisici attraverso la disciplina dello yoga, sia a tutti quei praticanti che, non ancora sufficientemente autonomi nell'organizzazione di un'intera sequenza, desiderino trovarla già sviluppata e poter cogliere l'opportunità di sceglierla tra le altre, in modo da riuscire a comprendere gli stati interiori che caratterizzano un particolare stadio evolutivo della propria vita.
Unendo le *asana* agli aspetti simbolici ad esse correlati, le sequenze metteranno in luce un percorso esperienziale non solo fisico ma anche più profondo, salvaguardando peraltro una serie di presupposti di base (aspetti compensativi, di bilanciamento ecc.) che necessitano di essere presidiati per evitare errori grossolani nell'organizzazione di una pratica.

# *Ritrovare la propria vera natura. C'era una volta un principe...*

Oltre a essere visto come via e mezzo che conduce alla liberazione (*mokṣa*) lo yoga è certamente anche identificato con l'esercizio che l'individuo, in preda alla variabilità delle situazioni psichiche, disorientato dall'alternarsi di sentimenti opposti, utilizza per sottoporsi al "giogo" della disciplina con lo scopo di unificare il proprio essere. La via del miglioramento è oscura e difficile, continuamente ostacolata dalle opposte esigenze dell'ego, che pongono l'uomo in profonda contraddizione con se stesso. Consapevole della lotta che si svolge nel nostro intimo, lo yoga propone vari mezzi per raggiungere l'unificazione di corpo, mente e anima.

Tre sono i percorsi offerti all'essere umano:

- il *Karma yoga,* ovvero la via dell'azione compiuta in spirito di distacco e di disinteresse;
- lo *Jnana yoga*, ovvero la via della conoscenza o sapienza, della meditazione o contemplazione in senso stretto;
- il *Bhakti yoga,* ovvero la via della devozione e della dedizione al divino.

Queste tre vie di salvezza sono presentate nel testo sacro forse più noto della tradizione indù: la *Bhagavad Gita* ("Canto del Beato Signore"), testo inserito all'interno del poema epico *Mahabharata*, dove si narrano tutte le vicissitudini della civiltà vedico-ariana, un'opera che abbraccia quasi tutta la mitologia indiana.

Parte integrante di questa grande epopea come testo speculativo e religioso, la *Gita* interrompe il racconto dell'azione che si svolge sul campo di battaglia per introdurre una lunga serie di riflessioni e "rivelazioni" indotte dalle vicende del conflitto in corso.

Il testo si presenta sotto forma di dialogo e vede come protagonisti Arjuna (il cui nome significa "candido", "chiaro", "aureo"), giovane guerriero figlio del dio Indra, e il suo nobile interlocutore Krishna, che dapprima si presenta in veste umana, ma che poi si rivelerà come l'Assoluto, l'uomo-dio, la divina incarnazione dello stesso dio Visnu, con il quale sarà identificato. I discorsi di Krishna, che tendono a placare le angosce di Arjuna di fronte alla guerra imminente, in realtà riflettono i dibattiti, i problemi e i contrasti dottrinali dell'epoca in cui il poema è stato composto (la datazione oscilla dal III-II a.C. al II d.C.) e, forse ancor di più, i problemi e le ansie di tutti i tempi.

Come sottolinea Paramhansa Yogananda nel suo commento alla *Gita*, il racconto ha un chiaro valore allegorico. I due eserciti che si scontrano a Kurukshetra incarnano infatti il contrasto, presente in ogni uomo che non ha raggiunto l'illuminazione, tra le qualità positive – che tendono a elevarlo – e le inclinazioni che lo spingono verso il basso, ovvero verso l'illusione e il male che essa rappresenta.

La "guerra di Kurukshetra" non si combatte perciò sull'omonimo campo di battaglia: andando in profondità, essa incarna la lotta senza fine che nella mente umana viene ingaggiata tra il bene e il male, una lotta destinata a concludersi solo con la liberazione finale. Secondo Paramhansa Yogananda «Krishna stesso chiarisce la natura allegorica del suo eterno dialogo con Arjuna» quando «in un capitolo successivo della *Gita* egli afferma: "Questo corpo è il campo di battaglia"» (Swami Kriyananda, *L'essenza della Bhagavad Gita commentata da Paramhansa Yogananda).*

Il *Karma yoga*, la via dell'azione compiuta senza interessi, è l'oggetto di diversi insegnamenti di Krishna, che conforta Arjuna nella sua angoscia perché nel campo avversario egli ritrova i suoi parenti e amici, ai quali è legato nel profondo. Arjuna, desolato, non comprende quale bene possa derivare dall'uccisione dei suoi cari e dunque si rivolge a Krishna per conoscere con certezza quale sia il suo dovere.

«Ciò che importa non è l'azione né l'inazione, ma il dominio di sé nel non ricercare frutto, ricompensa o vantaggio alcuno dall'azione. La suprema saggezza non è l'azione, ma il distacco dall'azione. L'agire disinteressato è il sacrificio più puro; colui che segue la via spirituale

della libertà nell'azione, raggiunge una perfezione più alta» (*Bhagavad Gita* II, 47-50).
Il racconto insegna che a ognuno di noi è assegnato un compito ben definito e l'individuo saggio si assoggetta ad esso perché vi riconosce una norma di giustizia che regola ogni tipo di rapporto.
Per quanto un atto possa essere compiuto in modo difettoso, «perché ogni impresa è circondata da difetti, come il fuoco dal fumo» (*Bhagavad Gita* XVIII, 48), eseguire il proprio compito, anche imperfettamente, vale più che adempiere in modo perfetto a un dovere che non compete alla nostra natura. Questo non vuole certo giustificare azioni malsane e, a tale proposito, nella sua opera *La filosofia indiana*, il grande maestro Radhakrishnan sostiene che «chi vive nella grande consapevolezza spirituale non sentirà il bisogno di commettere alcun male». Krishna afferma che esistono molti sentieri che portano a Dio e che essi dipendono non tanto da ciò in cui le persone credono, quanto dal loro temperamento.
La stessa via dello *Jnana yoga*, apparentemente in contrasto con quella del *Karma*, ovvero dell'azione, è legata al concetto di unificazione e di concentrazione del mentale mediante la disciplina yogica. Colui che decide di dedicarsi alla via della sapienza lo farà attraverso la pratica della meditazione e dello yoga e questo gli consentirà di riconoscersi come essere immutabile, infinito e presente come principio di unità con l'universo. Nel silenzio, nell'attenzione, nella consapevolezza di ogni istante è possibile raggiungere la comprensione di sé, attraverso il corpo (con le *asana*), il respiro (con il *pranayama*) e i "moti mentali" (*pratyahara* e *dharana*). Proprio conoscendosi a fondo l'individuo potrà agire in conformità alla propria natura, senza cadere nell'errore.
La terza via che la *Bhagavad Gita* propone ai suoi lettori come mezzo di "liberazione" è quella dell'amore e della devozione: la più semplice e la più sicura per raggiungere la meta.
Il *Bhakti yoga* diventa quindi un incessante sacrificio e un'offerta al divino. Le parole di Krishna a questo proposito sono chiare: «Qualunque cosa fai, mangi, o offri in libagione, o doni, qualunque austerità pratichi [...] tutto ciò fallo dedicandolo a me» (*Bhagavad Gita* IX, 27).
E senza importanza per il contenuto dell'offerta, ma con la disposizione di un cuore purificato: «Mi si offra con devozione una foglia, un frutto o dell'acqua, l'offerta devota di chi ha

il cuore puro, io la gradisco» (*Bhagavad Gita* IX, 26). L'esperienza della comunione con la natura divina non verrà mai meno «per colui che mi vede ovunque e che vede il Tutto in me, io non sono mai perduto per lui, né mai egli è perduto per me» (*Bhagavad Gita* VI, 30).
Tre vie, dunque, accomunate da una certa affinità: l'uomo non è mai esclusivamente dedito alla meditazione o all'azione, e neppure solo teso alla ricerca del divino; egli sviluppa piuttosto queste diverse attitudini contemporaneamente.
Nell'esporre la sua dottrina, Krishna si mostra un fine psicologo tenendo conto di questa particolare caratteristica umana e offrendo a ognuno la possibilità di salvezza che è conforme alla propria disposizione interiore.
Gli "esercizi yogici" implicano metodi di controllo dell'attività dell'uomo (respiro, movimenti, desideri, pensieri ecc.) e la *Gita* li applica all'intera personalità umana, cercando un rapporto equilibrato fra le diverse facoltà (intelletto, mente, volontà, sentimenti, sensi) e attribuendo a ciascuna di esse il suo compito specifico in rapporto alle varie vie di salvezza. La dottrina yogica della *Gita* non è perciò dogmatica, ma cerca di integrare i percorsi attraverso i quali l'uomo può giungere alla liberazione; sottolinea la necessità della ricerca di un equilibrio armonizzando l'azione del corpo, della mente e dello spirito, e insegna che «l'azione deve essere compiuta, la conoscenza perseguita e la devozione praticata».
Malgrado la stesura di questo poema risalga a migliaia di anni fa, è molto facile trarne spunti e insegnamenti per il quotidiano.
La "guerra di Kurukshetra" descrive la lotta dell'anima per liberarsi dalle grinfie di *maya*, l'illusione del mondo materiale. Essa illustra la lotta che ognuno di noi, se posto in un cammino di consapevolezza spirituale, prima o poi si trova ad affrontare.
Le pratiche che lo yoga insegna (come l'esecuzione di *asana* e di *pranayama* e la meditazione) possono essere il mezzo per far rientrare l'individuo in una dinamica universale come piccola parte di un grande "tutto" e risolvere in questo modo i dilemmi che affliggono l'umanità.
La *Bhagavad Gita* mostra che questa disciplina si propone di unire l'anima individuale a quella divina. Le pratiche, siano esse attive o passive, purché consapevoli, conducono all'armonia e alla percezione di essere in unione con il tutto.

## LA PRATICA

**Questa sequenza di *asana* agisce intensamente sull'equilibrio energetico e sul corpo, che sarà reso più elastico e più forte soprattutto nella zona inferiore e a livello della colonna vertebrale. È inoltre di grande aiuto nella gestione di situazioni in cui sono necessari risolutezza, imposizione e grande concentrazione. Per renderne massimi gli effetti, va eseguita con costanza. All'inizio ogni forma sarà mantenuta per pochi secondi (lo spazio di qualche respiro), poi gradualmente i tempi potranno essere prolungati con facilità.**

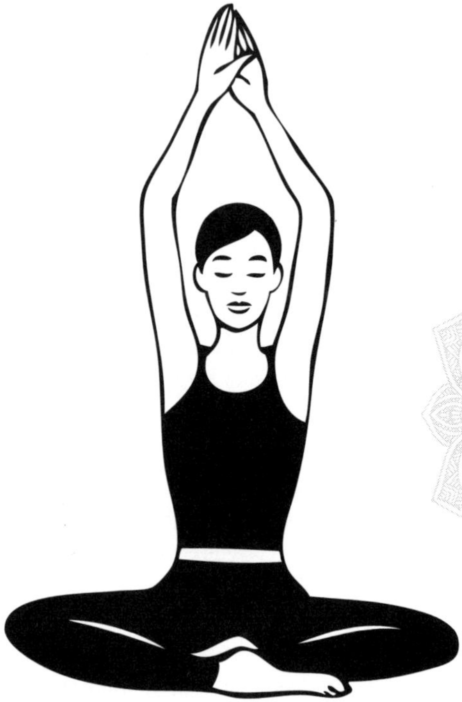

1

### PARVATA-ASANA *

***Dalla Terra al cielo, dalla materia allo spirito***

Seduti a gambe incrociate, inspirando aprite le braccia, distendetele in alto e allungate il busto; espirando sovrapponete le mani, con i palmi rivolti in avanti. Mantenete l'*asana* percependo l'allungamento verso il cielo mentre inspirate e la pesantezza del bacino spinto a terra durante l'espirazione.

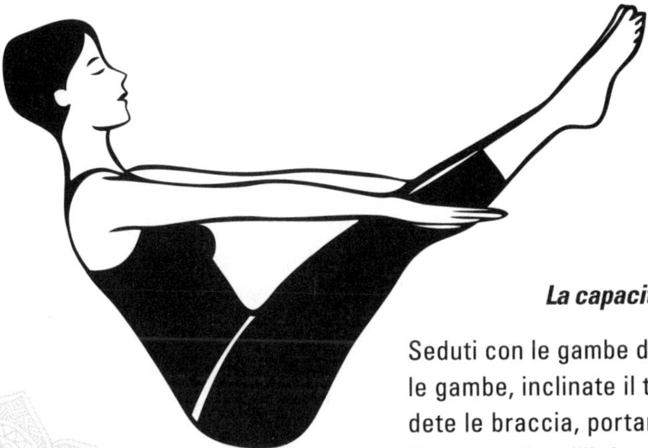

2

## NAVA-ASANA

***La capacità di mantenersi in equilibrio***

Seduti con le gambe distese, inspirando sollevate le gambe, inclinate il tronco all'indietro e distendete le braccia, portandole in linea con le spalle. Ricercate l'equilibrio contraendo lievemente i muscoli addominali.

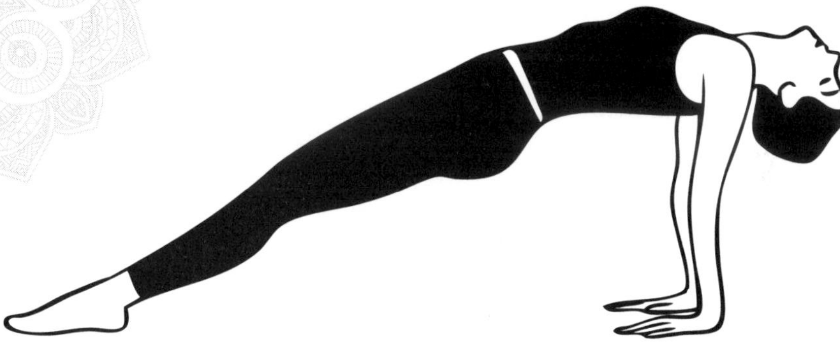

3

## PURVA-ASANA

***L'Est, dove nasce il Sole***

Seduti con le gambe distese e la schiena diritta, portate le mani a terra dietro la schiena. Inspirando, sollevate il bacino, inarcate il busto e rovesciate la testa. Espirando, assestatevi.

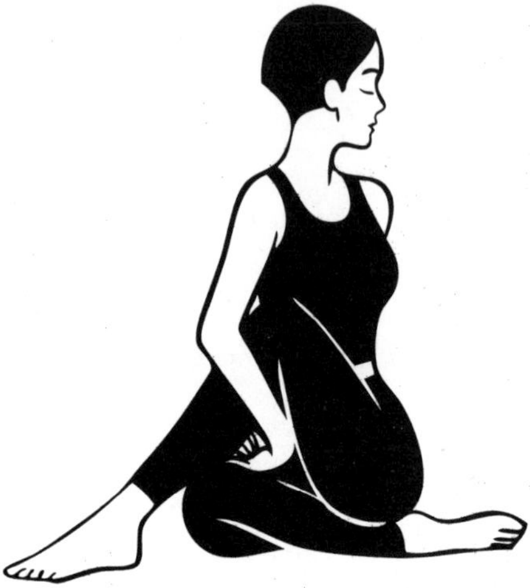

## 4

## PARIPURNA MATSYENDRA-ASANA

***La saggezza***

Seduti, portate il tallone destro di fianco al gluteo sinistro. Accavallate la gamba sinistra appoggiando il piede a terra, oltre il ginocchio destro. Inspirate ed espirando ruotate il busto verso sinistra. Fate passare il braccio destro sotto la gamba, mentre il braccio sinistro è piegato dietro la schiena. Le mani, se possibile, si agganciano. Ripetete l'*asana* sull'altro lato, mantenendo gli stessi tempi.

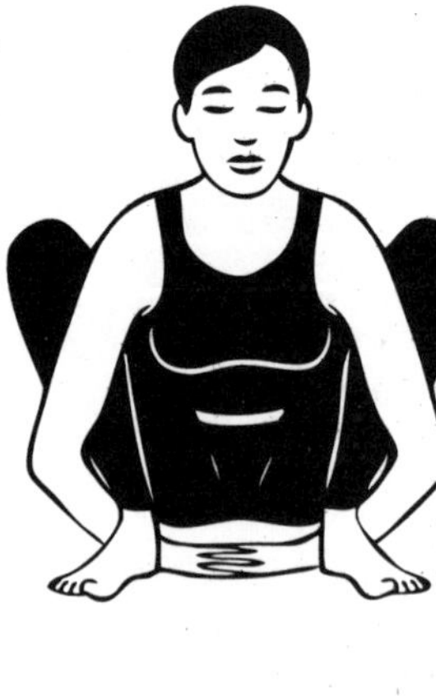

## 5

## MALA-ASANA

***La devozione***

Accovacciati, divaricate leggermente i piedi mantenendo, se possibile, i talloni a terra; inspirate ed espirando portate i palmi delle mani al suolo, sotto i glutei.

6

## SUPTA VIRA-ASANA

***La forza e il vigore***

Seduti sui talloni, inspirando allargate i piedi ed espirando appoggiate al suolo il bacino: i piedi avvolgeranno i glutei e la schiena sarà ben diritta. Inspirando portate la mani giunte al centro del petto. Fate qualche respiro mantenendo l'*asana*, poi inspirate portando le mani verso le ginocchia. ①
Espirando, lasciate che la colonna si distenda al suolo; mentre inspirate riportate le mani giunte al centro del petto. ②

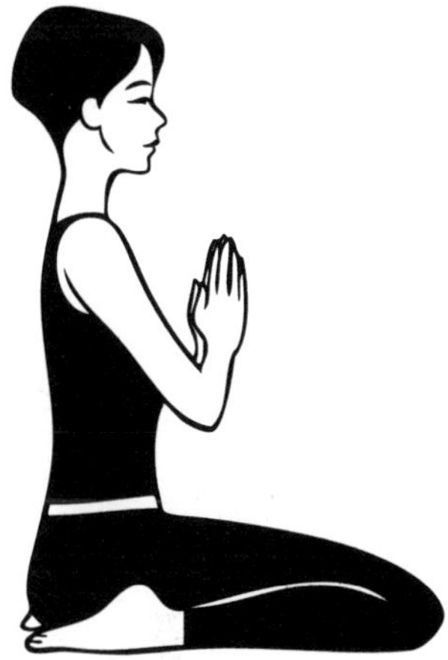

①

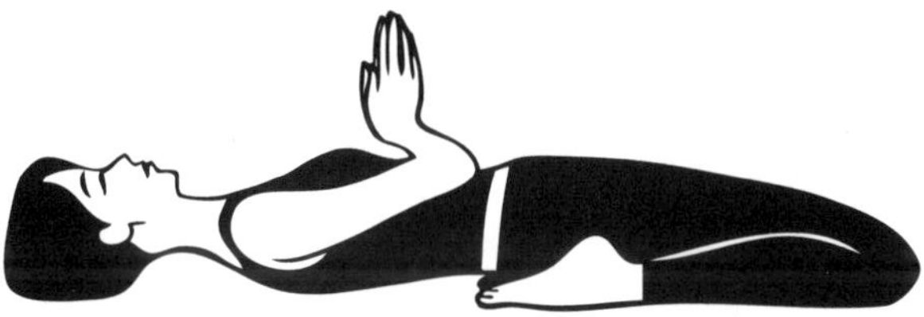

②

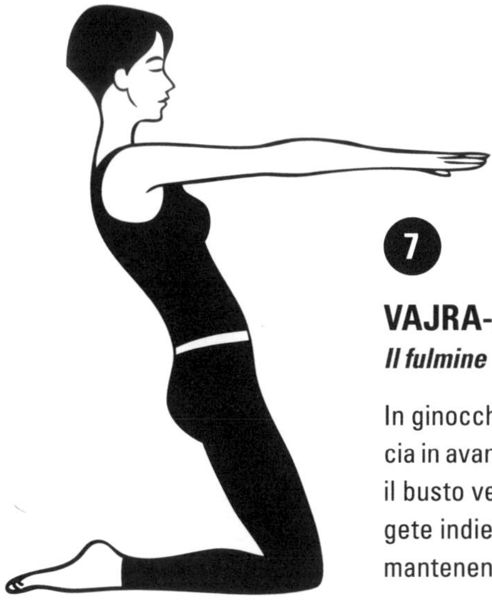

7

## VAJRA-ASANA *

***Il fulmine***

In ginocchio, inspirando, allungate le braccia in avanti. Espirate ed inspirando tendete il busto verso l'alto; mentre espirate, spingete indietro le spalle, il busto e le gambe, mantenendo leggermente contratti i glutei.

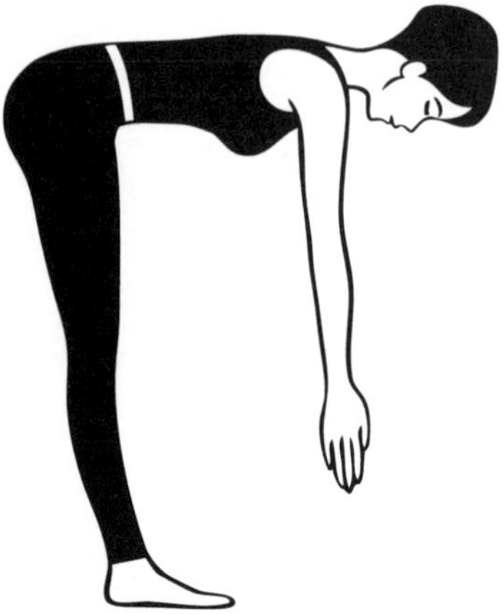

8

## CATUSKONA-ASANA *

***La dimensione sacra della Terra***

In piedi a gambe unite, inspirando allungate tutto il corpo verso l'alto; espirando spingete indietro il coccige e piegate il busto in avanti finché non sarà parallelo al suolo. Le spalle si mantengono aperte, il busto è diritto e le braccia rilassate.

9

## VIRABHADRA-ASANA

***Il potente guerriero manifestazione di Shiva***

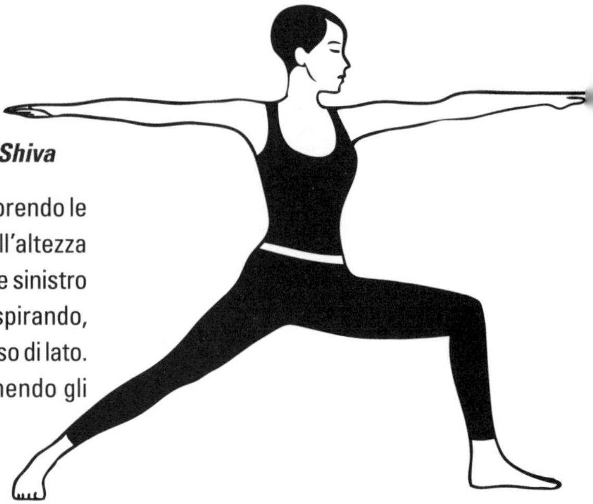

In piedi, a gambe divaricate, inspirate aprendo le braccia di lato e portandole ben tese all'altezza delle spalle; poi espirate ruotando il piede sinistro fino a impostarlo di profilo. Inspirate; espirando, flettete il ginocchio sinistro e portate il viso di lato. Ripetete l'*asana* sull'altro lato, mantenendo gli stessi tempi.

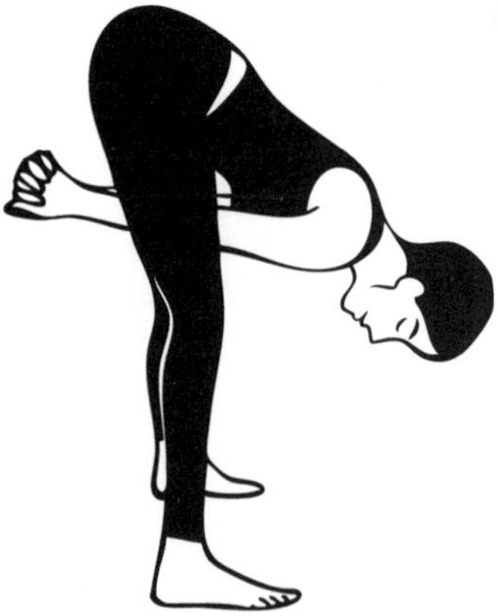

10

## DRUPADA-ASANA *

***Il guerriero che combatte la guerra tra le forze che simboleggiano il bene e il male***

In piedi a gambe divaricate, con le dita delle mani intrecciate e i polsi uniti, inspirando distendete le braccia in alto; mentre espirate flettete il busto in avanti, portando le braccia oltre le gambe. La testa scende verso il suolo.

**11**

## DURYODHANA-ASANA *

***Il guerriero che guidò i principi Kaurava***

In piedi, a gambe unite, inspirando allungate il busto verso l'alto. Espirando, spostate indietro la gamba sinistra, con il piede appoggiato a terra; la gamba destra si flette. Mentre inspirate, tendete le braccia in alto e chiudete i pugni. Espirate vigorosamente, piegando il braccio destro: il gomito rimane in linea con la spalla e il pugno è portato in avanti, al centro del petto. Ripetete l'*asana* sull'altro lato, mantenendo gli stessi tempi.

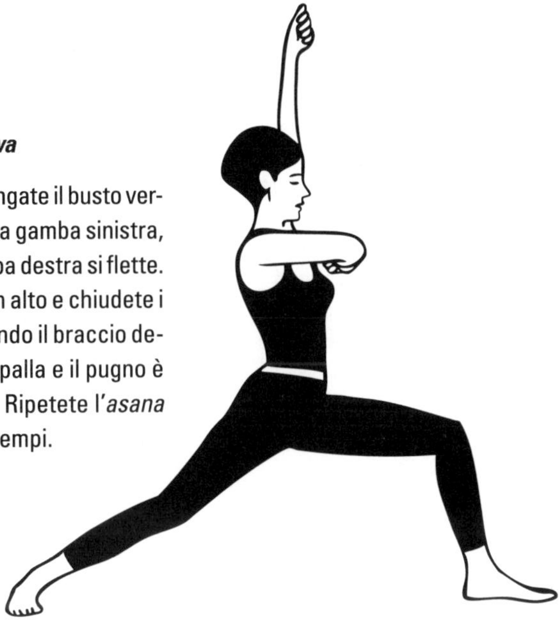

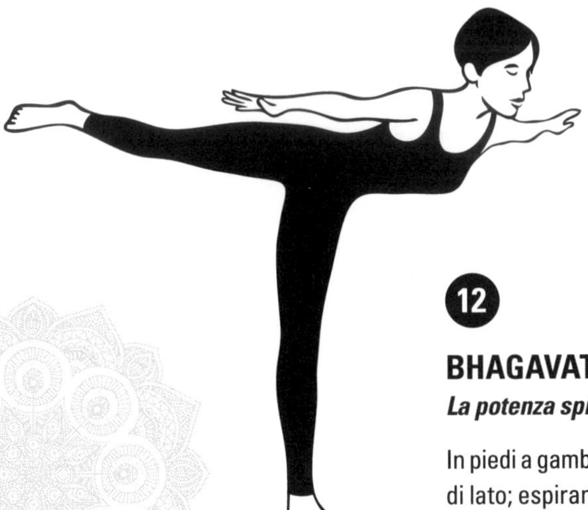

**12**

## BHAGAVAT-ASANA *

***La potenza spirituale***

In piedi a gambe unite, inspirando aprite le braccia di lato; espirando spostate il peso del corpo sulla gamba sinistra. Mentre inspirate, assestatevi a terra. Nell'espirare sollevate la gamba destra e scendete con il busto parallelo al suolo. Ripetete l'a*sana* sull'altro lato, mantenendo gli stessi tempi.

# *Un ponte tra mente e corpo: il respiro*

Il respiro è l'essenza della vita: si inspira non appena si viene alla luce e si espira un'ultima volta morendo. Nella pratica yogica il respiro si usa per consentire al *prana* – la forza vitale – di dirigersi verso l'alto, attraverso tutti i *raja chakra*, i sette centri energetici allineati parallelamente alla colonna vertebrale e risalenti lungo il tronco sino al capo. Così l'individuo trascende lo stato fisico e giunge a quello di pura coscienza.

Negli *Yoga Sutra*, un'antica raccolta di "aforismi" che racchiude la *summa* della filosofia yogica, Patañjali definisce *pranayama* il processo con cui il ritmo respiratorio è regolato nelle diverse fasi di inspirazione, espirazione e sospensione del respiro. Sostanzialmente attraverso il controllo del respiro si rende cosciente un processo inconscio che inizia nella parte primitiva del cervello (il tronco encefalico) posto alla sommità della spina dorsale. Questo organo stimola il diaframma, il muscolo che è il maggiore responsabile dell'inspirazione. Il diaframma si contrae e si rilassa ritmicamente; in fase di contrazione la gabbia toracica si espande: la pressione negativa che si crea al suo interno richiama aria nei polmoni (inspirazione). Quando il diaframma si rilassa, la gabbia toracica si restringe e aumenta la pressione interna nei polmoni, che espellono l'aria (espirazione). Al contrario dell'inspirazione, che è un movimento di natura muscolare, l'espirazione è un fenomeno passivo che avviene semplicemente per l'elasticità degli organi interessati, ma che si può incrementare attivando i muscoli retti e traversi dell'addome. Il *prana* circola nel corpo in cinque direzioni, adempiendo a varie funzioni: questi diversi soffi di *prana* sono detti *vayu*. *Prana vayu* si muove dal diaframma alla base della gola: ha sede nella regione del cuore, controlla la respirazione, il battito cardiaco e la circolazione. *Apana vayu* scende verso il basso, dall'addome ai piedi: regola varie funzioni ed eventi fisiologici come l'eliminazione di urina e di feci, le mestruazioni, l'eiaculazione e il parto. *Samana vayu* oscilla nello spazio tra l'ombeli-

co e il diaframma: regola la digestione e funge da bilanciatore tra *prana vayu* e *apana vayu*. *Udana vayu* fluisce dalla base della gola alla sommità del capo e regola la tosse, la deglutizione e la chiusura della gola.
*Vyana vayu* fluisce in tutte le direzioni e pervade il corpo intero, trasportando il *prana* in ogni cellula. Un respiro consapevole permette di controllarne ritmo e profondità, consentendo di modificare la direzione normale del *prana*.
Se ad *apana vayu* si impedisce di fluire verso il basso, è possibile invertire il flusso di questa fonte di energia e usarla per giungere a uno stato di "alta consapevolezza". L'inspirazione conscia dirige il *prana vayu* verso il basso, agevolando l'apertura del canale energetico posto alla base della colonna (*sushumna nadi*). La contrazione conscia del pavimento pelvico dirige l'*apana vayu* verso l'alto, in direzione dell'apertura opposta di *sushumna nadi*, la sommità della testa. Nella ritenzione del respiro dopo l'espirazione, il diaframma di solleva e l'addome si svuota: *prana*, *apana* e *samana vayu* si uniscono nella *sushumna*. Quando il torace si solleva e il mento si posiziona tra le clavicole, *udana vayu* si unisce agli altri nella *sushumna nadi*.
Kariba Ekken, un asceta del XVII secolo, ha detto: «Se desiderate uno spirito tranquillo, per prima cosa regolate il vostro respiro, poiché quando questo è sotto controllo, il cuore sarà in pace: un respiro spasmodico porta invece il cuore in agitazione. Perciò prima di iniziare qualsiasi attività regolate il respiro che addolcirà il vostro carattere e calmerà il vostro spirito».
Secondo la tradizione della medicina orientale i polmoni e l'intestino crasso sono tra loro connessi e la loro energia è la medesima. Sono organi di assimilazione ed eliminazione: i polmoni assorbono ossigeno ed eliminano anidride carbonica e sostanze liquide; l'intestino crasso invece elimina le feci, la parte del cibo che non viene assorbito, e assimila acqua, sali minerali e vitamine prodotte dalla flora intestinale. Secondo la medicina tradizionale cinese il rap-

## PRENDERE COSCIENZA DEL RESPIRO

È molto importante avere consapevolezza del proprio respiro, anche quando è involontario.
Mettetevi seduti in una posizione comoda, con la schiena diritta, oppure sdraiati: cominciate a percepire l'aria che attraversa le narici. Non fate nulla per modificare il flusso del vostro respiro. Dopo qualche minuto sentirete che esso diventa più lento, come un filo sottile che vi attraversa. Quando il respiro si sarà stabilizzato potete cominciare a intervenire, rimanendo in apnea per un secondo o due dopo ogni espirazione. Eseguite questo "esercizio" alcune volte, poi lasciate che l'inspirazione si faccia più intensa: sentirete la gabbia toracica espandersi. Mantenete, dunque, un'altra breve apnea anche dopo l'inspirazione; quindi espirate in modo profondo e completo.
In questa maniera sperimenterete prima l'ascolto del respiro e poi le diverse fasi dell'atto respiratorio: è il primo passo verso la mirabile strada del *pranayama*.

porto tra polmoni e intestino crasso può essere paragonato a quello che lega le radici di un albero alle sue chiome: le radici sono in contatto con la terra e con i liquidi, la parte superiore è invece responsabile dello scambio di gas e aria. È piuttosto comune che problematiche intestinali siano connesse a patologie respiratorie; quando le tossine non sono eliminate, risalgono sino ai polmoni, intasandoli. Per risolvere problemi respiratori quali tosse e muco si dovrebbe intervenire sull'intestino, favorendo una maggior evacuazione; se invece è l'intestino a essere squilibrato è fondamentale lavorare sulla respirazione e aiutare i polmoni che, come spugne dense e umide, per ricevere i gas dell'aria e dal sangue devono mantenersi morbidi e con i pori molto aperti. Le difficoltà respiratorie nascono quando "la spugna" risulta eccessivamente bagnata e i suoi fori si ostruiscono, oppure quando all'interno c'è troppa umidità; il tutto può dare origine allo sviluppo di infezioni. Le strategie per risolvere questi problemi sono diverse; una delle più importanti è sicuramente la cura dell'alimentazione: consumare prodotti raffinati come zucchero o caffè, latticini o frutta tropicale o grandi quantità di succhi significa riempire l'organismo di sostanze che, per la loro natura espansiva e leggera, tendono a salire verso le parti alte del corpo: per essere eliminate devono passare dai polmoni. Se non si interviene diminuendo drasticamente il consumo di questi cibi si rischia di creare intasamenti dannosi. Tenendo poi presente che l'intestino è il grande alleato dei polmoni, sarebbe importante alimentarlo con grande attenzione. Nell'opera *Corpo umano: istruzioni per l'uso*, Martin Halsey, nutrizionista ed esperto di medicina macrobiotica, afferma: «Il riso integrale risulta un prezioso alleato per rafforzare i polmoni e l'intestino [...]. Lo zenzero (radice dal gusto piccante) andrebbe aggiunto ad ogni tipo di preparazione [...]. Le verdure a foglie verdi aiutano i polmoni, creando apertura e incrementando la capacità di espandersi, mentre le radici – carote, rape e bardana per esempio – rinforzeranno l'intestino e le sue capacità di eliminazione». Qualunque sia lo stato dei nostri polmoni è fondamentale usare una disciplina alimentare sana per avere una maggiore capacità respiratoria, una conseguente stabilità mentale, un'armonia fisica. Le *asana* giocano un ruolo determinante per l'atto respiratorio. Praticando le posture, e coinvolgendo così i molti muscoli che permettono di respirare, la parte conscia della mente entra in comunicazione con quella inconscia, cioè con il tronco encefalico, l'area più antica del nostro cervello, dove hanno sede le regioni istintive. Quando eseguite consapevolmente, esse generano una serie di cambiamenti nel corpo e nella coscienza, permettendo di accedere ai centri che regolano il respiro. L'allungamento, la torsione, il piegamento diventano un mezzo per migliorare anche la respirazione involontaria, ovvero senza controllo cosciente.

# LA RESPIRAZIONE YOGICA COMPLETA

Le tipologie fondamentali di respirazione sono tre: la respirazione clavicolare, quella toracica e quella addominale profonda.

## La respirazione clavicolare

È la più superficiale: durante l'inspirazione si sollevano un poco spalle e clavicole, mentre l'addome si contrae. Lo sforzo è elevato, ma la quantità d'aria inalata è minima.

## La respirazione toracica

Si effettua dilatando la gabbia toracica con i muscoli intercostali: anche questa è una respirazione incompleta.

## La respirazione addominale profonda

Fa affluire la maggior parte dell'aria nella parte più bassa e più ampia dei polmoni. Il respiro risulta lento e profondo e il diaframma viene usato correttamente.

Per eseguire una reale respirazione completa, bisogna unire i tre diversi processi respiratori: sedetevi in una posizione comoda, con la schiena ben diritta, e immaginate il vostro busto diviso in tre parti (addome, gabbia toracica e spalle-clavicole). Immaginate poi di suddividere in tre parti anche l'inspirazione (e successivamente l'espirazione). Quando cominciate a inspirare portate un terzo dell'aria all'interno dell'addome, che si dilaterà leggermente, quindi fate affluire nella gabbia toracica un altro terzo d'aria fino a sentire le costole che si espandono.
Inalate anche l'ultima parte d'aria: avvertirete che le clavicole si solleveranno leggermente, riempiendo la parte superiore dei polmoni.
Espirando, svuoterete dapprima l'addome, poi la gabbia toracica e, infine, la zona delle clavicole e delle spalle.
Questa è la respirazione yogica completa: un'onda interna, armonica e piena.

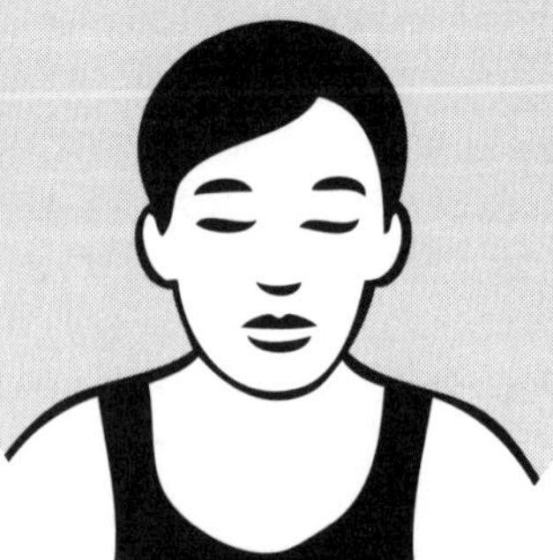

## L A P R A T I C A

**Le *asana* di questa sequenza risvegliano e attivano numerosi muscoli che producono un'espansione naturale del respiro. Ogni volta che si inspira avviene una contrazione dei romboidi e del piccolo pettorale, che solleva e apre la parte inferiore della gabbia toracica. A tale apertura si aggiunge la contrazione del gruppo degli erettori spinali, che distendono il dorso, e la contrazione del quadrato dei lombi, che "stira" le ultime costole posteriori.**
**Una lieve contrazione dei retti addominali comprime poi gli organi addominali contro il diaframma e ne rinforza l'azione.**
**La sequenza è divisa in tre parti: nella prima gli erettori spinali si contraggono per allungare la colonna vertebrale; nella seconda le scapole si stabilizzano, favorendo l'apertura toracica; nella terza il piccolo pettorale e i romboidi si attivano per agevolare il flusso del respiro. Ogni forma va mantenuta per un tempo pari ad almeno 10 respiri.**

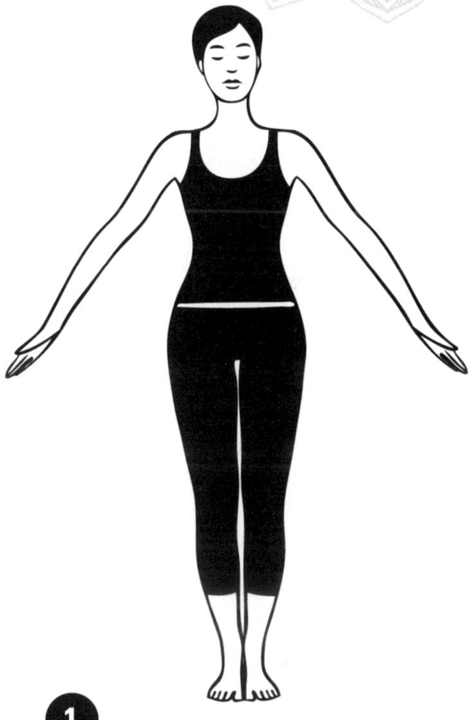

1

### TADA-ASANA

In posizione eretta, a gambe unite e con i piedi ben saldi al suolo, inspirando aprite leggermente le braccia verso l'esterno.

2

## VRKSA-ASANA

In piedi, a gambe unite, inspirando spostate il peso del corpo sulla gamba sinistra; espirando, portate il piede destro sul malleolo sinistro o sul ginocchio o sulla coscia. Mentre inspirate, posizionate le mani giunte all'altezza del cuore. Respirate. ①
Inspirando, allungate le braccia sopra la testa (mantenete sempre le mani giunte). Respirate. ②
Nell'espirare ritornate lentamente con il piede a terra e aprite le braccia di lato, in modo da trovarvi ancora in *Tada-asana*. Respirate. ③
Ripetete tutta la sequenza sull'altro lato, mantenendo gli stessi tempi.

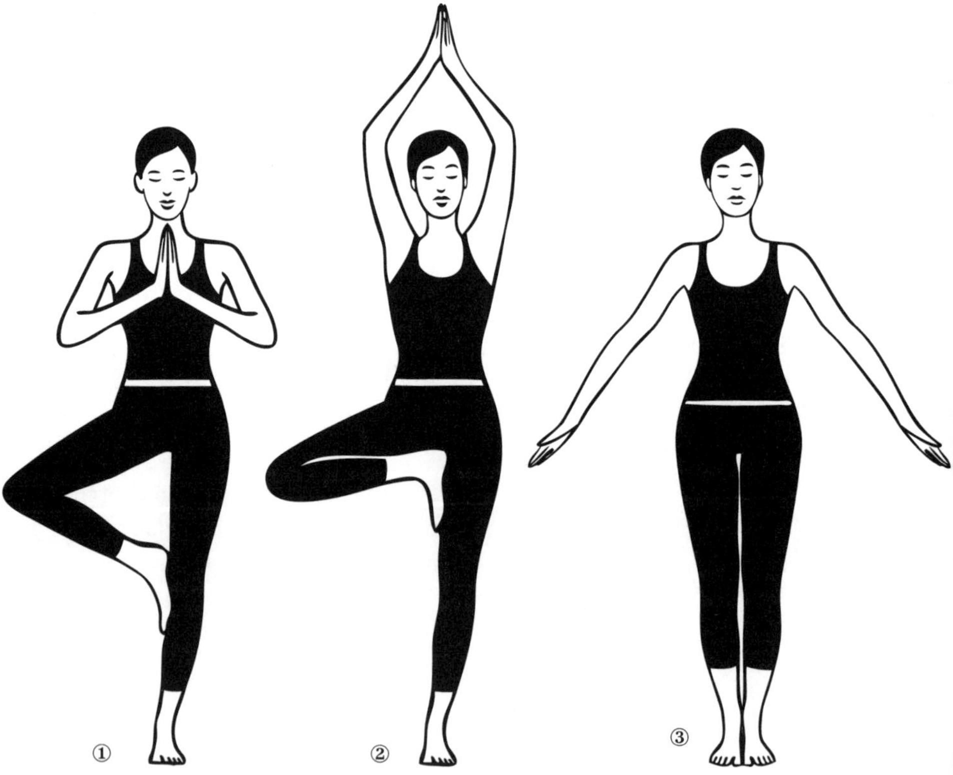

① ② ③

3

## TRIKONA-ASANA

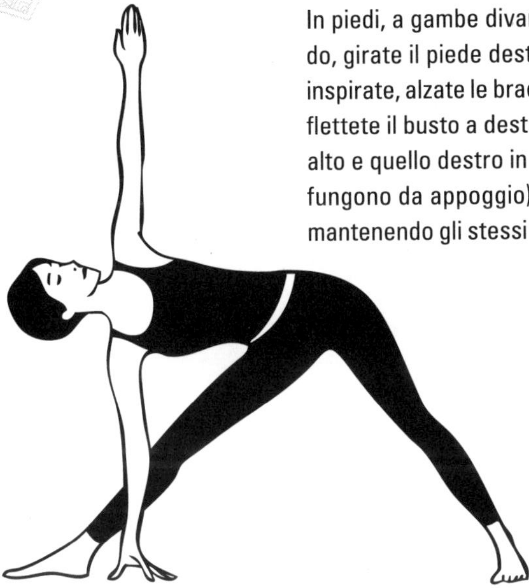

In piedi, a gambe divaricate, inspirate; quindi, espirando, girate il piede destro e portatelo di profilo. Mentre inspirate, alzate le braccia di lato; in fase di espirazione, flettete il busto a destra, tendendo il braccio sinistro in alto e quello destro in basso (le dita della mano destra fungono da appoggio). Ripetete l'*asana* sull'altro lato, mantenendo gli stessi tempi.

4

## VIRABHADRA-ASANA

In piedi, a gambe divaricate, inspirate aprendo le braccia di lato e portandole ben tese all'altezza delle spalle; poi espirate ruotando il piede destro fino a impostarlo di profilo. Inspirate e, espirando, flettete il ginocchio destro e girate il viso di lato. Respirate. ①
Dalla posizione precedente, inspirando distendete la gamba destra; espirando, portate le braccia dietro

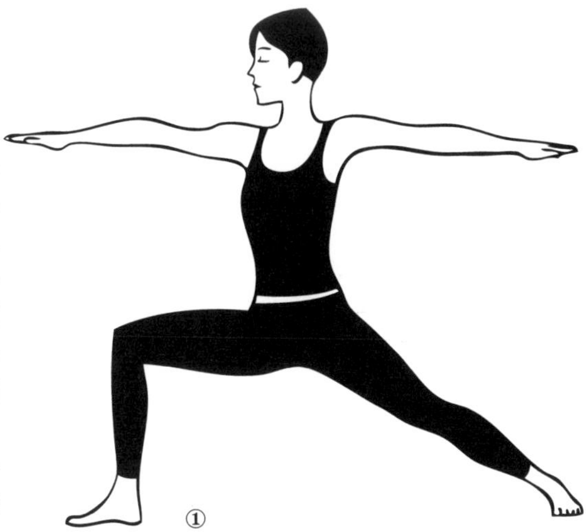
①

la schiena: congiungete le mani e posizionatele tra le scapole (*Namaskara-mudra*). Inspirando, inarcate la schiena. Respirate. ②
Inspirando raddrizzate il busto, quindi espirando flettete il ginocchio destro. Inspirate e, durante l'espirazione, piegate il busto in avanti (la schiena resta ben diritta). Respirate. ③
Scaricate il peso del corpo sul piede destro distendendo la gamba e, mentre inspirate, allungate all'indietro la gamba sinistra. Respirate. ④
Espirando, portate il piede sinistro a terra, di fianco al destro: assicuratevi che il busto rimanga parallelo al suolo. Respirate. ⑤
Inspirando, sollevate la schiena (le mani restano giunte, tra le scapole). Respirate. ⑥
Rilassate le braccia lungo il corpo per qualche istante, quindi ripetete l'intera sequenza sull'altro lato, mantenendo gli stessi tempi.

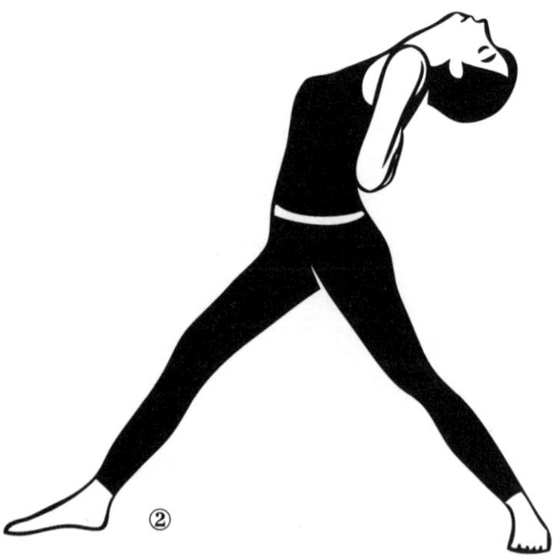
②

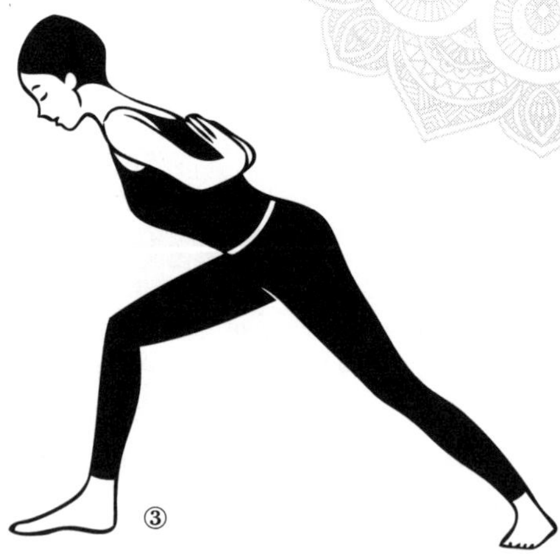
③

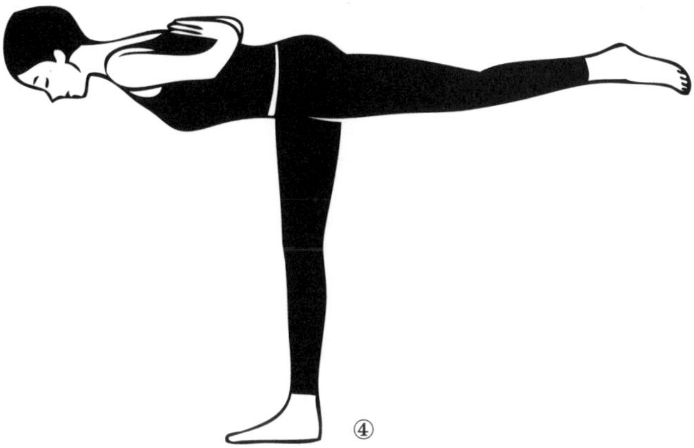

④

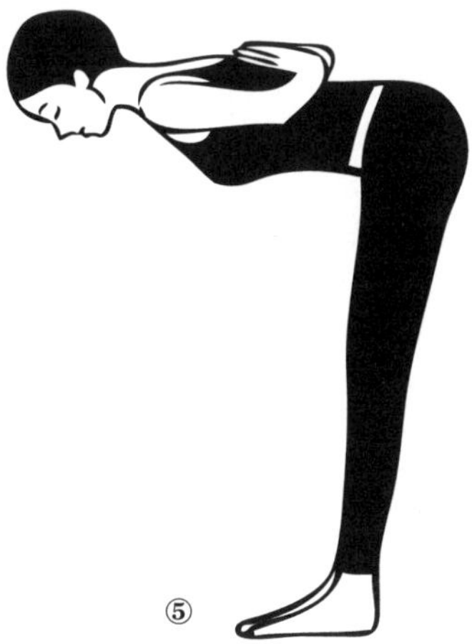

⑤

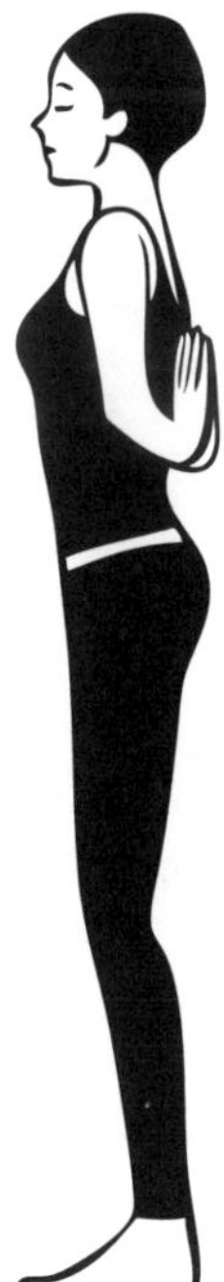

⑥

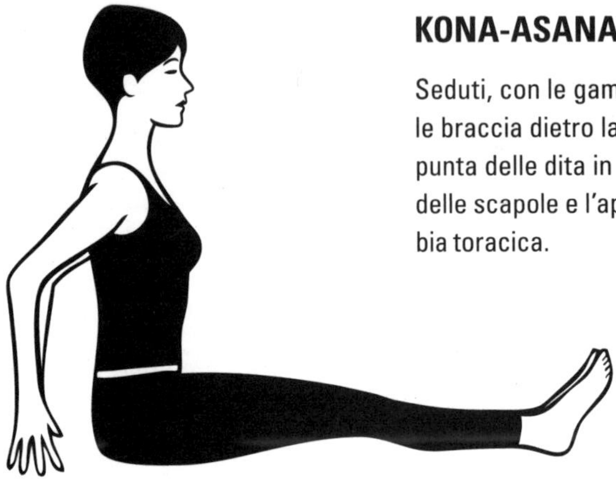

5

## KONA-ASANA

Seduti, con le gambe distese, inspirate portando le braccia dietro la schiena: appoggiate a terra la punta delle dita in modo da percepire la chiusura delle scapole e l'apertura delle spalle e della gabbia toracica.

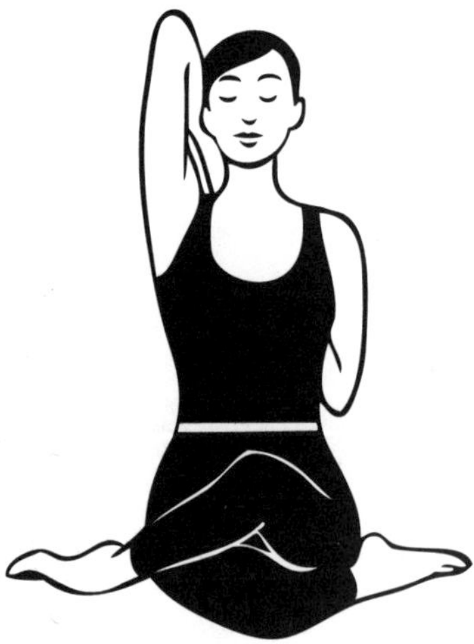

6

## GOMUKHA-ASANA

Seduti, inspirate piegando la gamba destra in modo da portare il tallone vicino al gluteo sinistro; mentre espirate, piegate la gamba sinistra sopra la destra, posizionando il tallone vicino al gluteo destro. Inspirando, allungate il busto verso l'alto e aprite le braccia lateralmente. Espirate e, in fase di inspirazione, sollevate il braccio destro piegando il gomito, così da portare la mano sulla nuca; espirando abbassate il braccio sinistro e piegatelo fino ad agganciare le mani dietro la schiena.
Ripetete l'*asana* sull'altro lato, mantenendo gli stessi tempi.

7

## MARICHI-ASANA

Seduti con le gambe distese, inspirando flettete il ginocchio sinistro e portate il piede al suolo vicino al bacino. Inspirando, allungate il busto verso l'alto; espirando ruotatelo verso destra, mentre la spalla e il braccio sinistro passano davanti al ginocchio sinistro e lo avvolgono. Inspirando, portate la mano destra al suolo dietro la schiena.
Riposizionatevi in *Kona-asana,* prima di ripetere sull'altro lato, mantenendo gli stessi tempi.

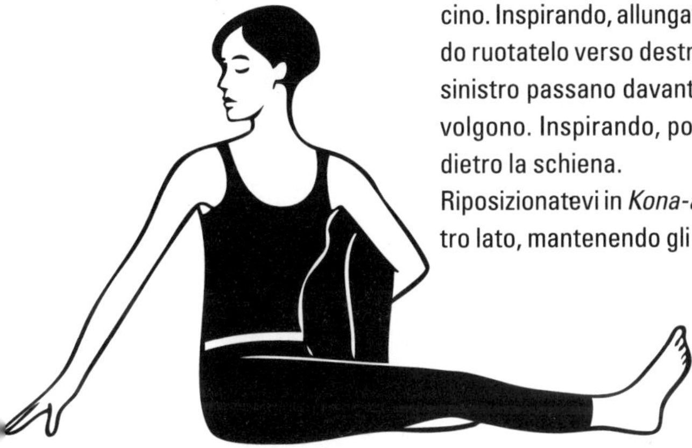

8

## SHANKINI-ASANA *

Seduti con le piante dei piedi unite e un poco distanti dal bacino, inspirando allungate il busto verso l'alto ed espirando portatelo in avanti, in modo che la testa sfiori i piedi. Piegate i gomiti e portate i palmi delle mani al suolo, sotto le gambe: le punte delle dita spingono verso il bacino.

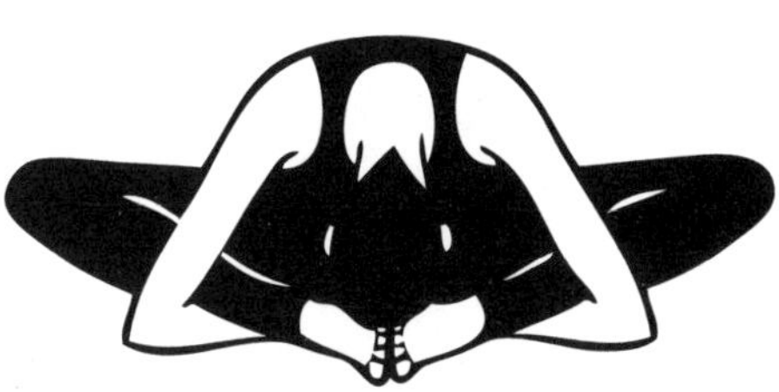

# Riattivare l'energia vitale: elogio del bacino

Il bacino è un'ampia cavità situata nella parte bassa del tronco, delimitata da un robusto anello osseo detto "cingolo pelvico". Quest'ultimo è formato anteriormente e lateralmente dalle ossa iliache e posteriormente dall'osso sacro e dal coccige: queste diverse componenti sono tutte connesse tra loro da una serie di articolazioni.
Il cingolo pelvico collega la parte superiore a quella inferiore del corpo: da un lato sostiene la colonna vertebrale, dall'altro si appoggia sui femori e, attraverso l'articolazione dell'anca, attiva gli arti inferiori.
La parte alta e quella bassa dello scheletro esercitano sul bacino pressioni e contropressioni piuttosto intense; per questo, la struttura pelvica è avvolta da una grande quantità di fasci muscolari, talvolta bloccati, che la pratica yogica può rendere più elastici per potenziare la mobilità e risolvere numerose problematiche, che affliggono molte persone.
L'erigersi del tronco e l'allineamento corretto della colonna vertebrale sono condizionati dall'equilibrio anteroposteriore del bacino; per questo motivo è importante comprenderne la funzionalità e agire per modificare la postura e i movimenti scorretti. L'anteroversione del bacino – cioè la rotazione in avanti delle ossa iliache sulle articolazioni dei femori – è un movimento facilitato dalla curvatura del tratto lombare, che dà luogo a una naturale postura del nostro dorso. Tuttavia, quando la curva è eccessivamente accentuata, può essere causa di dolore. La colonna vertebrale tende a compensare ogni sua curvatura; dunque un eccesso di lordosi lombare darà luogo a una cifosi dorsale e a una lordosi cervicale.
La retroversione del bacino è invece la rotazione posteriore delle ossa iliache sulle articolazioni dei femori, un movimento che si ritrova in molte *asana* e che è utile effettuare per tutelare la zona lombare della colonna.
Secondo la scuola di pensiero del *Tantra*, il bacino è anche la sede del primo e del secondo *chakra*, cioè di *Muladhara* e di *Svadhisthana*.

*Muladhara* (il termine in sanscrito significa "base", "radice", "sostegno") è localizzato nel perineo, alla base della spina dorsale. Lavorare sulla zona pelvica può risultare utile ad attivare una maggiore energia vitale, rendendo anche possibile il rafforzamento e la costanza del carattere, un buon rapporto con il cibo e con tutte le attività pratiche e materiali.

Spesso i timori legati alla sopravvivenza che nella società attuale sono connessi alla mancanza di denaro, alla perdita di lavoro e di stabilità potrebbero essere mitigati da una migliore circolazione energetica nell'area del bacino.

*Svadhisthana*, invece, corrisponde al plesso pelvico, ai testicoli, alle ovaie, alle ghiandole surrenali. Ha come funzione fisiologica il metabolismo ed è "sede della sessualità".

Il bacino con le energie dei *chakra* contiene aspetti assai delicati perché connessi alla sfera più intima dell'essere umano ed è anche la dimora delle emozioni più profonde: se la sua mobilità è limitata, saranno limitate anche le funzioni ad esso connesse.

La cultura occidentale, da molto tempo ha inibito questa zona del corpo: la pelvi talvolta vive come stretta in una corazza, senza possibilità di manifestarsi, e ha di fatto perso la naturale capacità di esprimersi. Oltre a essere poco percepita, questa parte del nostro corpo è anche appesantita da molti pregiudizi e tabù. In realtà in quest'area si concentrano tre funzioni importantissime: quella sessuale, quella riproduttiva e quella escretoria (anale e urinaria).

La muscolatura pelvica si trova quindi in una zona caricata di un profondo significato emotivo: gli organi che hanno funzione sessuale possono essere "vissuti" con un senso di inibizione, quelli che invece hanno funzione escretiva possono venir considerati "sporchi". Più di altre parti, il bacino è soggetto a influenze di tipo psicosomatico: tutte le emozioni connesse a ciò che è in rapporto con l'area pelvica – per esempio la sessualità – provocano una diminuzione o un aumento della tensione in questa zona. La rigidità pelvica impedisce il fluire dell'energia sessuale legata non solamente all'atto vero e proprio, ma anche alla creatività e all'espansione di sé. Si tratta di aspetti che sono espressione diretta di un'energia di tipo procreativo. Quando l'energia sessuale non fluisce, il corpo vede diminuire la sua capacità di provare piacere, non solo sessuale, ma anche quello della vita in senso lato: diventa cioè più difficile trovare godimento nelle relazioni con gli altri, in ciò che si fa, nel quotidiano.

Lo yoga si mostra utile e incisivo, agendo sia sul fisico sia sull'aspetto emozionale ed energetico. È importante assumere consapevolezza del proprio bacino e agire per sbloccarlo attraverso le *asana*, il respiro e movimenti mirati. Può accadere, per esempio, di essere in posizione seduta e avvertire un dolore nella zona lombare che stimola il desiderio di alzarsi: in questo caso è utile eseguire posture di anteroversione e iperestensione.

Al contrario, saranno più utili *asana* che favoriscono i movimenti di retroversione se, dopo essere stati qualche tempo in piedi, si accusano un dolore lombare e la necessità di sedersi.

Altra importante caratteristica dell'azione che può svolgere lo yoga a livello pelvico è data dall'attenzione rivolta al respiro. Se la muscolatura addominale non è tonica, nell'atto di respirare il ventre è spinto in avanti, accentuando così la lordosi lombare, con effetti negativi sulla colonna. Sciogliere le rigidità del bacino e fortificare la muscolatura addominale mette la schiena in uno stato di allineamento che crea un lieve, ma benefico distanziamento delle vertebre. Ciò permette di intervenire sul tratto cervicale, fortificandolo, e di ritrovare una postura seduta perfetta, ovvero non solo una solida base per riconquistare la libertà fisica, ma anche il presupposto della pratica contemplativa e della conseguente realizzazione interiore.

«Trasferirsi nel bacino assume il significato di abbandonare le inquietudini dell'io per affidarsi alla stabilità dell'"Essere". È una sensazione che si respira, come un fatto vibratorio, di espansione della coscienza. Non si è né sostenuti né abbandonati: si è radicati a terra senza affossarsi e, nel contempo, protesi verso il cielo senza irrigidirsi. Questa percezione corrisponde per me all'espressione della mia doppia origine: terrestre e celeste » (Tullio Troian in «Percorsi Yoga», luglio-agosto 2007, p. 65 ).

## L A P R A T I C A

**Questa sequenza di *asana* rafforza la zona addominale e pelvica, elasticizzando lo scheletro. Perché le *asana* stimolino l'energia vitale e creativa, ogni forma va mantenuta per per un tempo pari ad almeno 15-20 respiri.**

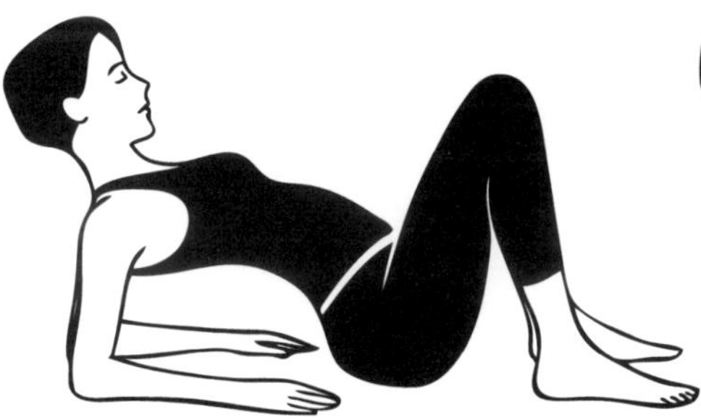

①

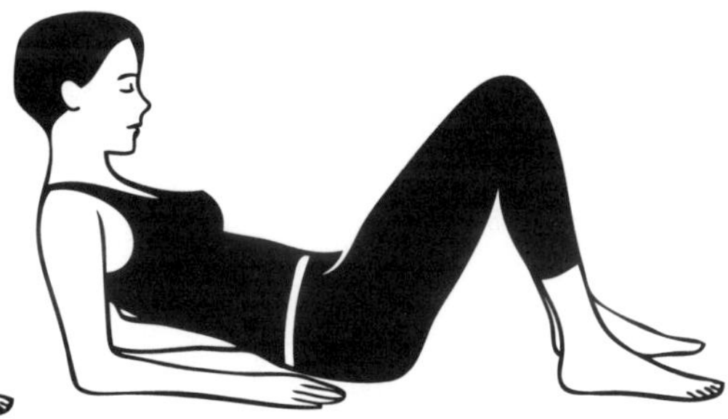

②

**1**

### GATI-MUDRA

Seduti con le gambe piegate, i piedi e gli avambracci a terra, inspirando spingete in avanti la colonna, inarcando la parte bassa della schiena. ①
Durante l'espirazione, contraete la muscolatura addominale, lasciando scendere il tratto lombare verso il suolo. ②
Ripetete il gesto fino a che non diverrete coscienti del movimento del bacino.

**2**

## NAVA-ASANA

Seduti con gli avambracci appoggiati a terra, inspirando sollevate le gambe distese. Respirate. ①

Inspirando, staccate le braccia dal suolo, distendendole in linea con le spalle. Ricercate l'equilibrio contraendo lievemente i muscoli addominali. Respirate. ②

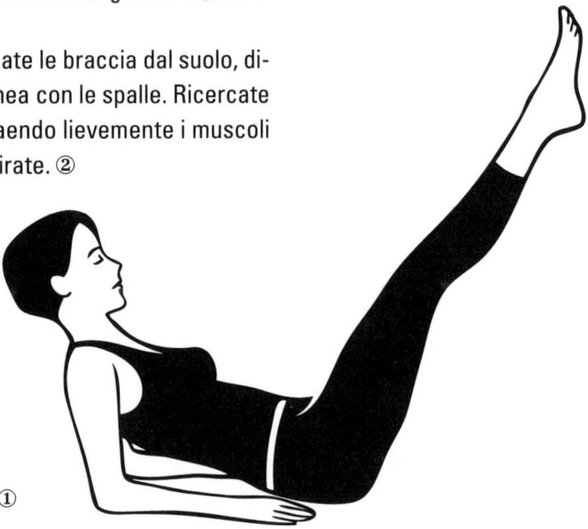

①

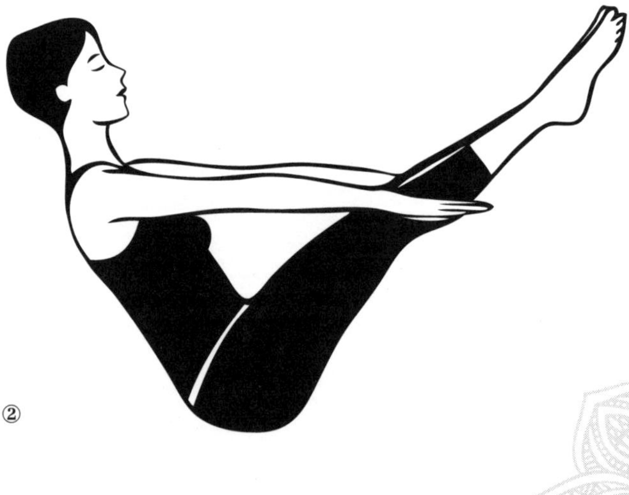

②

3

## PRITHIVI-ASANA *

Seduti con le gambe piegate e i talloni vicini al bacino, inspirando divaricate le ginocchia. Durante l'espirazione appoggiate le mani al suolo; inspirando allungate il busto verso l'alto.

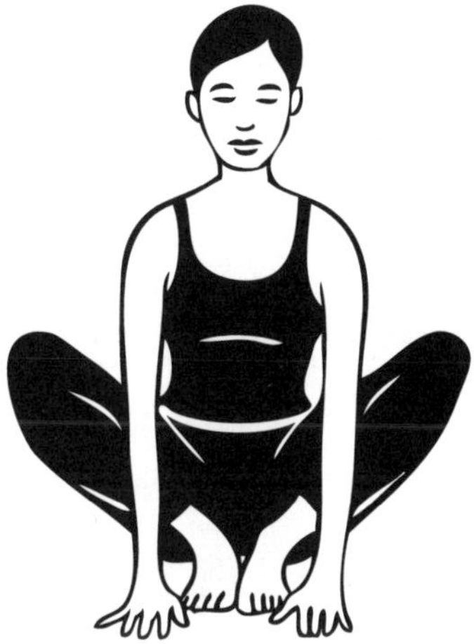

4

## DURGA-ASANA *

Seduti, con le piante dei piedi unite, afferrate i piedi con le mani e, inspirando, allungate il busto verso l'alto.

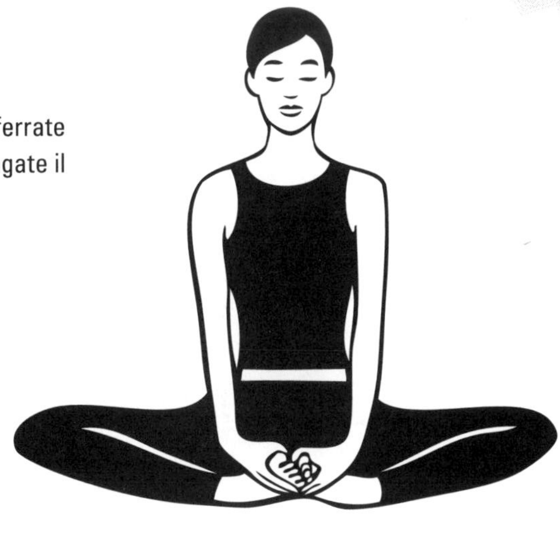

**5**

# BUJANGA-MUDRA

In posizione prona, espirando appoggiate le mani a terra, all'altezza del petto. ①
Mentre inspirate, fate leva sulle braccia per sollevare il busto e il viso, inarcando la schiena. In fase di espirazione, flettete leggermente i gomiti; inspirando profondamente, tenete lo sguardo fisso in un punto. ②
Espirando con vigore, spingete indietro il bacino: i glutei rimangono in alto, mentre fronte e petto scendono verso il suolo. ③

①

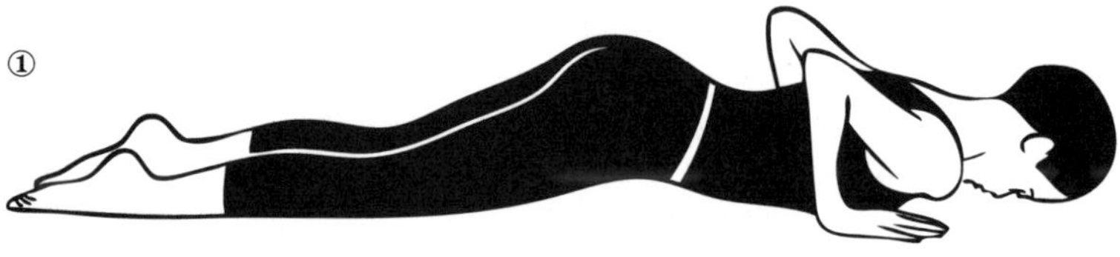

②

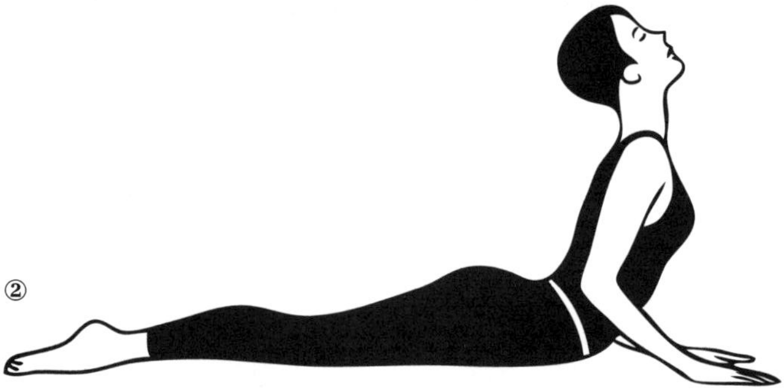

③

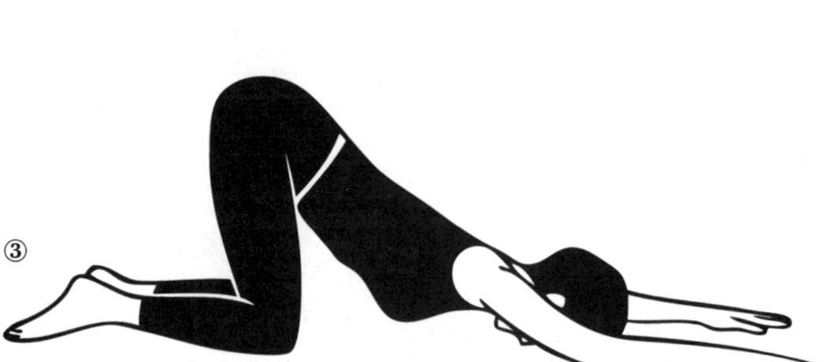

6

## ANANTHA-ASANA

Distesi sul fianco destro, con le gambe allungate a terra e le braccia tese oltre la testa, inspirando afferrate la caviglia o l'alluce sinistro; quindi, espirando, distendete la gamba verso l'alto. Ripetete l'*asana* sull'altro lato, mantenendo gli stessi tempi.

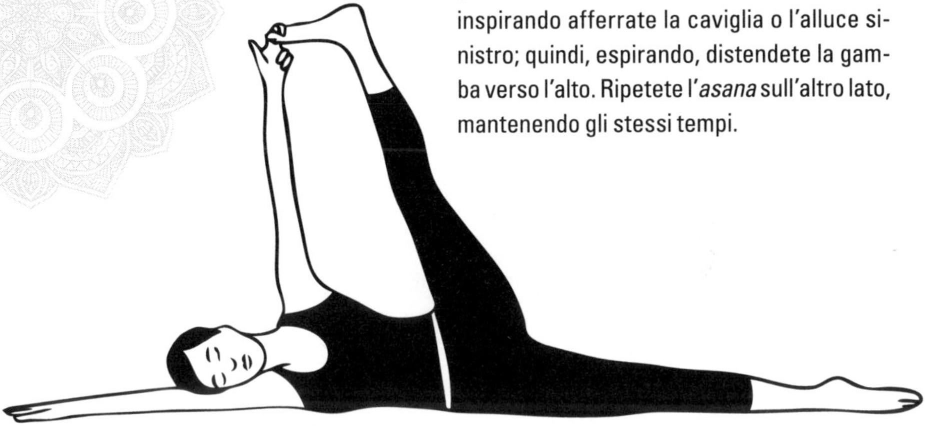

7

## SARPA-ASANA

In posizione supina, mentre inspirate piegate la gamba destra, portando il piede destro sul ginocchio sinistro e la mano sinistra sul ginocchio destro: il braccio destro è disteso a terra, leggermente aperto. Espirando, accompagnate il ginocchio destro a terra: la spalla resta salda al suolo. Ripetete l'*asana* sull'altro lato, mantenendo gli stessi tempi.

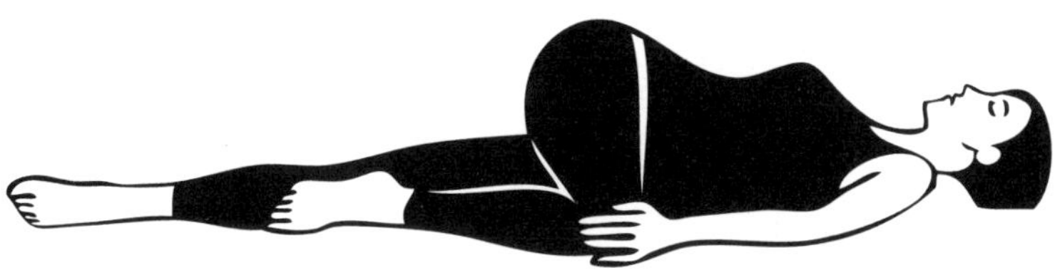

**8**

## ARDHA UTKATA-ASANA

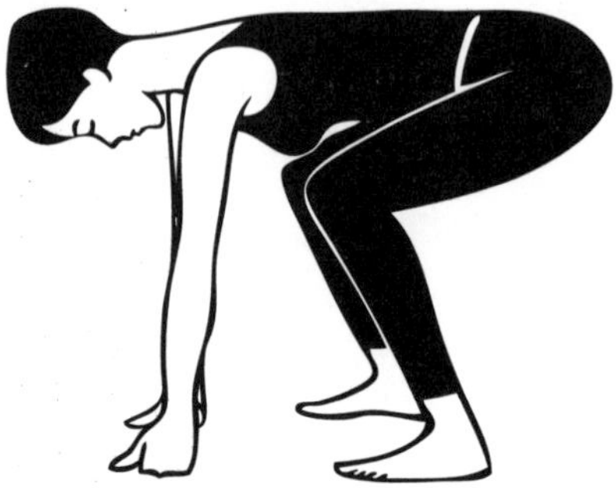

In piedi, con le gambe leggermente divaricate, espirando piegate le ginocchia e portate le mani chiuse a pugno al suolo. Durante l'inspirazione, stirate la schiena in modo che il tronco sia parallelo alla terra.

**9**

## ARDHA BUJANGA-ASANA

In ginocchio, inspirando portate il piede sinistro in avanti; espirando appoggiate le mani sulla coscia sinistra.
In fase di inspirazione puntate le dita del piede destro al suolo, mantenendo il ginocchio sollevato da terra; nell'espirare effettuate una profonda retroversione del bacino (come per arrotondare la zona lombare), mantenendo il busto verticale. Respirate. ①
Espirando, appoggiate il ginocchio destro al suolo distendendo il dorso del piede, e allungate le braccia lungo i fianchi. Respirate. ②
Ripetete l'*asana* sull'altro lato, mantenendo gli stessi tempi.
Attenzione: non inarcate la schiena! Spingete leggermente l'ombelico verso la colonna.

①

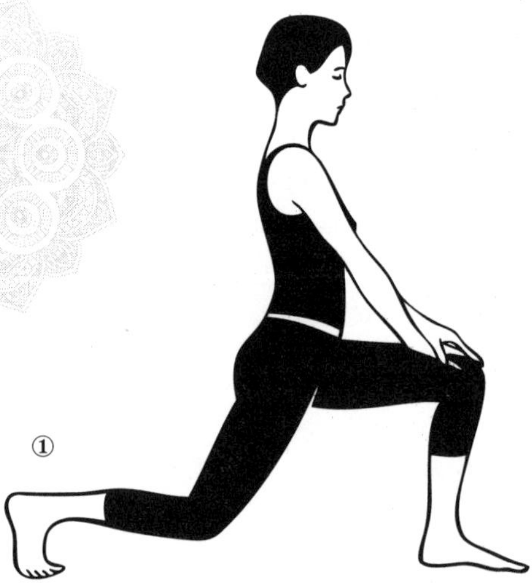

②

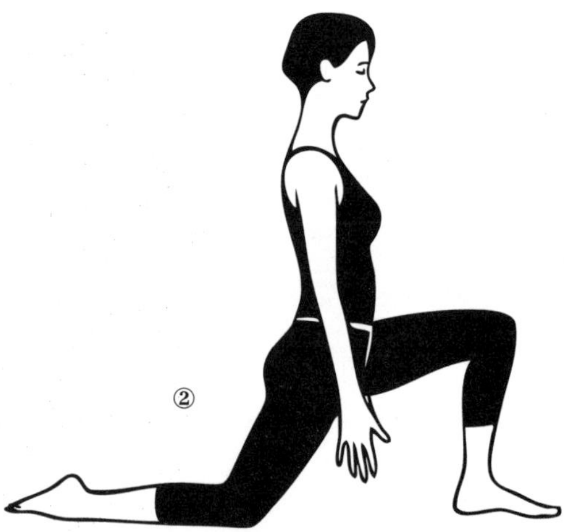

**10**

## NATARAJA-ASANA

In piedi, a gambe unite, espirando piegate il ginocchio destro: sollevate all'indietro il piede e afferratelo con la mano destra. Durante l'inspirazione assestatevi, allungando il braccio sinistro verso l'alto. Quindi, mentre espirate, staccate il tallone destro dal gluteo, alzando il braccio corrispondente e flettendo il busto in avanti. Ripetete l'*asana* sull'altro lato, mantenendo gli stessi tempi.
Attenzione: per evitare di ruotare il bacino, il ginocchio sollevato deve restare in linea con l'anca.

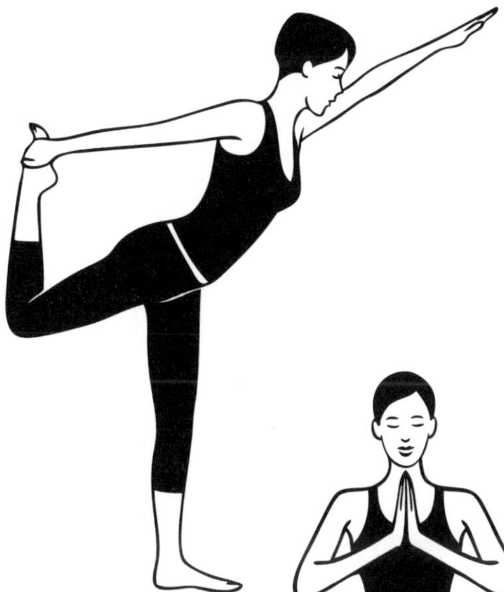

**11**

## BHUMI-ASANA *

In piedi, inspirando allungate tutto il corpo verso l'alto; mentre espirate, piegate le ginocchia e portate i palmi delle mani al suolo, mantenendo le braccia tese: il bacino è alla stessa altezza della testa.

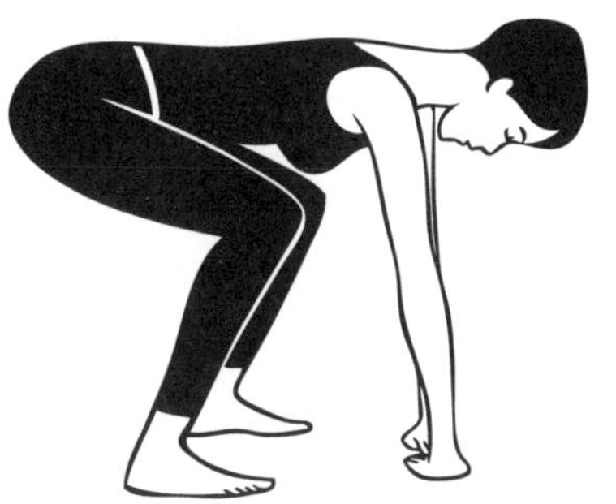

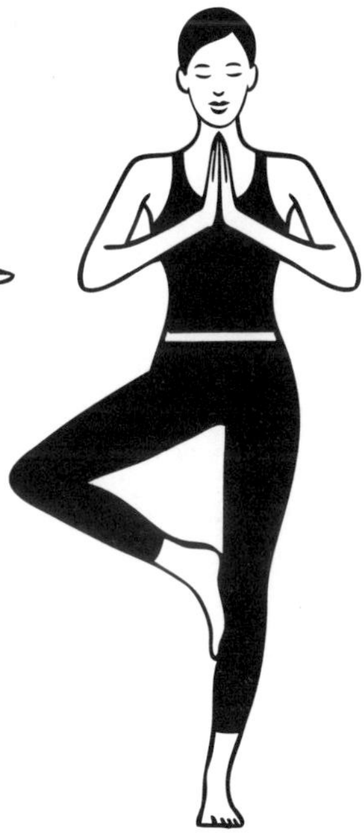

**12**

## VRKSA-ASANA

In piedi, a gambe unite, inspirando spostate il peso del corpo sulla gamba sinistra; espirando, portate il piede destro sul malleolo sinistro o sul ginocchio o sulla coscia. Mentre inspirate, posizionate le mani giunte all'altezza del cuore. Ripetete l'*asana* sull'altro lato, mantenendo gli stessi tempi. Attenzione: non inarcate i lombi e mantenete le creste iliache allineate.

# *Una visione rinnovata: gli allungamenti*

L'allungamento riporta il corpo a una condizione di benessere: produce vitalità, distende e conferisce una maggiore elasticità, con una conseguente ossigenazione dei muscoli e una più ampia mobilità articolare. Da un punto di vista simbolico una maggiore lunghezza permette di sentirsi meno compressi, più leggeri e più disposti ad "andare oltre".

Allungarsi è crescere, in tutte le accezioni del termine. Nella lingua sanscrita della tradizione indiana l'allungamento è indicato dalla parola *tana* che significa "estendere", "allungare", "ampliare". A livello fisico, nella pratica dello yoga, *tana* è applicato spesso; le *asana*, infatti, contemplano quasi sempre un allungamento. Lo stesso avviene a livello energetico, giacché molti *pranayama* agiscono per prolungare l'atto respiratorio. La sensazione di benessere generale che si vive dopo uno stiramento è strettamente connessa a un meccanismo interno di produzione ormonale. L'esercizio di allungamento stimola la produzione di serotonina, una sostanza che corrobora il sistema nervoso e stabilizza l'umore, provocando inoltre un aumento di adrenalina, essenza di energia vitale che aiuta a gestire la fatica.

L'azione dello stiramento chiama in causa l'apparato muscolo-scheletrico (ossa e muscoli) e la respirazione che, a sua volta, coinvolge la muscolatura della parte anteriore del corpo, della regione toracica e addominale. Per questa ragione è importante avere una chiara coscienza del proprio respiro: la capacità di direzionarlo ed espanderlo è fondamentale per ricercare spazi supplementari che conducano il corpo e la mente a una condizione di ampia apertura.

Esiste una stretta correlazione tra la stimolazione delle singole aree del corpo e l'attivazione delle zone cerebrali con cui sono connesse. La parte posteriore del nostro organismo è collegata all'ipotalamo e al sistema limbico, che si trovano nell'area posteriore del cervello, mentre la parte anteriore è in correlazione con la neocorteccia, cioè con la zona di più

recente formazione della corteccia cerebrale. Allungamenti e decontrazioni della parte posteriore del corpo determinano l'interruzione della reattività dell'ipotalamo: si indeboliscono sia i condizionamenti legati alla paura sia gli atteggiamenti di aggressione o di fuga. Questo tipo di alleggerimento permette di accedere alla profondità interiore e a una visione più aperta, che conduce facilmente allo stato di meditazione. La decontrazione e lo stiramento della parte anteriore, invece, diminuiscono la predisposizione al disequilibrio psicologico e alle ansie derivanti dalle preoccupazioni per il futuro; conducono nel prezioso stato del "qui e ora", sbloccando la sensibilità interiore.
Il percorso simbolico che segue lo *yogi* è ben espresso dalla stabilità della colonna vertebrale nella posizione seduta a gambe incrociate. Si ponga attenzione alla linea che unisce la base del bacino, a contatto con la Terra, e la sommità del cranio, a contatto con il cielo. Attraverso un leggero stiramento della colonna, l'allungamento della nuca, il bilanciamento tra il lato sinistro e quello destro del corpo, il saldo appoggio delle ossa ischiatiche e delle gambe a terra, questa lunghezza deve divenire sempre più ampia e nel contempo stabile, così da poter condurre a una verticalità dove non esiste più scissione tra essere individuale e universo.
Nel mondo yogico c'è una figura simbolica che rappresenta in modo mirabile la necessità di "allungarsi": *Kundalini*, l'energia rappresentata da un serpente arrotolato posto alla base di una colonna. Si tratta di una carica energetica sopita ma in grado, una volta risvegliata, di allungarsi verso l'alto, distruggere l'illusione della vita e condurre alla "liberazione". Da sempre l'obiettivo di ogni praticante spirituale è quello di smuovere tale energia e di farla salire sino al vertice del capo, per ritrovare la chiara coscienza di sé. Conducendo il corpo nella direzione di uno stiramento mirato e consapevole, e sostenuti da un respiro allungato, è possibile aprire i grandi spazi di una visione rinnovata.

# LA PRATICA

**Quasi tutte le *asana* coinvolgono i rachidi – o articolazioni – della colonna vertebrale (rachide cervicale, dorsale e lombare). Molte posture richiedono una posizione flesso-estesa in cui il busto si piega in avanti verso le gambe oppure all'indietro o lateralmente.**

**A causa della scarsa elasticità del complesso muscolare, la flessione e il conseguente allungamento possono risultare difficoltosi. Per questa ragione, è importante preparare il corpo con gesti dinamici di stiramento, detti *mudra*. Qui di seguito ne proponiamo alcuni di grande efficacia: ciascuno di questi gesti va eseguito per 5-10 volte.**

**Seguono sette *asana*: nell'immobilità il corpo si allunga consapevolmente dapprima verso l'alto, poi di lato, in avanti e indietro; infine si stabilizza nella forma simbolo del cammino yogico: *Parvata-asana* (*La piccola montagna sacra*).**

**Il percorso parte dalla Terra, rappresentata dalle gambe e dal bacino, e giunge al cielo verso cui tendono la testa e le braccia; inizia dal mondo fenomenico (simboleggiato dal contatto e dalla stabilità del corpo fisico con il suolo) e approda alla dimensione spirituale, raffigurata dalla sommità della testa a contatto con il cielo.**

**Attenzione: ciascuna forma deve essere mantenuta per il tempo utile a effettuare almeno 20-30 respiri.**

**1**

## BRAHMA-MUDRA *

Seduti in una posizione confortevole, ben stabili a terra e con la schiena diritta, inspirate; espirando ruotate il capo verso sinistra.

Mentre inspirate, riportate la testa in asse con il corpo; espirando ruotatela verso destra.

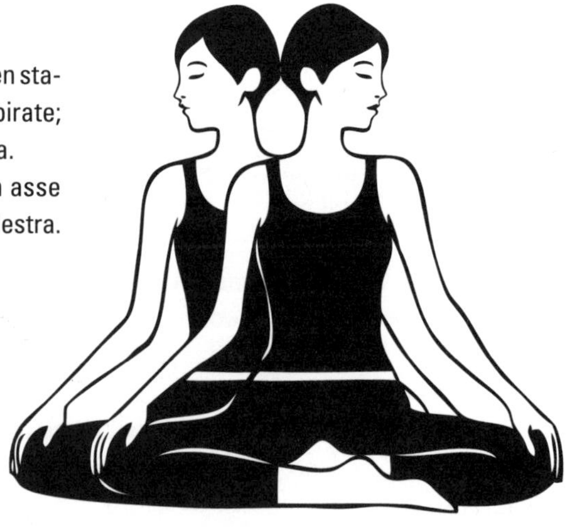

**2**

## SURYA-MUDRA *

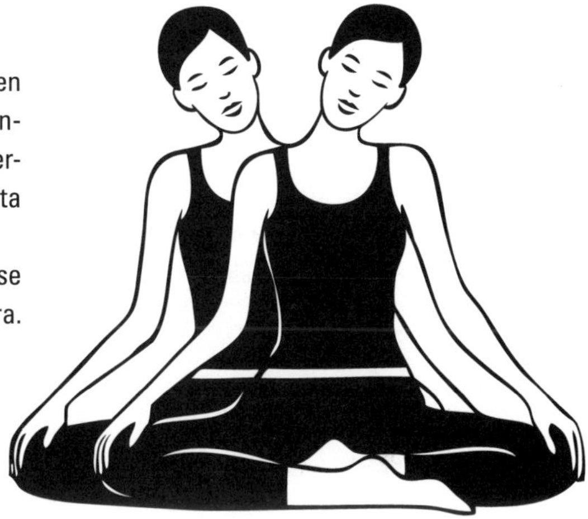

Seduti in una posizione confortevole, ben stabili a terra e con la schiena diritta, inspirando stirate leggermente la nuca verso l'alto; mentre espirate, piegate la testa a sinistra, senza muovere le spalle.
In fase di inspirazione riportatela in asse con il corpo; espirando flettetela a destra.

**3**

## CHANDRA-MUDRA *

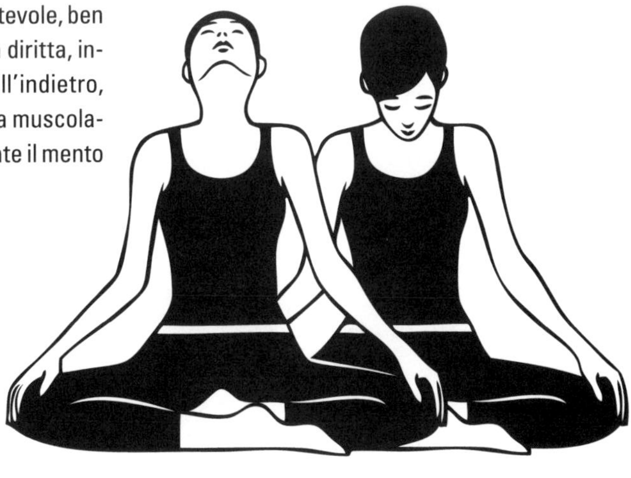

Seduti in una posizione confortevole, ben stabili a terra e con la schiena diritta, inspirando rovesciate il capo all'indietro, senza perdere il controllo della muscolatura del collo. Espirando, portate il mento verso lo sterno.

4

## SARDULI-MUDRA

Carponi, posizionate le mani perpendicolarmente alle braccia e le ginocchia in asse con le anche. Inspirando, inarcate la schiena. ① Espirando, arrotondatela. Eseguite questa *mudra* per almeno 15-20 volte. ②
Al termine lasciate che il bacino si appoggi sui polpacci e che le braccia si allunghino in avanti. Respirate. ③
È importante che il movimento parta dal bacino e risalga verso il collo: la testa è l'ultima a muoversi, sia durante l'inarcamento sia durante l'arrotondamento.

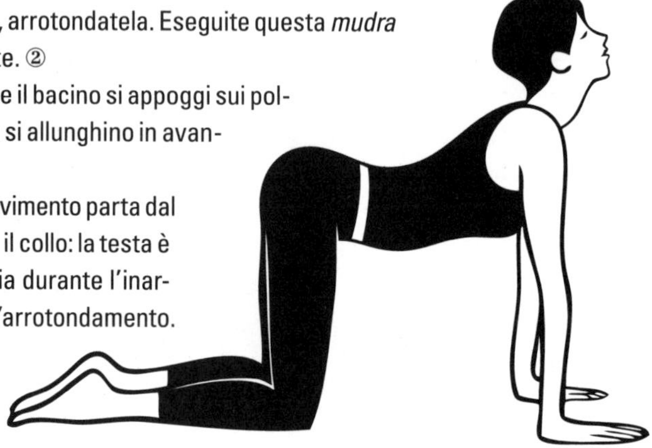

①

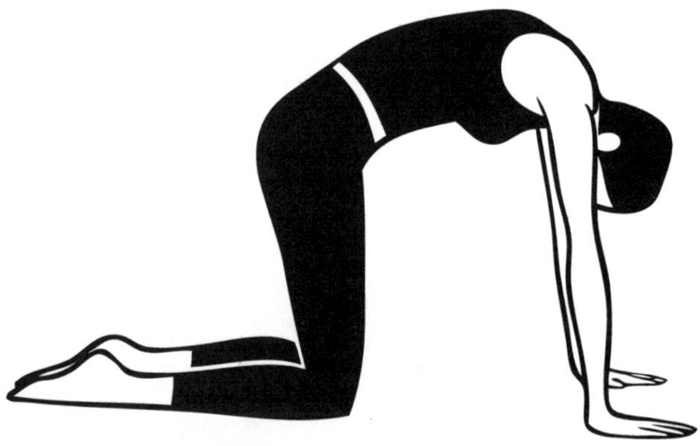

②

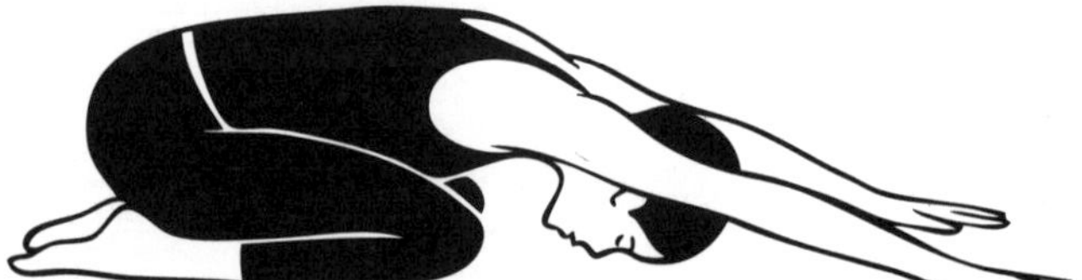

③

5

## BUJANGA-MUDRA

Dalla posizione precedente, con le mani ben aderenti a terra, mentre espirate scivolate in avanti, strisciando con la fronte e con il busto. ①
In fase di inspirazione, fate leva sulle braccia e sollevate il busto e il viso, inarcando la schiena. Mentre espirate, flettete leggermente i gomiti; inspirando profondamente, tenete lo sguardo fisso in un punto. ②
Espirando, spingete in alto il bacino, arrotondate la schiena e riportate i glutei sui polpacci. ③

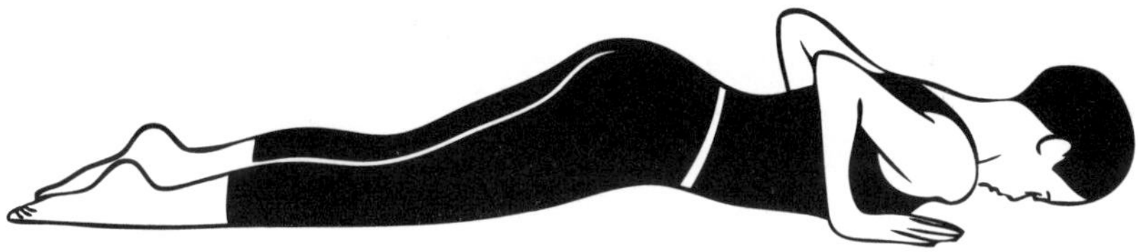

①

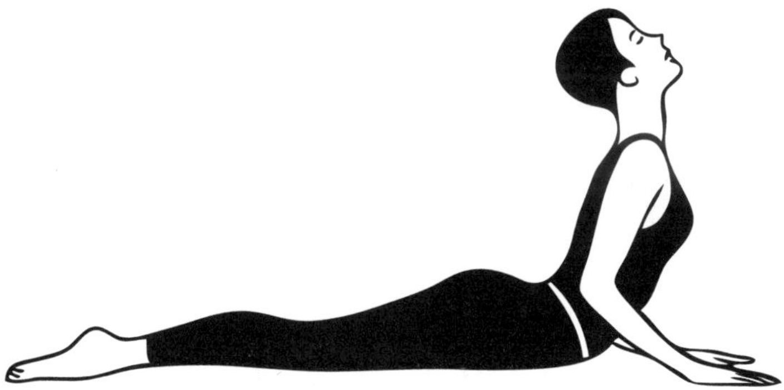

②

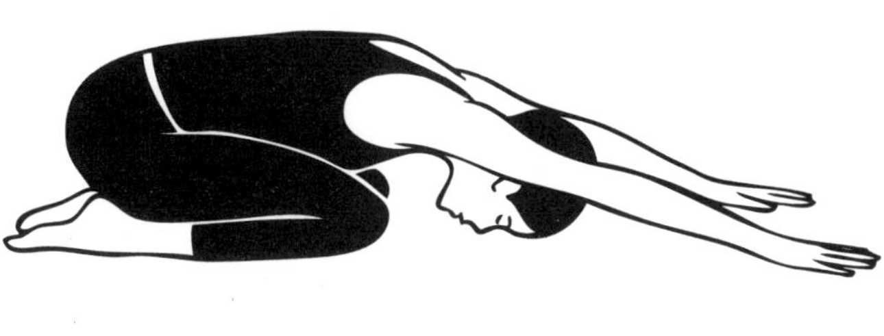

③

6

## PRANA APANA-MUDRA *

In piedi, a gambe leggermente divaricate, inspirando allungatevi un poco verso l'alto. ①
Mentre espirate, lasciate che il busto si pieghi in avanti: la schiena si arrotonda e le braccia scendono verso terra. ②
Inspirando riacquistate di nuovo la postura eretta. ①
Espirando, fate vigorosamente uscire l'aria dalla bocca, rovesciate la testa all'indietro, aprite le spalle e inarcate un poco la schiena (in questa fase mantenete le ginocchia leggermente piegate). ③

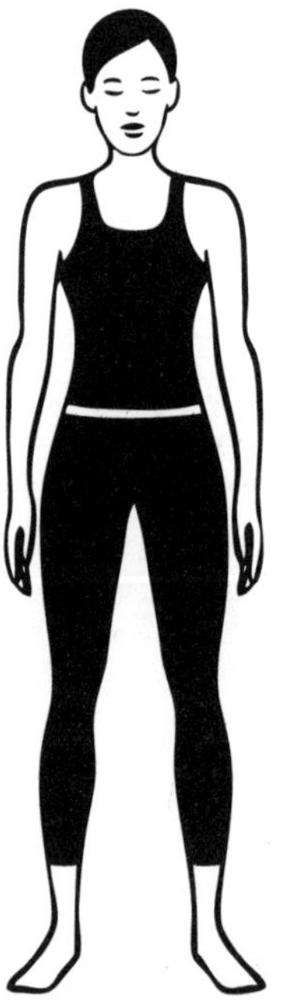
①

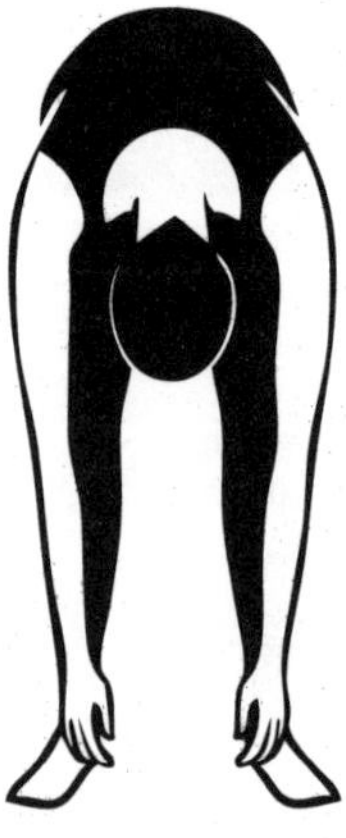
②

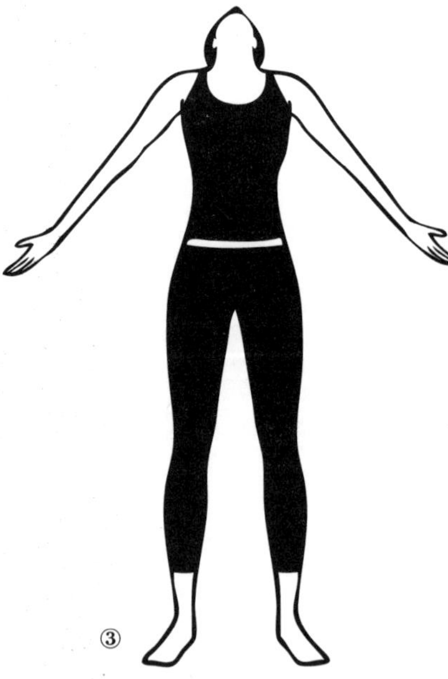
③

7

## USHAS NAMASKARA *

In piedi, a gambe unite e con le mani giunte al petto, inspirate ed espirate. ①
Inspirando allungate le braccia verso l'alto e sollevate i talloni da terra. ②
Espirando, fate scendere le braccia fino a portare le mani in linea con le spalle. Inspirando, ruotate i polsi in modo da rivolgere i palmi verso terra. ③
Durante l'espirazione riportate le mani giunte al petto e i talloni a terra. ①

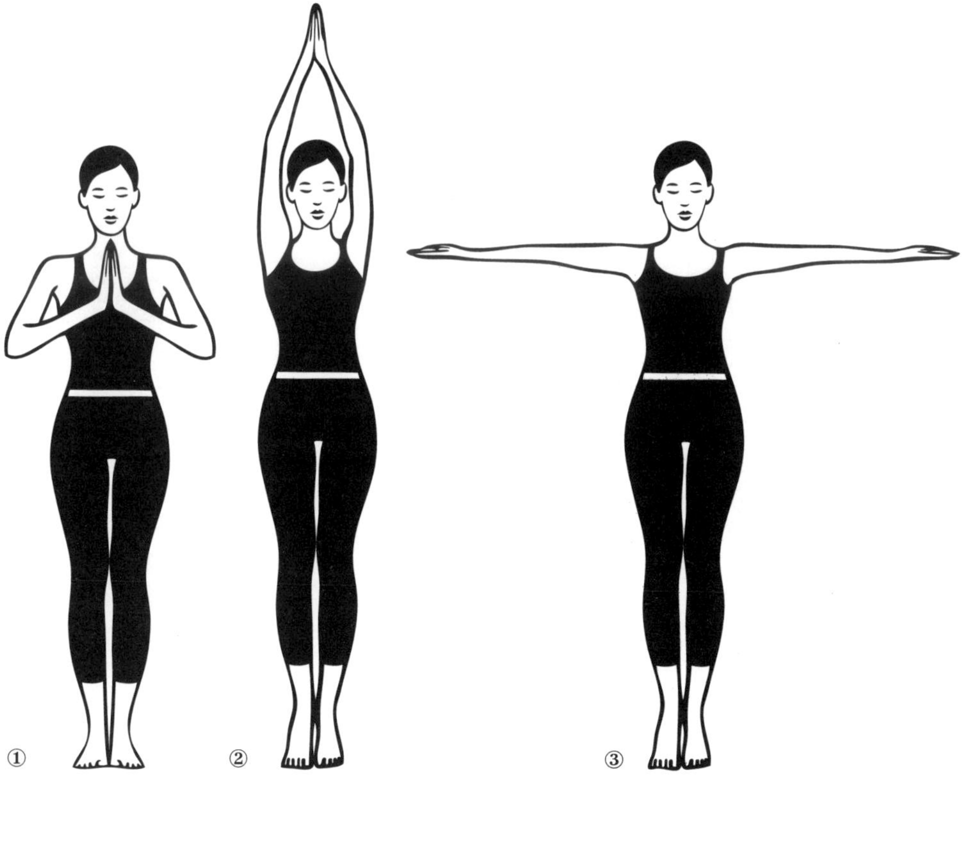

**8**

## SAMASTHITI-ASANA

In posizione eretta, a gambe unite e con i piedi ben radicati a terra, inspirando allungatevi leggermente verso l'alto; espirando, cercate la stabilità: ogni muscolo del corpo sarà sotto controllo, lievemente contratto. Respirate. ① Inspirando, distendete le braccia al cielo e sollevate la testa verso l'alto. Respirate. ② Espirando, portate la testa in asse con il corpo, flettete le braccia e afferrate i gomiti con le mani. Inspirando, sollevate i talloni da terra e, per raggiungere l'equilibrio, allungatevi verso l'alto. Respirate. ③

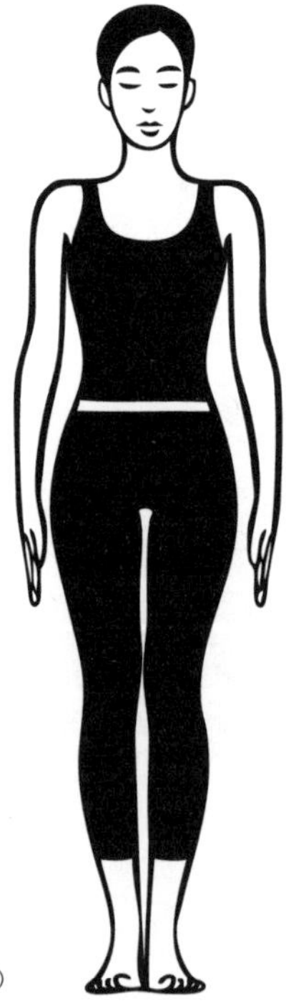

①

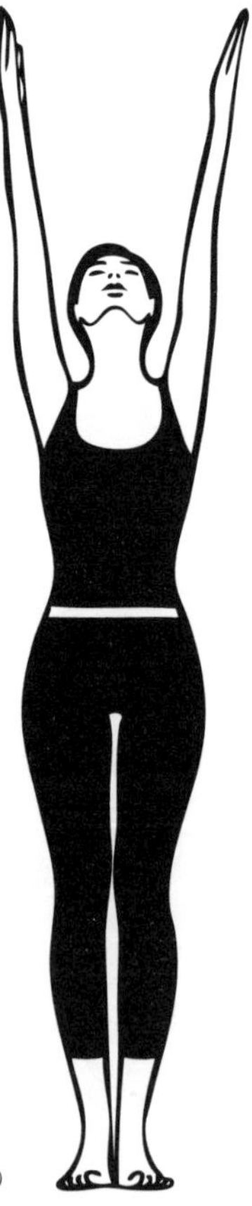

②

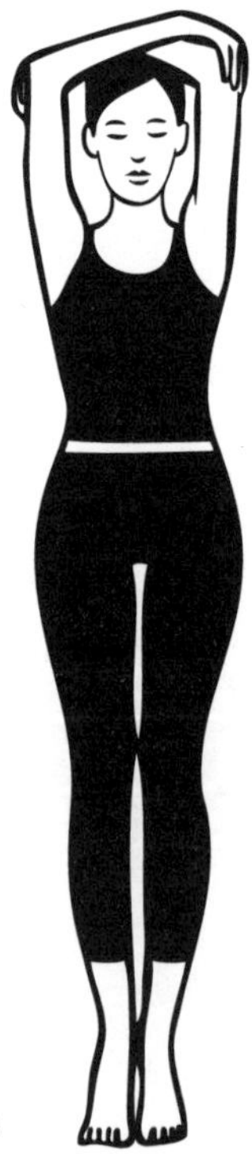

③

9

## PAKSINA-ASANA *

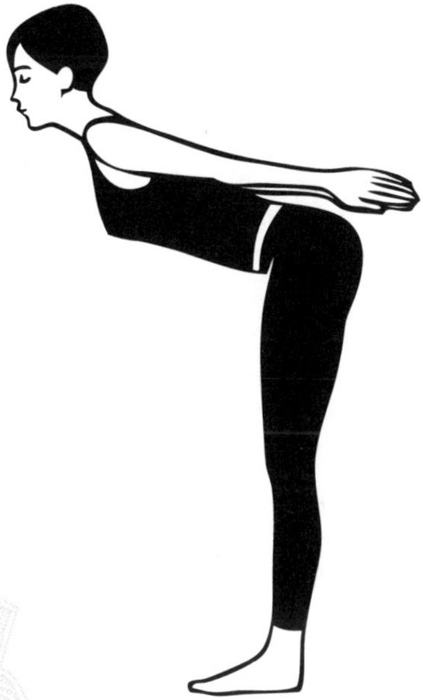

In piedi, a gambe unite, inspirando distendete le braccia all'indietro e aprite bene lo sterno. Espirando, flettete il busto in avanti.
Mentre inspirate, spostate il peso del corpo sulle dita dei piedi, facendo attenzione a non sollevare i talloni.

10

## LAKSHMI-ASANA *

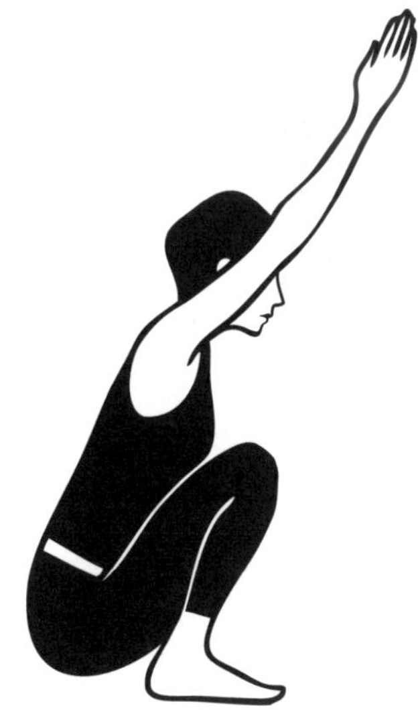

In piedi, a gambe unite, inspirando sollevate le braccia verso l'alto; espirando flettete le ginocchia e portate il bacino verso terra.

**11**

## ARDHA PARIGHA-ASANA

In ginocchio, inspirando allungate di fianco la gamba sinistra e portate il piede di lato; espirando assestatevi.
In fase di inspirazione stirate il busto e la nuca verso l'alto; espirando flettete il busto verso sinistra: la mano sinistra si appoggia sulla gamba, il braccio destro è allungato sopra la testa.
Ripetete l'*asana* sull'altro lato, mantenendo gli stessi tempi.

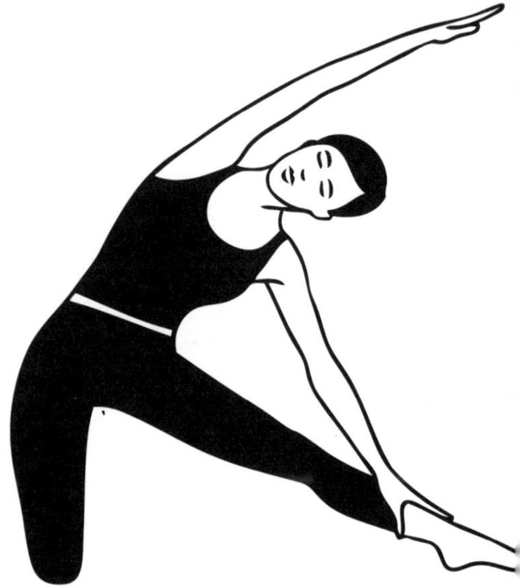

**12**

## YOGA-MUDRA

Seduti sui talloni con il busto eretto, intrecciate le dita delle mani dietro la schiena. Inspirando allungate le braccia, staccandole dal dorso. Espirando, flettete il busto in avanti: appoggiate sulle cosce dapprima il ventre e poi il petto, infine portate la testa a terra (nella discesa continua l'allungamento in avanti). Inspirando, sollevate le braccia tese verso l'alto.

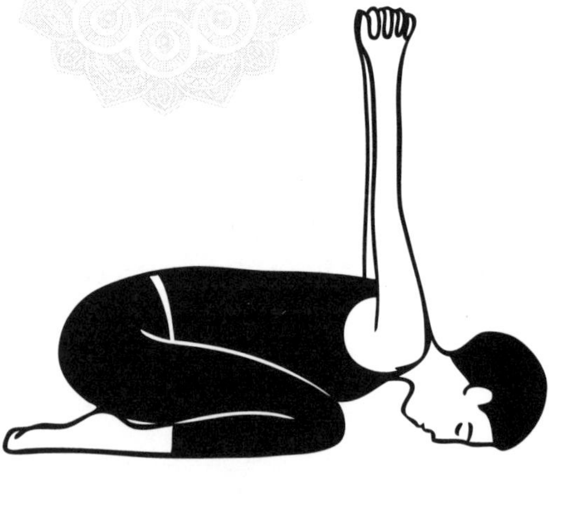

13

## PURVA-ASANA

Seduti, con le gambe distese e la schiena diritta, portate le mani a terra dietro la schiena. Inspirando, sollevate il bacino, inarcate il busto e rovesciate la testa. Espirando, assestatevi.

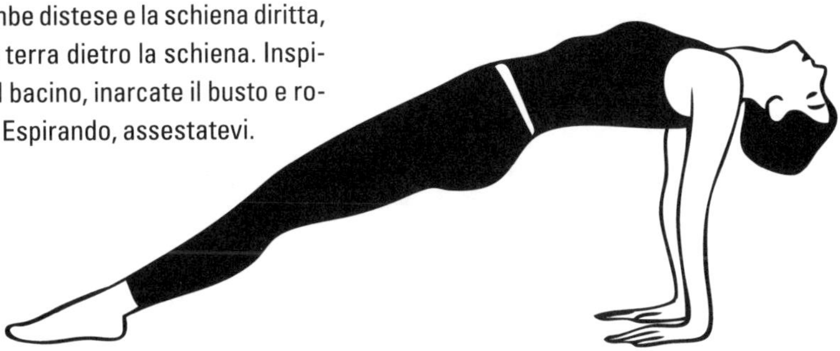

14

## PARVATA-ASANA *

Seduti a gambe incrociate, inspirando aprite le braccia, distendetele in alto e allungate il busto; espirando, sovrapponete le mani con i palmi rivolti in avanti.
Mantenete l'*asana*, percependo l'allungamento verso il cielo mentre inspirate e la pesantezza del bacino spinto a terra durante l'espirazione.
Inspirando, tutte le vertebre – e di conseguenza le braccia – si allungano. Fate attenzione che non avvenga il contrario: deve essere lo stiramento dorsale a provocare quello delle braccia e non viceversa. Ricercate un respiro calmo e regolare, non forzato ma sufficientemente intenso da aiutare il mantenimento della forma. Conservate quanto più è possibile questa postura, portando il respiro laddove il corpo è più rigido; osservate lo scioglimento di eventuali tensioni. Quando percepite l'esigenza di abbandonarla, fatelo lentamente, rimanendo per qualche attimo ad ascoltare le sensazioni che affiorano.
Cambiate poi l'incrocio delle gambe e riprendete l'*asana*, mutando anche l'incrocio delle mani. Contate i respiri, cercando di mantenere gli stessi tempi su ogni lato.

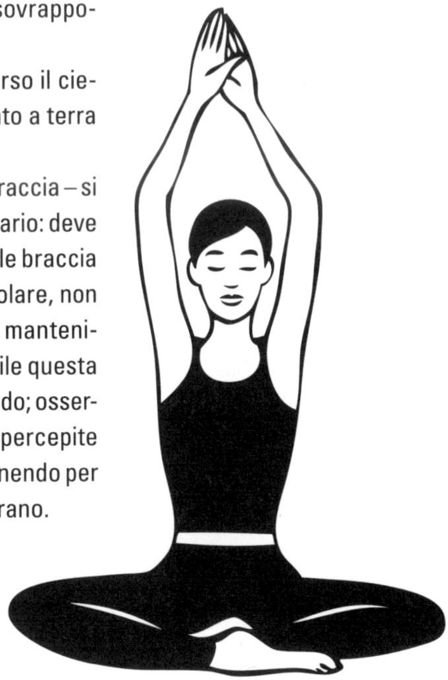

# Abbandonare i condizionamenti: lo sguardo del cuore

L'uomo è sempre molto concentrato sul desiderio di modificare quanto lo circonda: si compiange perché pensa che il benessere verrà solo quando le cose cambieranno e le persone intorno a lui saranno migliori. Tutto ciò è legato al modo in cui si classificano valori e azioni, perché si è abituati a usare una visione "omologata", frutto dell'educazione ricevuta, che si esprime con giudizi comuni ed è fatta di opinioni accettate inconsapevolmente. Questo atteggiamento è spesso in contrasto con le vere esigenze e i desideri personali, e può generare un disagio interiore.

Nella vita accade spesso di essere convinti di voler diventare un personaggio che, in realtà, non corrisponde affatto alle proprie caratteristiche. Da bambini avremmo voluto fare il pompiere, la ballerina, l'astronauta non perché lo volessimo davvero, ma perché condizionati dalle nostre fantasie. Crescendo, le fantasie lasciano il posto al bisogno di identificarsi con i modelli che trasmette la società. Così, per esempio, si aspira a diventare un manager perché i genitori se lo aspettano, ma nel profondo questo lavoro può non piacere e creare frustrazione. Corpo e mente si irrigidiscono per l'alienazione che noi stessi creiamo ogni giorno con un modo di vivere, di essere e di pensare che non ci corrisponde. Quando percepiamo il conflitto e non facciamo che rimuginare senza agire in maniera costruttiva, puntualmente rinforziamo il nostro disagio.

È fondamentale sganciarsi dai condizionamenti che derivano dall'esterno e cominciare ad attivare "l'occhio segreto" che ci permette di avere la visione giusta sul nostro essere, su ciò che siamo veramente, "qui e ora": solo così si può ricominciare da un nuovo punto di partenza. Vedere il mondo dalla propria speciale e personalissima prospettiva, e non da quella di tutti gli altri, ci permette di non scivolare nel conformismo, che ci condanna all'immobilità e a pensare che «tanto non cambierà mai niente». Questo "occhio" trova la sua sede nella zona più antica del cervello, quella dell'ipotalamo e del sistema limbico: il "cervello del cuore", dove non ci sono condizionamenti ma solo risposte istintive personali e una capacità di ascolto profondo, che ci connette alla conoscenza diretta delle forze vitali e a una chiara visione.

La differenza con la regione anteriore sta proprio nella percezione delle cose: in questa zona che è la più giovane del cervello, è posta la capacità di classificazione, di pianificazione e, di conseguenza, l'alienazione connessa all'attività egocentrica del nostro essere. Dovremmo comprendere che non è l'esterno a farci star male, ma il fatto che ci affidiamo eccessivamente al nostro ego; in realtà se spostassimo il punto di vista e ci mettessimo "all'interno", sapremmo benissimo cosa fare per noi stessi e dove andare. Quando facciamo quello che ci corrisponde veramente non siamo più confusi e, anche in presenza di contrasti, possiamo percepire una grande forza che ci fa continuare sulla nostra strada pieni di slancio, senza avvertire la fatica e, soprattutto, senza lottare. «Ci sia concesso di guardare al mondo non con i nostri due occhi, ma con l'unico occhio del cuore», così recita un proverbio dei nativi americani. Avendo accesso a questa dimensione anche il corpo sarà più sciolto e più disponibile a plasmarsi, perché ormai è chiaro che tra mente e corpo (e viceversa) esiste una connessione strettissima. Mettere ordine nella vita per ripartire assecondando il proprio "occhio segreto" significa, tra l'altro, mantenere un corpo elastico e flessibile.

Sciogliendo la parte superiore della schiena e la zona delle vertebre cervicali si contribuirà a distribuire con più libertà l'energia vitale, accedendo con più facilità allo stato meditativo necessario a raggiungere una visione autentica. Anche la colonna vertebrale è un elemento fondamentale del corpo: se l'energia si blocca e non fluisce liberamente a causa di patologie o posture sbagliate si avranno problemi a livello non solo fisico, ma anche emozionale. Lo yoga

## NASAGRA-BRUMADYA DRISHTI *

"Fissare lo sguardo sulla punta del naso e tra le sopracciglia": una pratica che aiuta lo *yogi* a mantenere l'attenzione fissa in un punto centrale, non solo durante la meditazione con gli occhi chiusi, ma anche nelle attività quotidiane quando lo sguardo vaga e di solito l'attenzione si disperde. Sedetevi in posizione comoda con la schiena ben diritta e portate le braccia distese in avanti, con le mani all'altezza del viso chiuse a pugno, lasciando liberi i pollici. Fissate entrambi i pollici per il tempo di qualche respiro, poi concentratevi su quello destro e lasciate che il braccio si apra molto lentamente: lo sguardo è sempre fisso sul pollice che si sposta verso destra, ma la testa è ferma. Mantenete lo sguardo a destra facendo qualche respiro poi, lentamente, riportate il braccio in avanti senza mai distogliere lo sguardo dal pollice. Ancora qualche respiro, poi ripetete tutto sul lato sinistro, con gli stessi tempi. Quando avrete terminato sfregate con vigore i palmi delle mani e portateli "a coppa" sugli occhi, così da creare un campo buio e far riposare lo sguardo.

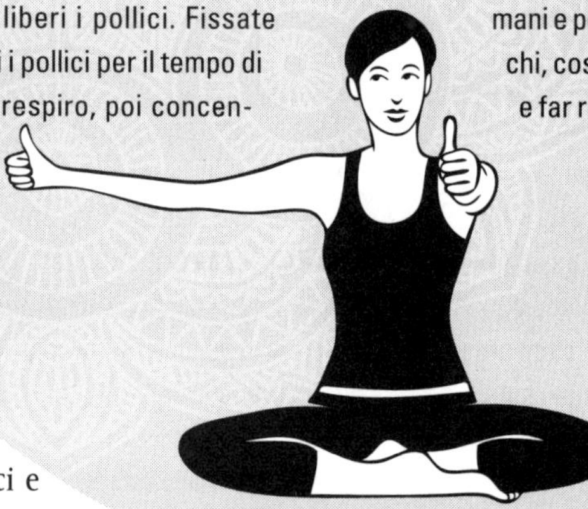

può sostenerci e insegnarci a ricercare lo sguardo unico per trovare la verità, a partire da una visione personale sino a raggiungere quella universale; questo concetto è esemplificato da Paramhansa Yogananda in *L'eterna ricerca dell'uomo*: «I maestri indù hanno insegnato che, per conquistare la più profonda conoscenza, bisogna focalizzare lo sguardo attraverso l'onnisciente occhio spirituale. Quando ci si concentra fortemente, anche chi non sia uno *yogi* aggrotta la fronte nel punto tra le sopracciglia: il centro della concentrazione e dello sferico occhio spirituale, sede dell'intuizione dell'anima. Questa è la vera "sfera di cristallo" in cui guarda lo *yogi* per apprendere i propri reali segreti e quelli dell'universo. Coloro che andranno abbastanza a fondo nella loro concentrazione penetreranno quel "terzo occhio" e vedranno il Divino. I ricercatori della verità dovrebbero perciò sviluppare la facoltà di proiettare la loro percezione attraverso l'occhio spirituale. La pratica yoga aiuta l'aspirante ad aprire l'occhio singolo della coscienza intuitiva».

# LA PRATICA 1

**Questa sequenza agisce su tutto il corpo e in particolare rafforza ed elasticizza la colonna vertebrale. Le *asana* stimolano la concentrazione e aiutano a ritrovare lucidità e determinazione. Ogni forma va mantenuta il tempo necessario a effettuare almeno 15-20 respiri.**

## SARDULI-MUDRA

Carponi, posizionate le mani perpendicolarmente alle braccia e le ginocchia in asse con le anche. Inspirando, inarcate la schiena. ①
Espirando, arrotondatela. ②
Eseguite questa *mudra* per almeno 15-30 volte. È importante che il movimento parta dal bacino e risalga verso il collo: la testa è l'ultima a muoversi, sia durante l'inarcamento sia durante l'arrotondamento.

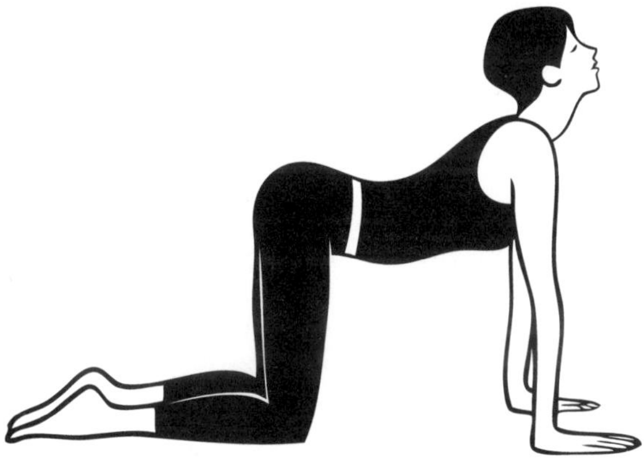

①

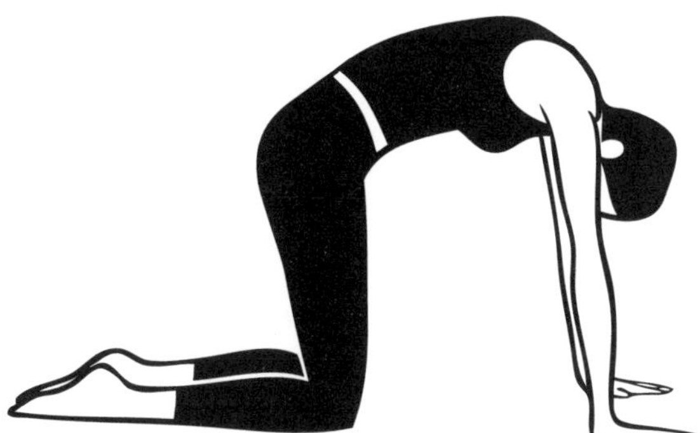

②

2

## LAKINI-ASANA *

Seduti sui talloni, espirando distendete all'indietro la gamba sinistra; inspirando, allungate il busto verso l'alto. Mentre espirate effettuate una rotazione del busto a sinistra, portando il dorso della mano sinistra nell'incavo del ginocchio disteso: la mano destra è appoggiata alla coscia. Ripetete l'*asana* sull'altro lato, mantenendo gli stessi tempi.

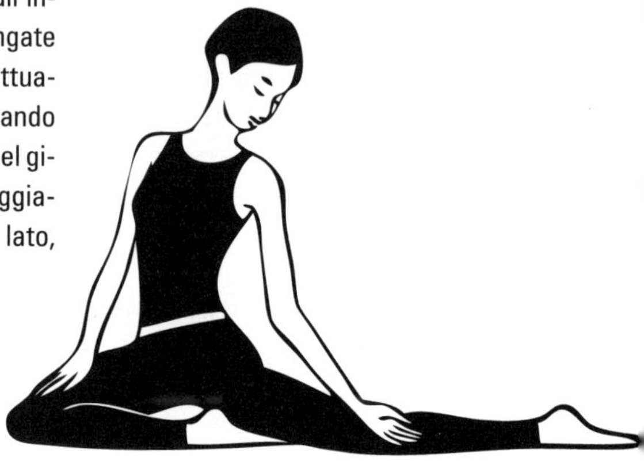

3

## PARJANI-ASANA *

In ginocchio, inspirando portate il piede destro in avanti; espirando, assestatevi al suolo mantenendo il ginocchio sinistro a terra e il busto diritto. Intrecciate le dita delle mani davanti all'addome e, mentre inspirate, sollevate le braccia, distendendole e ruotando i polsi in modo che i palmi delle mani siano rivolti verso l'alto. Durante l'espirazione, ruotate il busto verso sinistra. Ripetete l'*asana* sull'altro lato, mantenendo gli stessi tempi.

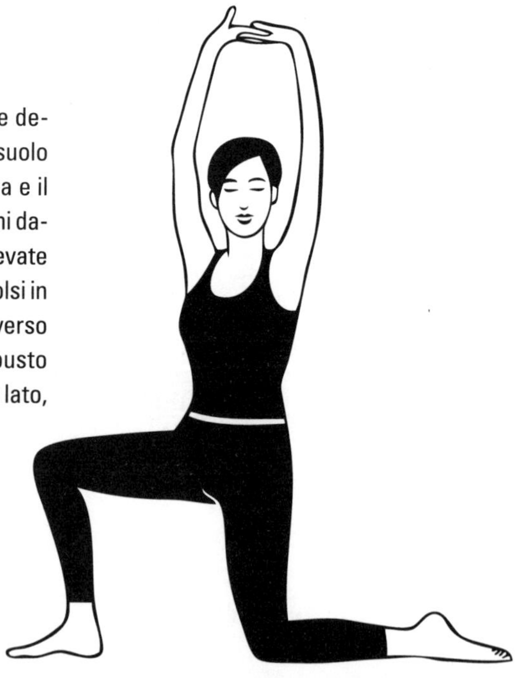

4

## CHATAKA-ASANA *

Carponi, con le dita delle mani rivolte verso l'esterno, inspirando piegate la gamba destra: sollevate il piede, mantenendo a terra il ginocchio. Mentre espirate, spostate il peso del corpo sulle mani, piegando leggermente i gomiti in modo da non caricare la rotula. Inspirando, sollevate la gamba sinistra distesa; in fase di espirazione appoggiate il ginocchio sulla pianta del piede destro. Ripetete l'*asana* sull'altro lato, mantenendo gli stessi tempi.

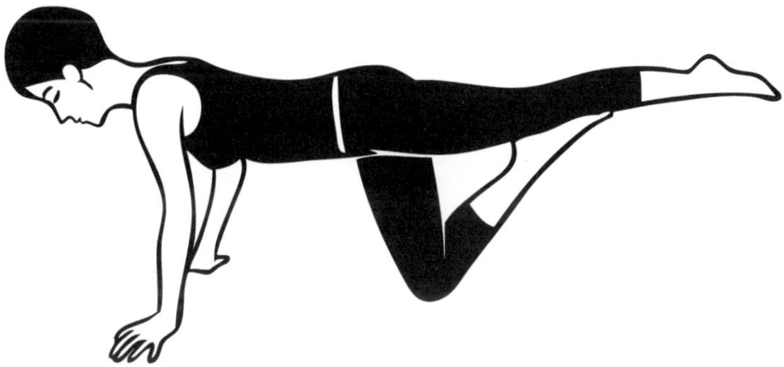

5

## KAKINI-ASANA *

Carponi, inspirate ed espirando appoggiate la sommità del capo a terra, tra le mani. Espirate e poi, in fase di inspirazione, afferrate con le mani le caviglie e tiratele verso i glutei.

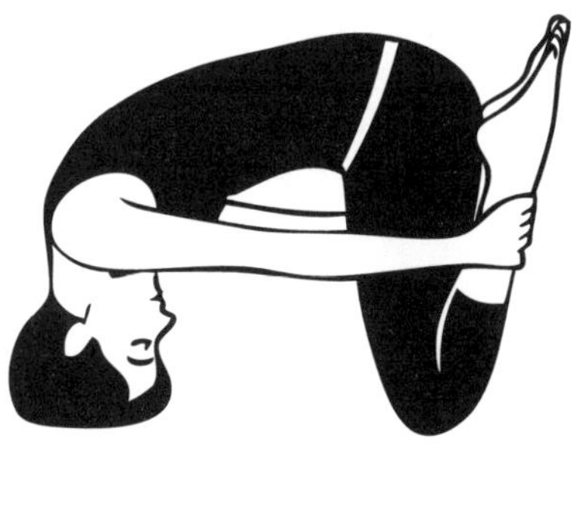

6

## MALA-ASANA

Accovacciati, divaricate leggermente i piedi mantenendo, se possibile, i talloni a terra; inspirate ed espirando portate i palmi delle mani al suolo, sotto i glutei.

7

## SVAHA-ASANA *

In piedi a gambe divaricate, con le mani sovrapposte e le dita rivolte verso il basso a premere sull'ombelico, inspirate. Espirando, flettete il busto in avanti e appoggiate i gomiti sulle ginocchia. Il respiro è lento e addominale in modo da percepire, attraverso la pressione delle mani, il movimento dell'addome.

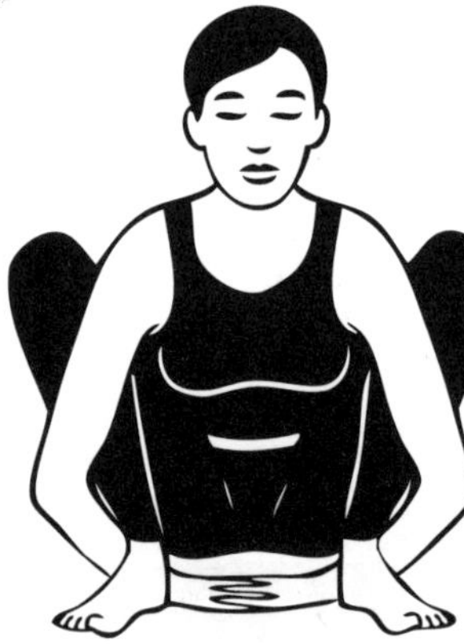

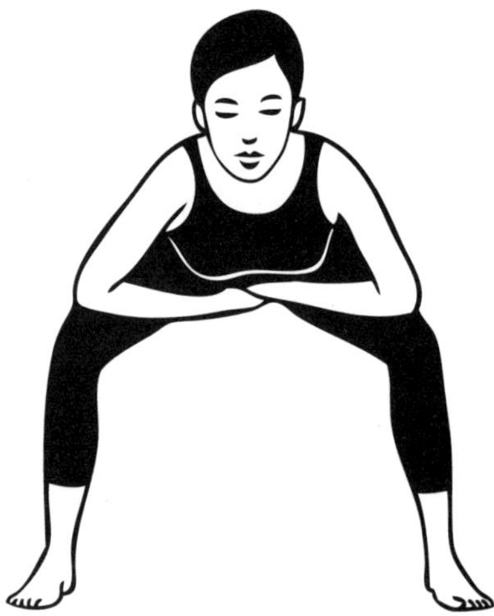

8

## SAMASTHITI-ASANA

In posizione eretta, a gambe unite e con i piedi ben radicati a terra, inspirando allungatevi leggermente verso l'alto; espirando cercate la stabilità: ogni muscolo del corpo sarà sotto controllo, senza alcuna contrazione. Inspirando, distendete le braccia al cielo e contemporaneamente sollevate la testa in alto.

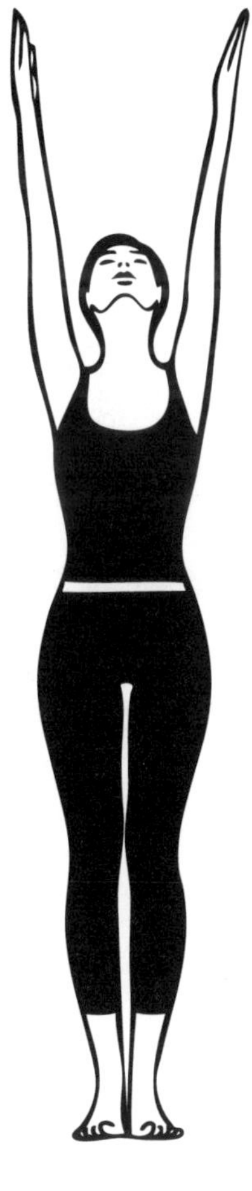

9

## MUHURTA-ASANA *

In piedi, a gambe leggermente divaricate, inspirando sollevate il tallone destro da terra e il braccio sinistro verso l'alto. Espirando, ruotate il busto verso destra: puntate l'indice destro e lo sguardo verso il tallone destro e l'indice sinistro al cielo. Ripetete l'*asana* sull'altro lato, mantenendo gli stessi tempi.

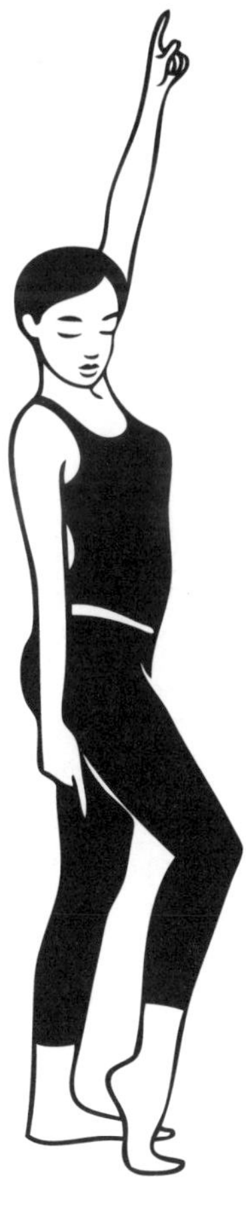

10

## SUPARNI-ASANA *

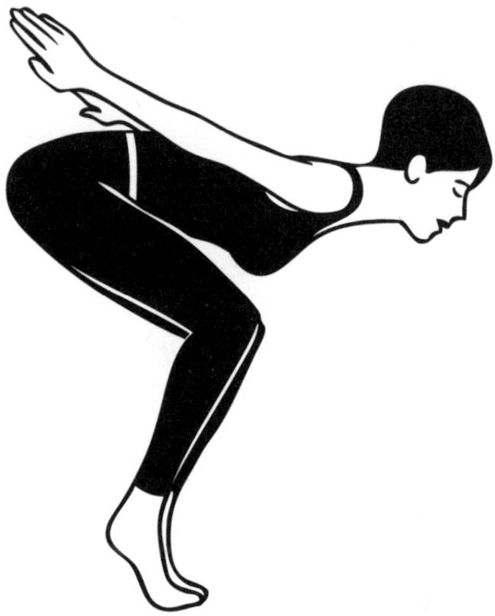

In piedi, a gambe unite, inspirando sollevate i talloni; espirando, flettete le ginocchia e piegate il busto verso le cosce. Inspirando, portate le braccia aperte dietro la schiena.

11

## SHUKA-ASANA *

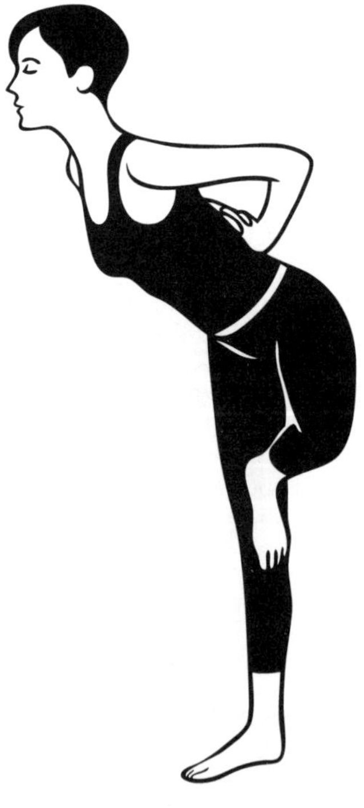

In piedi, a gambe unite, inspirando intrecciate le dita delle mani e portatele dietro la schiena in modo che il dorso appoggi alla vita. Espirando, spostate il peso del corpo sulla gamba destra e piegate quella sinistra: il piede poggerà sul lato interno del ginocchio destro. Inspirate profondamente e, mentre espirate, flettete il busto in avanti, cercando di avvicinare le scapole. Ripetete l'*asana* sull'altro lato, mantenendo gli stessi tempi.

**12**

## SAKINI-ASANA *

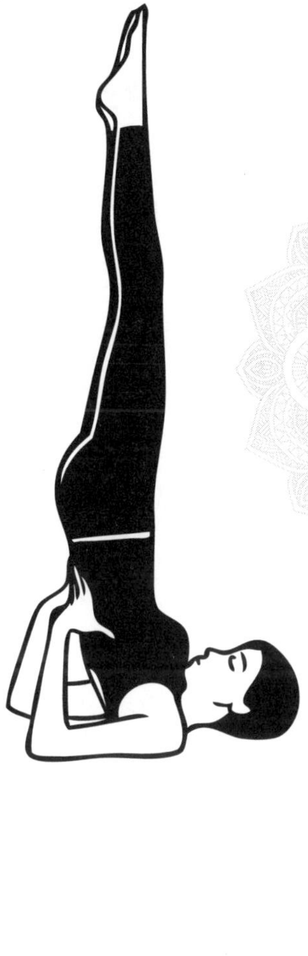

In posizione supina, inspirando portate le ginocchia al petto; espirando, stirate un poco la schiena a terra. Mentre inspirate, sollevate il bacino e portate le gambe verso l'alto. Espirando, spostate le mani sulla zona lombare; inspirando, spingete in alto il bacino e allungate le gambe in modo che siano perpendicolari al suolo: le mani si appoggeranno poi sulla zona dorsale.

**13**

## MATSYA-ASANA

In posizione supina, inspirando portate le braccia tese appena sotto il corpo. Inspirando, sollevate le spalle e il petto; poi, mentre espirate, piegate i gomiti, mantenendo a terra gli avambracci, che si sposteranno un poco indietro. Espirando, rovesciate il capo in modo che la sommità appoggi a terra.

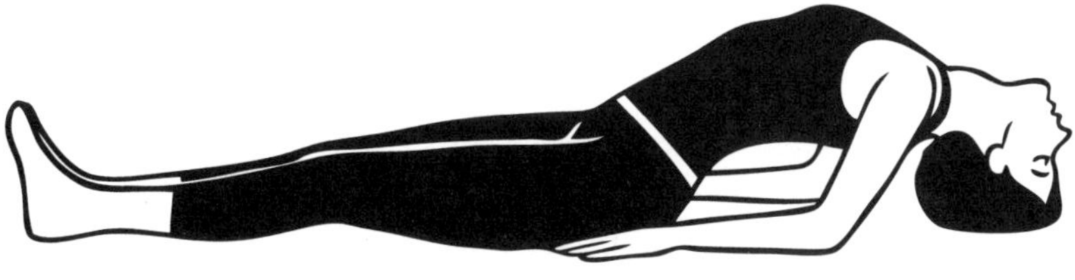

# *Trasformare l'aggressività: le divinità femminili*

La società occidentale è d'impronta patriarcale: persino nella religione che maggiormente la rappresenta, quella cristiana, l'unico Dio è visto come padre. Ancora oggi, come nel passato, ai vertici dello Stato, della Chiesa, delle strutture aziendali, e addirittura della famiglia, ci sono spesso gli uomini.

Millenni prima della venuta di Cristo, invece, presso numerosi gruppi etnici situati un po' ovunque nel mondo era ampiamente diffuso il matriarcato: si trattava per lo più di popolazioni pacifiche e dedite all'agricoltura, che conoscevano e coltivavano le arti più raffinate. Spesso la loro religione contemplava il culto di una divinità femminile oppure di un dio associato a una compagna dalla quale egli traeva la propria energia vitale.

La Grande Madre, venerata da numerose popolazioni neolitiche (il suo culto è anche più antico), è in genere raffigurata nei suoi attributi fisici di fecondità, come simbolo di una maternità universale, creatrice di tutte le cose.

Nelle rappresentazioni tantriche il femmineo ci porta a un contatto intenso con la natura e alla ricerca di un'identificazione in essa: ogni uomo dovrebbe risvegliare in sé gli aspetti femminili e ogni donna ritrovare nella propria femminilità la forza per affiancarsi al suo compagno nel difficile compito di riportare l'armonia nel mondo.

Attraverso lo yoga e le *asana* che simboleggiano le grandi divinità femminili, possiamo di fatto acquisire una grande forza, trasformare l'aggressività in energia positiva e ritrovare le radici di una personalità accogliente, duttile, pacifica e guerriera al tempo stesso, indistinta prerogativa di donne e di uomini.

Emblema delle divinità indiane, Durga è forse la dea più nota di ogni tempo e anche la più discussa. Nata già adulta e di bell'aspetto, la sposa di Shiva è la madre per eccellenza, sempre pronta a combattere in difesa delle sue creature contro il malefico potere dei demoni (*asura*), che cercano di annientare la legge naturale posta a fondamento del cosmo (*dharma*). Durga prende anche le sembianze di Kali, figura vedica ambivalente che possiede aspetti creativi e distruttivi al tempo stesso.

La dea nera dai lunghi capelli che ricadono sulle spalle è descritta sempre come terribile. E la sua iconografia classica lo conferma: è ritratta con un numero variabile di mani, con le quali afferra armi micidiali e persino una testa decapitata dalla cui bocca sgorgano copiose gocce di sangue. Il collo è adorno di una collana di teschi e alla vita porta una cintura di braccia umane.

La nudità e la carnagione scura sono il simbolo dell'energia primigenia del mondo. Anche la cintura di braccia e la collana hanno un chiaro valore simbolico: la prima rappresenta la legge di causa ed effetto che caratterizza il karma; la seconda incarna la continuità del tempo. La testa decapitata, dal canto suo, sta a significare che si deve necessariamente rinunciare a se stessi, se ci si vuole unire con il divino. Il sangue che scorre è il simbolo del *prana*, mentre i floridi seni della dea sono espressione del suo spirito materno, che sostiene e nutre tutti gli esseri viventi. La lingua che fuoriesce dalla bocca raffigura inoltre la creatività del suono, mentre le armi che la dea tiene nelle mani stanno a rappresentare le qualità di cui si deve essere muniti per sconfiggere la morte. I serpenti che le adornano le caviglie sono infine l'emblema del valore vincolante del tempo. E uno dei significati che la parola *kali* ha in sanscrito è proprio quello di "tempo".

Nei testi vedici questo concetto racchiude in sé l'idea di eternità e di continuo divenire: tutto cambia e tutto, trasformandosi, si evolve. Tale processo di crescita, che può essere rappresentato da una spirale, ha come fine il ricongiungimento dell'essere individuale con l'Assoluto, oltre la forma e oltre il cambiamento.

Kali è concepita come divinità femminile perché è di fatto ritmo vitale e nei *Veda* il movimento è connaturato al femmineo. Ma la dea

## IL FEGATO E I RENI

Situato a destra nella parte alta della cavità addominale, sotto il diaframma, il fegato svolge complesse funzioni: immagazzina le proteine e controlla la formazione dei loro sottoprodotti metabolici; accumula i grassi e il glucosio, rilasciandoli quando necessario; sintetizza le sostanze che intervengono nella formazione di molte componenti ematiche; produce vari fattori della coagulazione sanguigna; secerne la bile e filtra il sangue, purificandolo dalle tossine. Quando il fegato è affaticato aumenta di volume e perde parte della sua funzionalità: le sostanze tossiche possono allora ritornare in circolo. Per aiutarlo a espellerle e a scaricare la rabbia, nella pratica yogica è efficace *Simha-mudra*: seduti sui talloni sollevati da terra, con le ginocchia aperte, le braccia rilassate e le mani sulle ginocchia, inspirate; espirando vigorosamente dalla bocca e dal naso, spingete fuori la lingua e fissate la punta del naso con gli occhi spalancati, allungando le braccia e le dita delle mani verso terra.

Eseguite questa *mudra* per 4-5 volte. ①

Collocati nella regione lombare e disposti in modo simmetrico rispetto alla colonna vertebrale, i reni svolgono funzioni indispensabili per la salute: regolano l'equilibrio idrico ed elettrolitico, e svolgono un'azione depurativa del sangue filtrando le sostanze dannose o in eccesso, che sono espulse con le urine. Se i reni si sovraccaricano di prodotti di scarto, la loro funzionalità è inibita: le sostanze tossiche rientreranno in circolo e, per favorirne l'espulsione, il cuore sarà costretto a battere più forte. Secondo la medicina tradizionale cinese i reni sono connessi all'emozione della paura. *Abhaya-mudra* è il gesto che nella pratica yogica dissipa ogni timore: seduti a gambe incrociate, con le mani in grembo e i palmi rivolti al cielo, lentamente portate la mano destra all'altezza della spalla, con il palmo in posizione frontale: la vostra mano diviene lo specchio su cui proiettare tutte le paure, dalle più grandi alle più banali. Al termine l'avambraccio scende e la mano destra torna ad appoggiarsi sul palmo sinistro.

Eseguite questa *mudra* per almeno 5 minuti: avrete modo di osservare tutte le vostre paure. ②

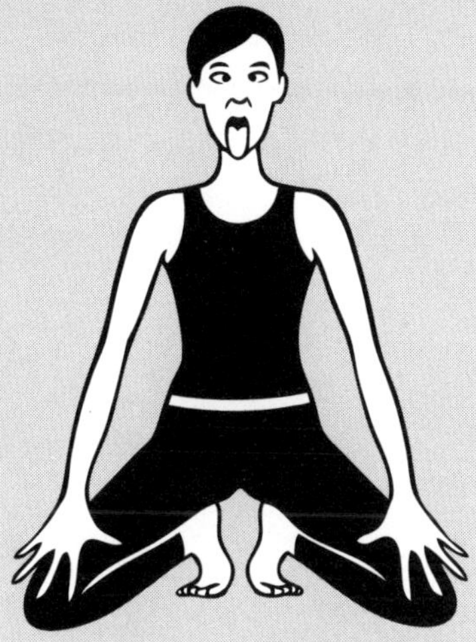
①

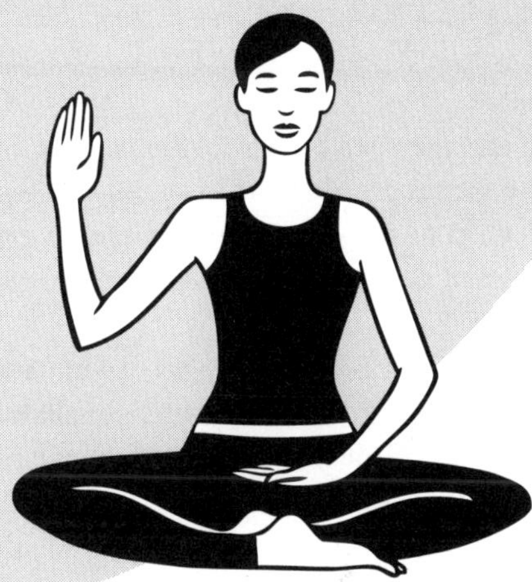
②

non è solo questo: una leggenda narra che una volta, durante una delle sue battaglie contro i demoni, ella iniziò a danzare sui cadaveri dei suoi nemici, cibandosi dei loro corpi e bevendo il loro sangue. Allora Shiva, per calmare il suo furore e ristabilire l'equilibrio nel mondo, intervenne prendendo le sembianze di un bambino in lacrime, bisognoso delle cure della mamma. Subito la dea, intenerita dal piccolo, pose fine alla sua macabra danza per consolarlo.

Troviamo in Kali una commistione di elementi e un comportamento provocatorio, non convenzionale, che contrasta con le normali consuetudini. In ultima analisi, la dea pare sempre invitare a superare gli schemi mentali.

Nel pantheon vedico esistono altri culti dedicati a divinità femminili, come quello di Parvati, figlia della montagna sacra Himalaya o di Sarasvati, dea della conoscenza che presiede alle arti, alle nascite e alla guarigione. C'è poi Sita, sposa di Rama ed emblema della fedeltà e della devozione, divenuta nell'India moderna, grazie al Mahatma Gandhi, uno dei simboli della non violenza.

Nella pratica yogica *mudra*, *asana* e *pranayama* non riguardano solo la sfera fisica, ma attivano aspetti più profondi dell'essere. Così, assumendo una postura che rappresenta una divinità, si agisce di fatto su certe caratteristiche legate alla divinità stessa.

Nello *Yoga Ratna* l'elemento simbolico e quello fisico si integrano a vicenda: a un attento ascolto sarà possibile percepire quali aspetti del femminile sono in noi (donne e uomini) maggiormente carenti. Per calmare la rabbia e l'aggressività le *asana* più indicate saranno quelle che richiamano forme "gentili", che esercitano una giusta azione sul fegato. organo molto sensibile ai fenomeni emotivi. Quando emerge una propensione alla paura e all'eccessiva sottomissione, sarà utile ricorrere a forme più aggressive, per stimolare i reni, organi che custodiscono la vitalità, essenziale fonte di energia per l'essere umano.

# LA PRATICA

**Le *asana* proposte sono costituite da un'alternanza di posizioni forti e gentili, ciascuna delle quali deve essere mantenuta per il tempo necessario a effettuare almeno 15 respiri.**
**L'esecuzione dell'intera sequenza aiuterà a creare un equilibrio fra il nostro aspetto "guerriero" e quello pacifico, per ritrovare l'armonia di un "sé" completo.**

**1**

## MAHA DEVI-ASANA *

***La potenza del femminile***

In piedi, a gambe divaricate, inspirando sollevate le braccia lateralmente, portandole in linea con le spalle (le mani hanno gli indici distesi e le altre dita chiuse a pugno). Espirando, piegate le ginocchia e flettete in avanti il busto, in modo che sia parallelo al suolo.

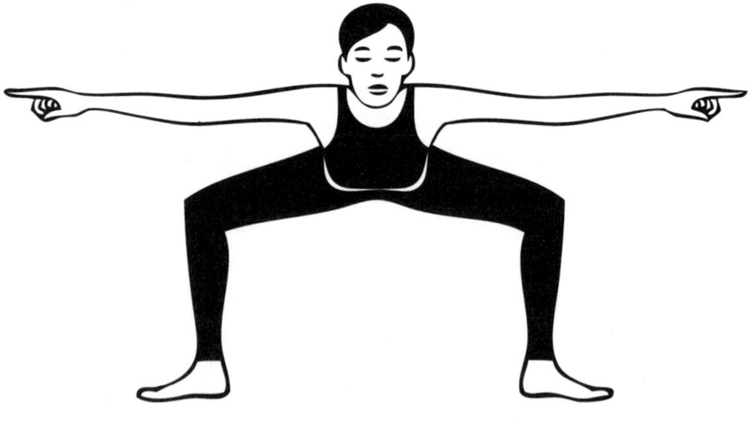

**2**

## PARVATI-ASANA *

***La potenza della gioia***

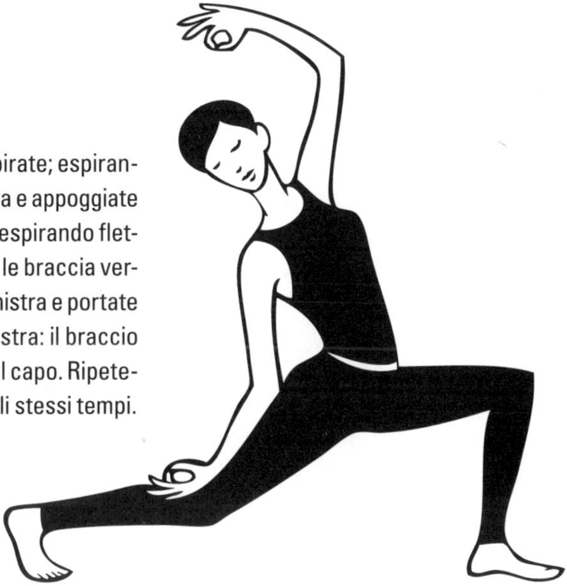

In posizione eretta, a gambe unite, inspirate; espirando, spingete all'indietro la gamba sinistra e appoggiate a terra la punta del piede. Inspirate ed espirando flettete le ginocchia. Inspirando, sollevate le braccia verso l'alto; espirando, ruotate il busto a sinistra e portate l'avambraccio sinistro sulla coscia sinistra: il braccio destro alzato si piegherà a contornare il capo. Ripetete l'*asana* sull'altro lato, mantenendo gli stessi tempi.

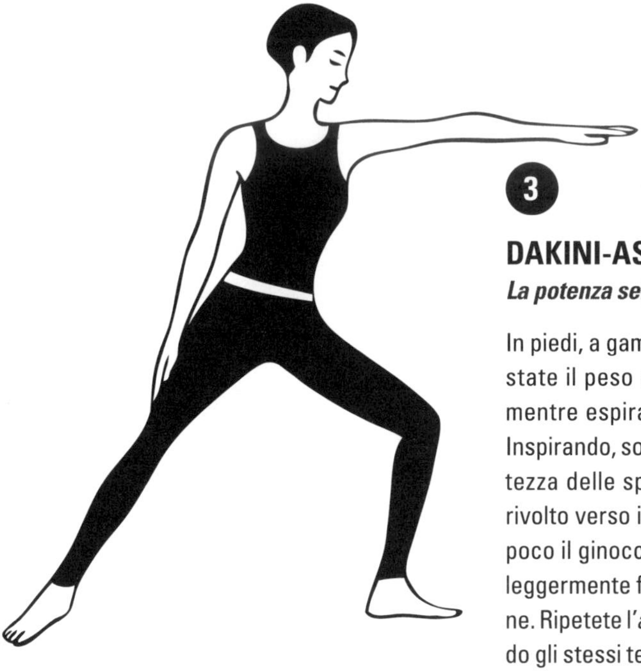

**3**

## DAKINI-ASANA *

***La potenza selvaggia***

In piedi, a gambe divaricate, inspirando spostate il peso del corpo sul tallone sinistro; mentre espirate, ruotate il piede di profilo. Inspirando, sollevate il braccio sinistro all'altezza delle spalle, con il palmo della mano rivolto verso il basso. Espirando, piegate un poco il ginocchio sinistro e ruotate la testa, leggermente flessa, nella medesima direzione. Ripetete l'*asana* sull'altro lato, mantenendo gli stessi tempi.

4

## KALATRI-MUDRA *

***Il tempo circolare***

In piedi, a gambe leggermente divaricate e flesse, appoggiate i palmi delle mani sulla sommità del capo. Respirando tranquillamente, ruotate il bacino in modo da disegnare con l'osso sacro una spirale: quando il movimento sarà giunto alla massima ampiezza, ritornate al centro e ridisegnate la forma nell'altro senso. Eseguite questo *mudra* con attenzione, molto lentamente e ascoltando il respiro che fluisce leggero.

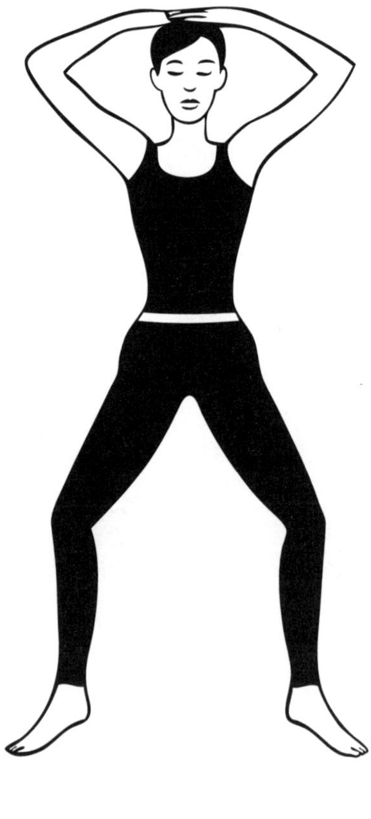

5

## ANJANA-ASANA *

***La forza, l'arguzia e l'agilità***

In ginocchio, appoggiate le mani a terra, allungate la gamba destra all'indietro e, inspirando, sollevate il busto.

Mentre espirate, affondate con il bacino verso terra e, inspirando, portate le mani giunte davanti al petto. Respirate. ①

Inspirando, allungate le braccia verso l'alto: inarcate la schiena e reclinate la testa in modo da rivolgere lo sguardo alle mani. Respirate. ②

Ripetete l'*asana* sull'altro lato, mantenendo gli stessi tempi.

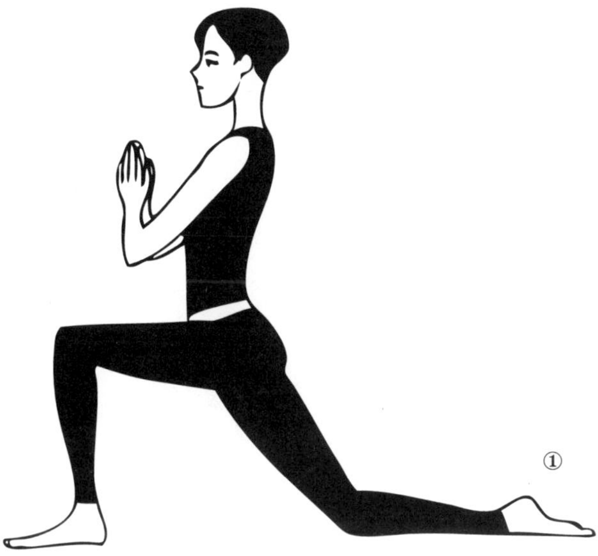

①

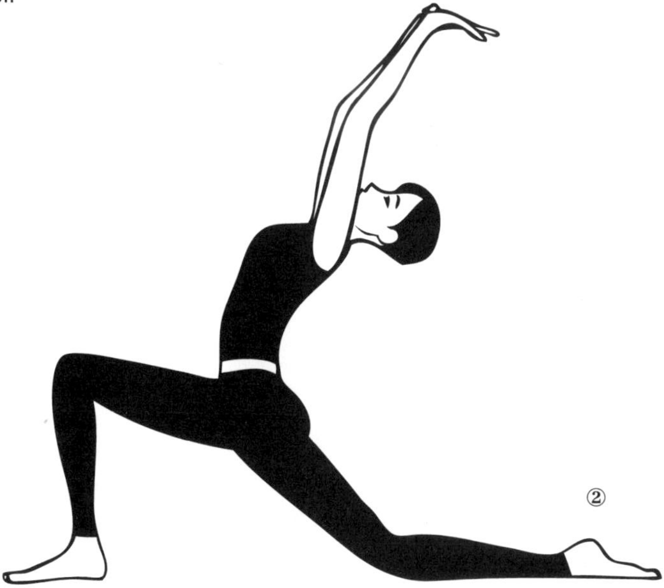

②

6

## LAKINI-ASANA *

***Le virtù***

Seduti sui talloni, espirando distendete all'indietro la gamba sinistra; inspirando allungate il busto verso l'alto.
Mentre espirate, effettuate una rotazione a sinistra, portando il dorso della mano sinistra nell'incavo del ginocchio disteso: la destra è appoggiata all'altra coscia. Respirate. ①
Inspirando, ruotate il busto in avanti; espirando appoggiate a terra le mani sovrapposte e posatevi sopra la fronte. Respirate. ②
Ripetete l'*asana* sull'altro lato, mantenendo gli stessi tempi.

①

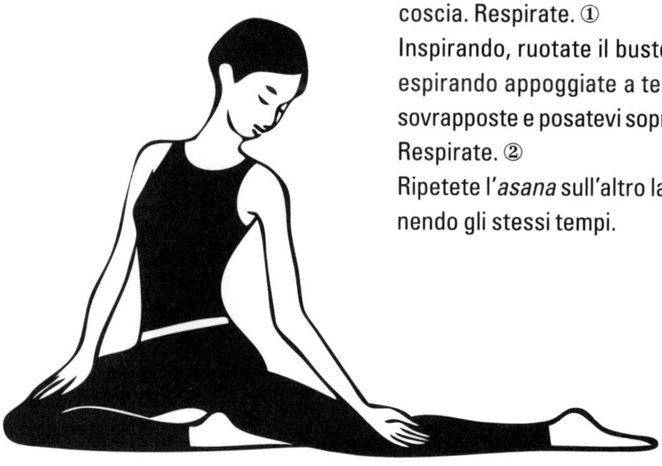

②

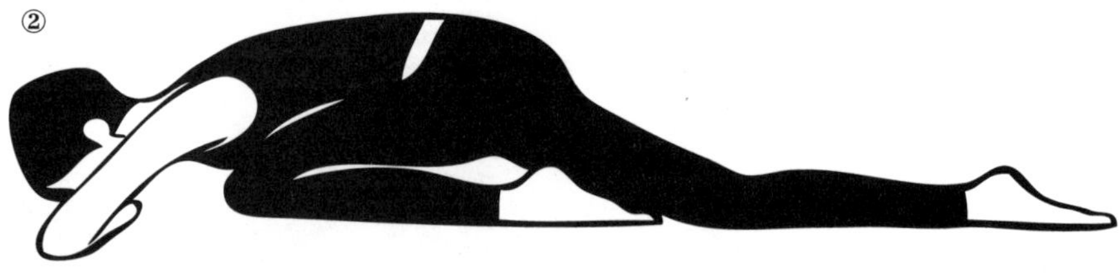

7

## PARVATA-ASANA *

***Dalla Terra al cielo, dalla materia allo spirito***

Seduti a gambe incrociate, inspirando aprite le braccia, distendetele in alto e allungate il busto; espirando sovrapponete le mani, con i palmi rivolti in avanti. Mantenete l'*asana* percependo l'allungamento verso il cielo mentre inspirate e la pesantezza del bacino spinto a terra durante l'espirazione.

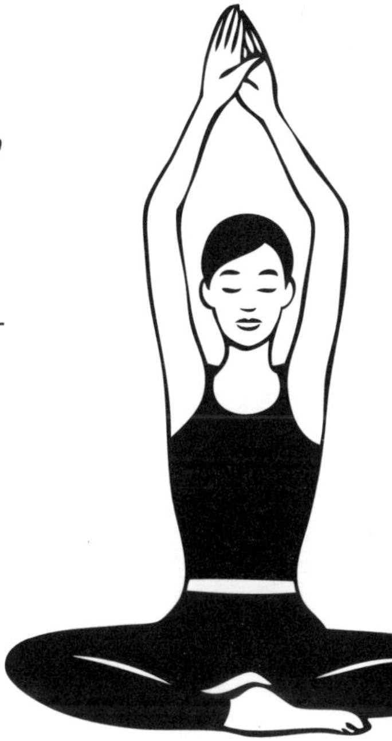

8

## DURGA-ASANA *

***La lotta propizia***

Seduti, con le piante dei piedi unite, afferrate i piedi con le mani e, inspirando, allungate il busto verso l'alto.

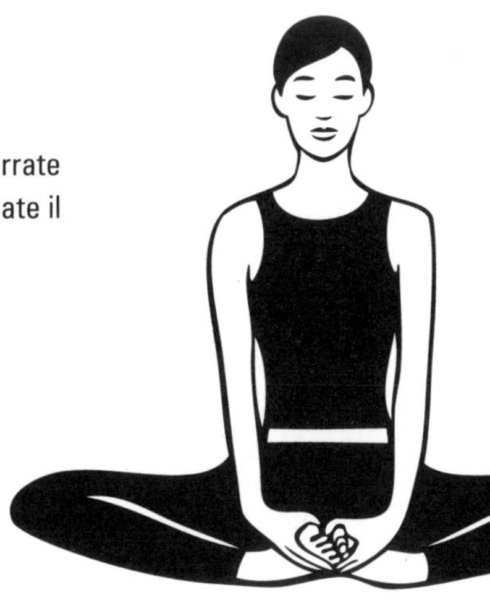

**9**

## SHANKINI-ASANA *

***Abbandonarsi***

Seduti con le piante dei piedi unite e un poco distanti dal bacino, inspirando allungate il busto verso l'alto ed espirando portatelo in avanti, in modo che la testa sfiori i piedi. Piegate i gomiti e portate i palmi delle mani al suolo, sotto le gambe: le punte delle dita spingono verso il bacino.

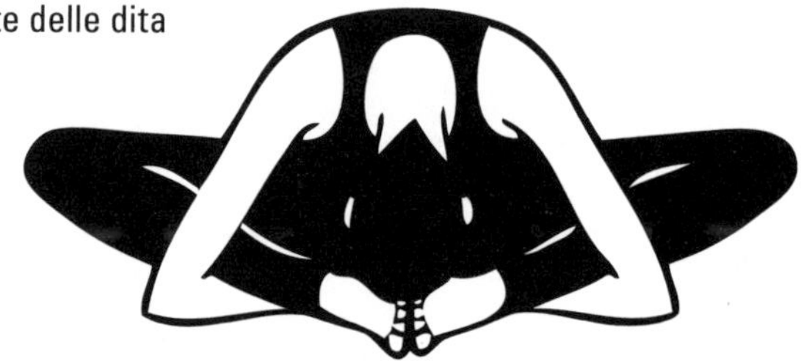

**10**

## KALI CHAKRA-ASANA

***L'energia creativa***

In posizione prona, portate le braccia davanti al viso, flettete i gomiti, sovrapponete le mani e appoggiatevi il mento. Inspirando, piegate le ginocchia; espirando portate i piedi a terra, verso destra: le ginocchia e le caviglie restano unite. Mantenete l'*asana* per percepire la rotazione del bacino, poi ripetete sull'altro lato.

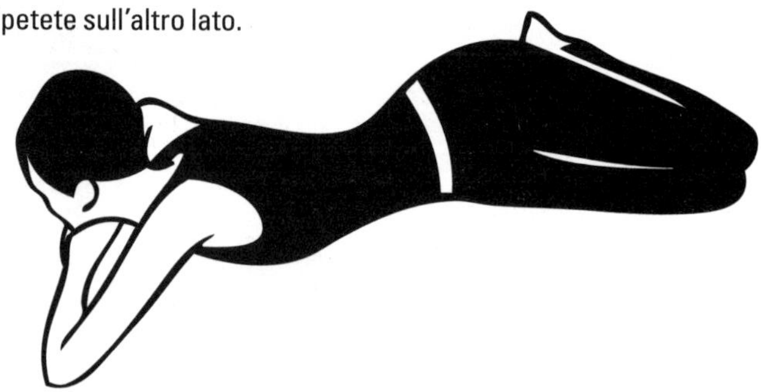

11

## SITA-ASANA *

***La fedeltà***

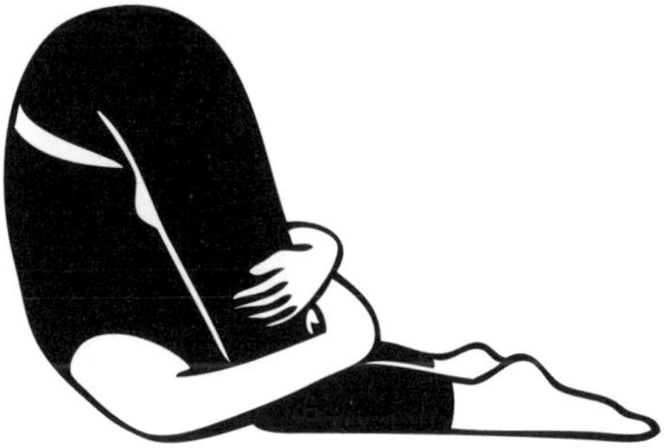

In posizione supina, inspirando flettete le ginocchia e portatele verso il petto; espirate. Inspirando, staccate il bacino da terra e allungate le gambe verso l'alto. Mentre espirate, avvicinate le ginocchia alla fronte. Inspirate ed espirando portatele verso il suolo, ai lati delle orecchie. Nell'inspirare avvolgete le gambe con le braccia.

12

## SARASVATI-ASANA *

***Lasciar scorrere***

In posizione supina, fate qualche respiro calmo e regolare poi, inspirando, sollevate il bacino e il busto da terra stando attenti a non flettere le ginocchia: il corpo deve stirarsi e il peso essere uniformemente distribuito fra i punti che stanno a contatto con la terra (piante dei piedi, mani, braccia, spalle e nuca). Tutti i canali del corpo sono tesi, in modo da attivare lo scorrimento dell'energia vitale.

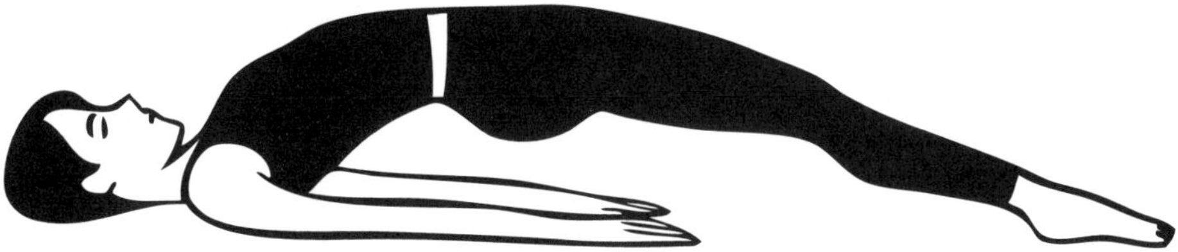

# *Canalizzare le energie: le influenze lunari*

Da sempre la Luna è oggetto di curiosità: in tutte le culture le sono stati attribuiti significati simbolici; ha ispirato poeti e condizionato le attività agricole di semina e di raccolta. Anche la medicina popolare e quella alternativa sono ricche di tradizioni legate a questo satellite e persino parte della psicologia tiene in considerazione i suoi effetti sulla mente dell'uomo.

L'interazione gravitazionale tra la Luna, la Terra e il Sole, oltre a determinare fenomeni fisici quali le maree, esercita anche influssi sugli esseri viventi. La Luna, durante il suo percorso lungo l'orbita terrestre, appare all'orizzonte in porzione sempre maggiore, per poi scomparire altrettanto progressivamente una volta raggiunta la fase in cui la sua faccia è del tutto visibile: il mutare delle sue sembianze determina cambiamenti sull'energia vitale, condizionando aspetti del carattere e della personalità di ognuno. Nei giorni in cui essa si trova tra la Terra e il Sole si è nella fase di "Luna nuova": agli occhi di un osservatore che sia sulla superficie terrestre, Luna e Sole si sovrappongono. La Luna è più vicina al Sole e questo genera un annullamento reciproco delle loro forze: energie solitamente contrastanti (caldo-freddo, luce-buio, azione-passività) diventano complementari, dando luogo a una "forza neutra", che permette il raggiungimento dell'equilibrio e dell'unificazione polare: è la strada dello yoga a livello astrale.

Nella tradizione indiana, non a caso, questo momento è celebrato con una festa notturna: la "notte misteriosa di Shiva" (*Shiva Ratri)*, durante la quale i fedeli digiunano, restano svegli e si dedicano alla pratica di attività spirituali, in modo che gli effetti della purificazione raggiungano il loro apice. Grazie a una serie di energie che scaturiscono nel cosmo, in questa fase si origina, ad alti livelli, il libero arbitrio, un momento di massima espressione di scelta, senza condizionamenti esterni: i desideri hanno maggiore possibilità di realizzazione e, conseguentemente, richiedono anche maggior sensibilità e attenzione. In questo contesto sarà di grande aiuto evitare gli eccessi, ascoltare ciò che dice il cuore, assumere la consapevolezza delle proprie aspirazioni e la responsabilità delle decisioni prese, sapendo cogliere segni e nessi fra gli eventi che si verificano.

Dopo la "Luna nuova" si entra nella fase di crescita del ciclo lunare: nel cielo appare una piccola falce, che aumenterà gradualmente da sinistra a destra sino a giungere, dopo circa tredici giorni, al plenilunio. In questo periodo si attua il processo di rigenerazione della struttura fisica ed energetica: tutto ciò che il corpo assume dà i massimi benefici. Risultano così facilitati l'assimilazione di informazioni, i processi di interiorizzazione e di introspezione, la risoluzione dei problemi connessi al proprio vissuto.

Nella fase "crescente" è bene utilizzare la pratica yogica più intensa e stimolante, anche per attivare la ghiandola pituitaria, profondamente collegata con la sessualità femminile e con le mestruazioni. Spesso il ciclo lunare è paragonato a quello della fertilità della donna (che si verifica per l'interazione di diversi ormoni), la cui durata ricalca quella della lunazione (29 giorni e mezzo).

Quando la Luna appare nella sua pienezza, la sua influenza sulla Terra è massima: la sensibilità degli esseri viventi viene amplificata e ne risulta accresciuta la ricettività.

Oltre che sull'andamento delle maree, la Luna esercita la propria influenza sui liquidi del corpo e sulla psiche. Il simbolismo lunare è infatti associato all'acqua, al subconscio, alla sensibilità, alla ricettività, all'adattabilità e all'istinto. Alcuni studi hanno dimostrato che in fase di "Luna piena" un gran numero di esseri umani assume con più facilità comportamenti istintuali, che possono influire sulla capacità di prendere decisioni e sulla facoltà di giudizio.

Secondo la tradizione astrologica orientale nei due giorni che precedono la "Luna piena", l'influenza di questo satellite sulla Terra è benefica: è la fase positiva "della bellezza e dell'armonia universale" (*Tripura Sundari*), che simboleggia la grande forza cosmica emanata dalla grazia e dall'amore divino.

Nel momento in cui si giunge al plenilunio, però, tutto muta. La "Luna piena", infatti, enfatizza l'aggressività, la rabbia, l'egoismo, la violenza. È utile, perciò, eseguire una pratica yogica intensa, che possa esprimere forza, vigore e concentrazione.

Questa fase può essere sfruttata anche per eseguire *asana* e *mudra* che stimolino la fertilità o che comunque lavorino sull'area pelvica. A questo proposito, ricordiamo che nei rituali di fertilità di svariate popolazioni indigene la "Luna piena" riveste un ruolo importante, essendo considerato un momento particolarmente propizio alla procreazione.

Quando la Luna si sposta dalla posizione di massima vicinanza al Sole, la sua la faccia non è più interamente illuminata ed essa assume l'aspetto di una falce con la "gobba" rivolta verso sinistra (cioè in direzione opposta rispetto alla "Luna crescente"): si è in fase di "Luna calante".

Il periodo è particolarmente indicato per attivare i processi di purificazione dell'organismo e per sostenere i trattamenti volti a migliorare la salute. In questi giorni il corpo fisico non andrebbe eccessivamente sollecitato: la pratica yogica potrebbe, dunque, consistere in esercizi di *pranayama* e di *asana* semplici, che evitino di sovraccaricare il sistema nervoso. Ogni persona, in quanto essere "in divenire", è incline a variazioni emozionali o mentali.

Per meglio capire questo aspetto, possiamo rifarci alla tradizione secondo cui la nostra testa è governata dalla "fredda" Luna. Il cervello, infatti, è la parte del corpo dove le calde emozioni del cuore (governato dal Sole) si "riflettono" e si "raffreddano", divenendo pensieri e idee.

Come accade per la Luna, ora presente ora assente dalla volta celeste, anche nell'essere umano talvolta prevalgono i condizionamenti derivati dalle sensazioni e in altri la "freddezza" del pensiero.

Lo yoga è una disciplina versatile, di volta in volta adattabile sia alle energie provenienti dall'esterno sia alle esigenze psicofisiche di ciascuno. Tenendo presenti le diverse fasi lunari, sarà quindi possibile individuare *asana* adeguate ad assecondarne le relative influenze energetiche.

## L A P R A T I C A

**Questa sequenza di *asana* favorisce il fluire dell'energia, agendo in particolare sui blocchi della zona della gola (migliora la percezione istintiva e la comunicazione) e della regione pelvica (regolarizza il ciclo mestruale e l'umore).**
**La sua azione a livello simbolico armonizza l'energia personale con le fasi lunari.**

**La sequenza va eseguita con costanza per almeno un intero ciclo lunare, in modo da percepirne gli effetti al variare delle sue fasi. All'inizio ciascuna forma potrà essere mantenuta per lo spazio di tempo necessario a effettuare pochi respiri poi, gradualmente, i tempi potranno essere prolungati con facilità.**

1

### PURVA-ASANA

***L'Est, dove nasce il Sole***

Seduti con le gambe distese e la schiena diritta, portate le mani a terra dietro la schiena. Inspirando, sollevate il bacino, inarcate il busto e rovesciate la testa. Espirando, assestatevi.

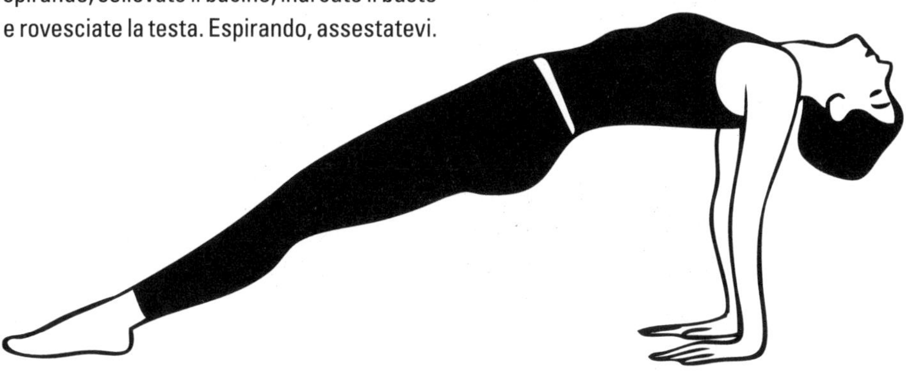

2

## UMA-ASANA *

***Il buio, la tranquillità della notte***

Seduti con le gambe distese e la schiena diritta, mentre inspirate, distendete le braccia verso l'alto, unendo i pollici e gli indici delle mani: la schiena si inarca un poco all'indietro e lo sguardo ruota all'interno del triangolo formato dalle mani.

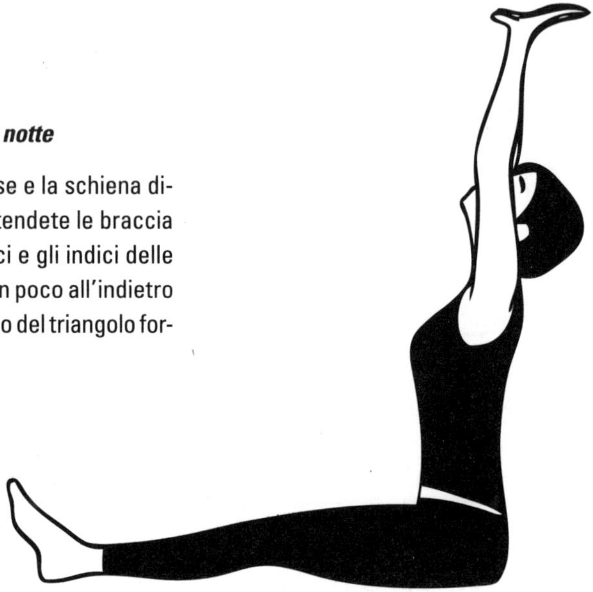

3

## DURGA-ASANA *

***La dea gentile***

Seduti, con le piante dei piedi unite, afferrate i piedi con le mani e, inspirando, allungate il busto verso l'alto.

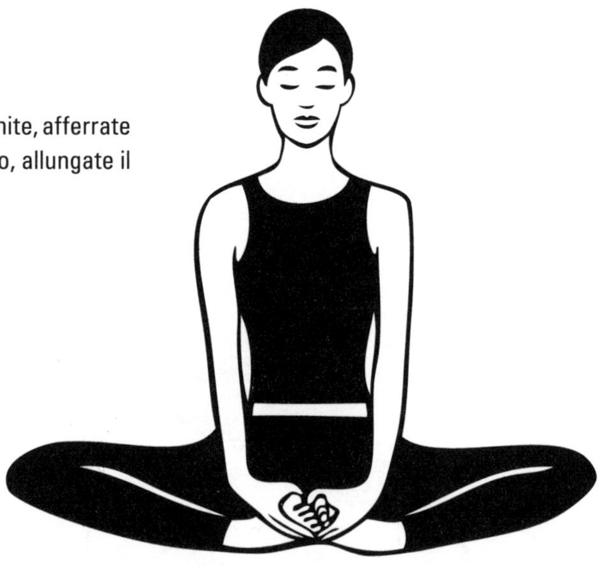

4

## SHANKINI-ASANA *

***La conchiglia***

Seduti con le piante dei piedi unite e un poco distanti dal bacino, inspirando allungate il busto verso l'alto ed espirando portatelo avanti, in modo che la testa sfiori i piedi. Piegate i gomiti e portate i palmi delle mani al suolo, sotto le gambe: le punte delle dita spingono verso il bacino.

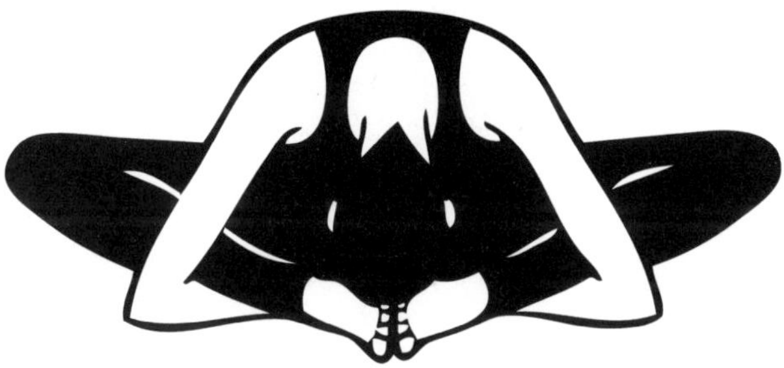

5

## GAURI-ASANA *

***La dea splendente dalla quale sgorgano le piogge fertilizzanti***

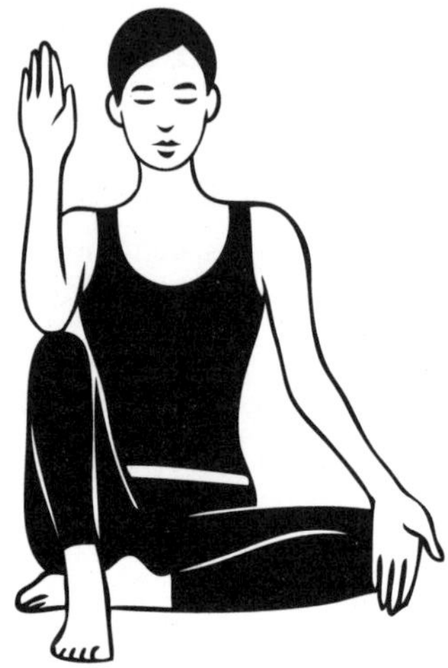

Seduti, dalla posizione precedente, inspirando spostate il piede sinistro un poco verso destra; mentre espirate, appoggiate la pianta del piede destro al suolo.

Inspirando, spostate il gomito destro sul ginocchio, con l'avambraccio diritto; espirando, portate il dorso della mano sinistra sul ginocchio sinistro. Ripetete l'*asana* sull'altro lato, mantenendo gli stessi tempi.

6

## SASA-ASANA

***La lepre inscritta nella Luna***

Seduti sui talloni, inspirando, piegate il busto in avanti fino a toccare le cosce; espirando, portate a terra – di fronte alle ginocchia – gli avambracci e le mani. Inspirando, sollevate un poco la testa. Respirate. ①

Inspirando, distendete le braccia e alzate il viso. Respirate. ②

Inspirando, portate a terra la sommità del capo, sollevate il bacino, allungate le gambe e staccate i talloni. Le braccia si distendono al suolo, coi palmi verso l'alto. Respirate. ③

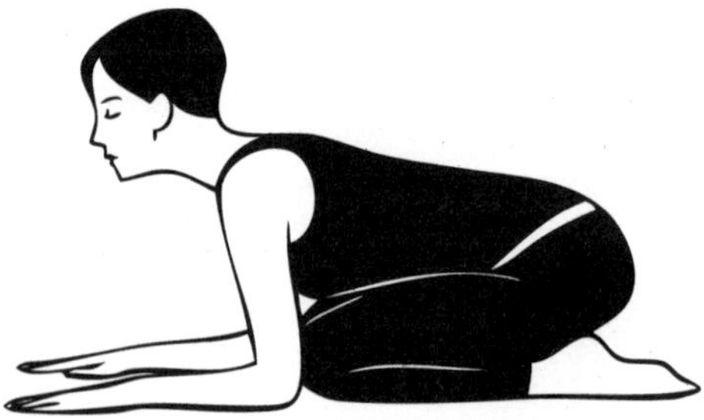

①

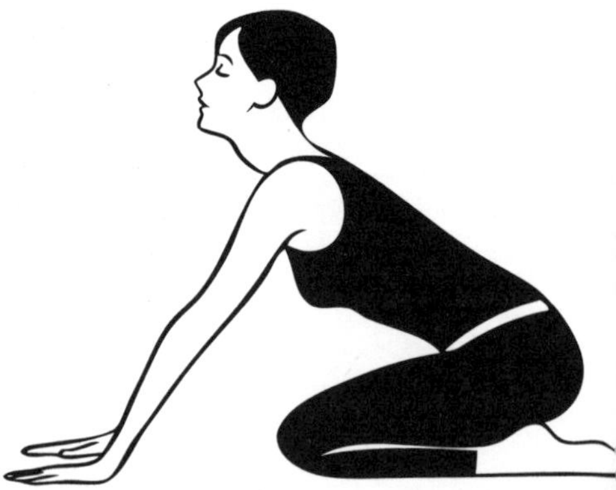

②

7

## ARDHA CHANDRA-ASANA

***La mezzaluna***

In ginocchio, inspirando allungate di fianco la gamba sinistra, con il piede di profilo; espirando, assestatevi. Mentre inspirate, distendete il braccio destro verso l'alto e appoggiate la mano sinistra sulla coscia. Espirando, flettete il busto verso sinistra: le braccia sono morbide. Ripetete l'*asana* sull'altro lato, mantenendo gli stessi tempi.

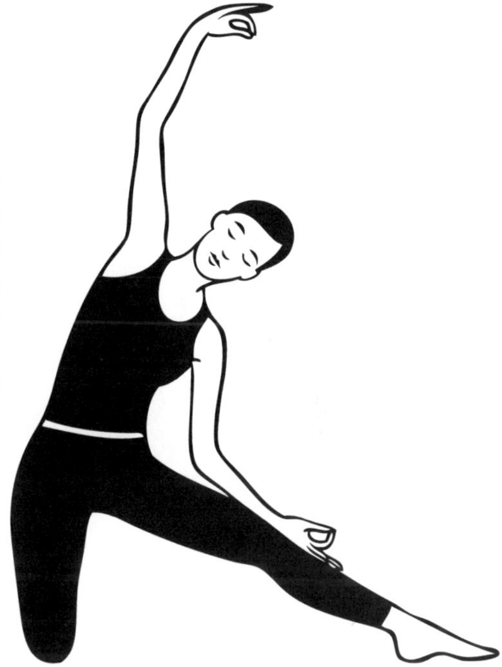

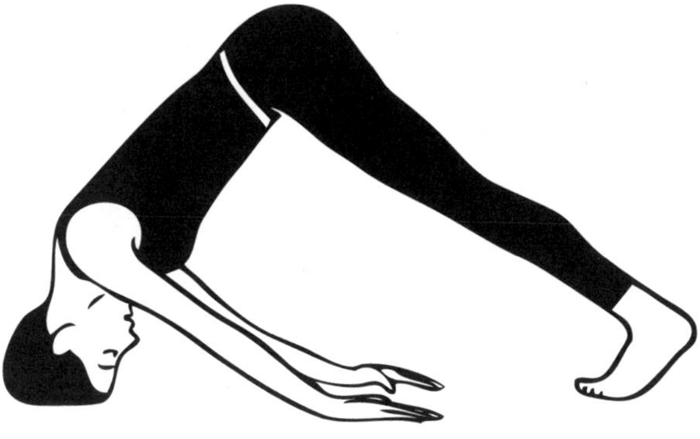

③

8

## TULITA-ASANA
***L'equilibrio della bilancia***

Seduti sui calcagni, con i talloni sollevati da terra, inspirando divaricate le ginocchia. Espirando, allungate il busto e aprite il petto e le spalle: le braccia sono rilassate sulle gambe.

9

## DEVABHUTI-ASANA *
***Colei che sgorga dai cieli***

In piedi, a gambe unite, inspirando sollevate le braccia in alto: nelle mani immaginate di tenere una sfera piena d'acqua. Mentre espirate, flettete il busto indietro inarcando la zona lombare e il collo.

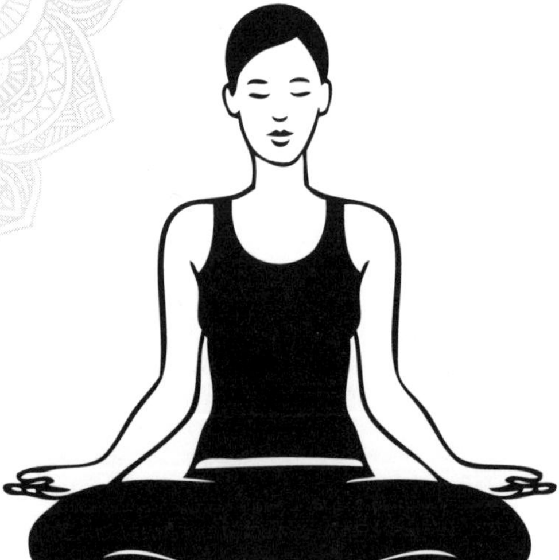

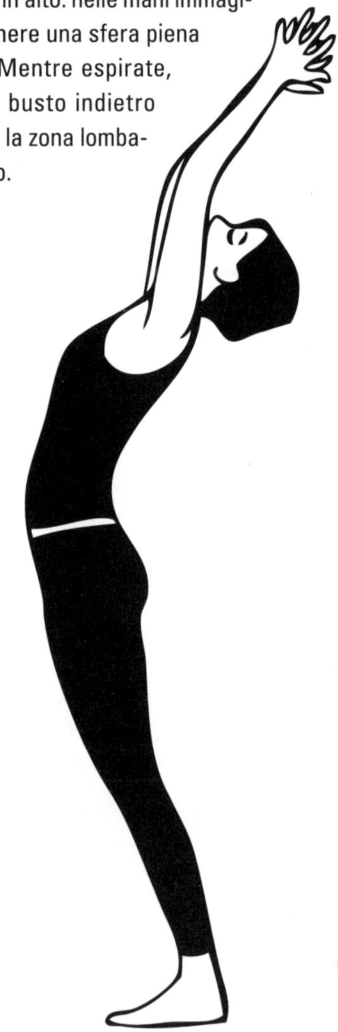

10

## PAKSINA-ASANA *

***L'ala, "il femminile aereo"***

In piedi, a gambe unite, nell'inspirare portate le braccia all'indietro, aprendo bene lo sterno. Mentre espirate, flettete il busto in avanti. Inspirando, spostate il peso del corpo verso le dita dei piedi, senza sollevare i talloni da terra.

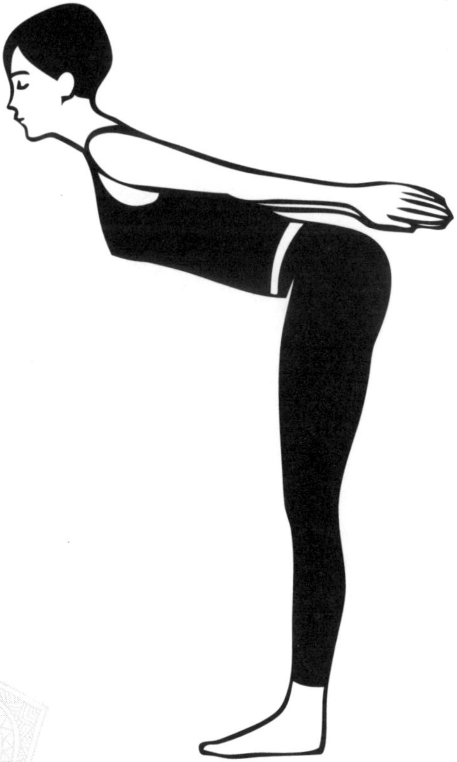

11

## DAKINI-ASANA *

***L'aspetto misterioso ed esoterico del femminile***

In piedi, a gambe divaricate, espirando spostate il peso del corpo sul tallone sinistro; mentre espirate, ruotate il piede di profilo. Inspirando, sollevate il braccio sinistro all'altezza delle spalle, con il palmo della mano rivolto verso il basso. Espirando, flettete leggermente il ginocchio sinistro e ruotate la testa, leggermente flessa, nella stessa direzione. Ripetete l'*asana* sull'altro lato, mantenendo gli stessi tempi.

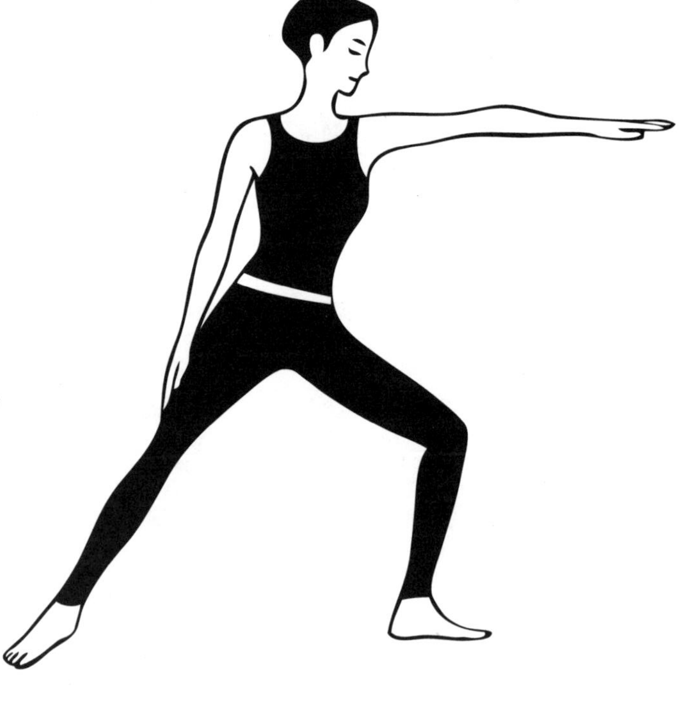

12

## SAKINI-ASANA *

***La dea che tutela il chakra della gola***

In posizione supina, inspirando portate le ginocchia al petto; espirando stirate un poco la schiena a terra. Mentre inspirate, sollevate il bacino e portate le gambe verso l'alto. Espirando, spostate le mani sulla zona lombare; inspirando, spingete in alto il bacino ed allungate le gambe in modo che siano perpendicolari al suolo: le mani si appoggeranno poi sulla zona dorsale.

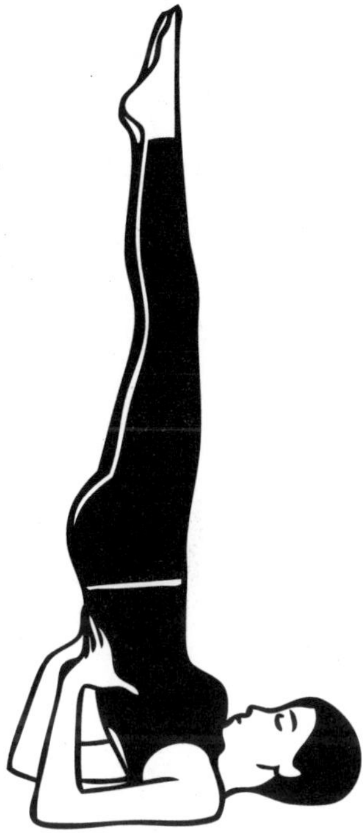

13

## SUPTA DEVA-ASANA *

***Saluto alla dea***

In posizione supina, inspirando piegate le gambe e portate le piante dei piedi al suolo; espirando, divaricate le ginocchia e unite le piante dei piedi. Inspirando, distendete le braccia verso l'alto, con le mani giunte.

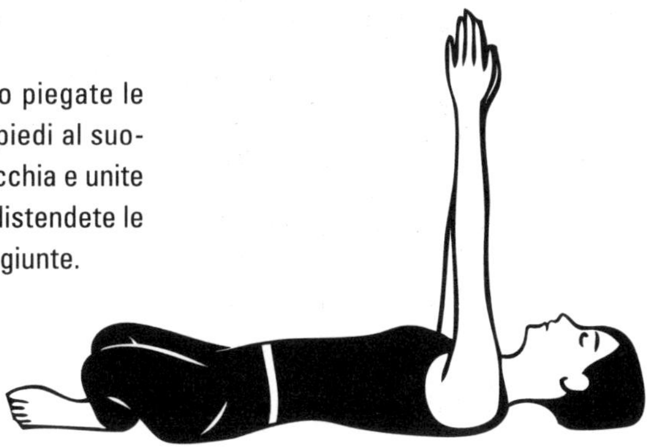

# Alla ricerca dell'equilibrio

Molte delle *asana* utilizzate nelle pratiche yoga sono connesse all'equilibrio, il cui aspetto anatomico-fisiologico risiede nel labirinto, un recettore costituito da cavità ossee e membranose che si trova nell'orecchio interno: la sua funzione è quella di dar luogo al senso di stabilità e di trasmettere al cervello gli impulsi necessari a regolare i movimenti, la forza muscolare, la velocità di esecuzione e il coordinamento. Poiché restare dritti su un solo piede o completamente distesi su un fianco risulta sovente molto difficoltoso, al fine di riuscire a gestire posture con punti d'appoggio ridotti, è necessario trasmettere ai labirinti informazioni giuste, affinché – attraverso movimenti del corpo lenti, un respiro calmo e regolare, e la tranquillità mentale – un'*asana* possa essere raggiunta e mantenuta correttamente. È molto importante acquisire la stabilità anche quando la forma è apparentemente precaria, in modo tale da raggiungere un "accumulo di attenzione non condizionata". Nella ricerca di una stasi non naturale, il livello d'attenzione deve essere elevato sia per gestire gli aspetti fisici sia per sperimentare la consapevolezza del momento presente. Per gestire movimenti o *asana* che spingono lo scheletro fuori asse, si deve agire su parti del corpo spesso poco coinvolte nell'esecuzione dei gesti ordinari, prendendo così coscienza dei lati più deboli e rafforzandoli.

La ricerca dell'equilibrio è un "gioco" di piccole contrazioni muscolari, necessarie e utili al rafforzamento di parti molto importanti del corpo, come per esempio il pavimento pelvico, il diaframma, i muscoli dorsali e addominali. Lo yoga è di per sé una condizione generale di equilibrio perché tende a fondere in armonia corpo, respiro, mente e tutti i livelli energetici più sottili. I testi di riferimento affermano che questa condizione si produce solo mediante l'arresto della dispersione mentale, passando attraverso la dimensione corporea, prima fase di tale processo.

La condizione di "centratura" e di benessere nella forma sarà raggiunta fissando la mente sul corpo, sulla sua posizione nello spazio e nel contatto con la terra, così da calmare il respiro. La respirazione naturale e consapevole accompagna l'individuo fino allo stadio della meditazione, stato in cui scompaiono le fluttuazioni fisiche e mentali.

Ogni forma apparentemente precaria necessita della ricerca di una buona stabilità: senza di essa, il corpo non potrebbe essere sostenuto. Lavorando sul piano fisico, e ricercando un punto sul quale fissare lo sguardo, si è influenzati positivamente anche sul piano psicologico, ritrovando la propria centratura; come gli occhi fissano un oggetto, così la mente dovrebbe fissare l'attenzione su un obiettivo interiore: in quel momento entrambi si concentrano soltanto su un determinato aspetto, tutto il resto scompare e il punto (o obiettivo) diventa sostegno ed elemento di base della forma.

Per un principiante è fondamentale identificare un punto di riferimento di fronte a sé, fissarlo e sentire il fluire del respiro. Ciò è importante per la ricerca dell'equilibrio ed è sostanziale per vivere l'attimo. Quando si diventa sufficientemente esperti, è più semplice praticare a occhi chiusi, tenendo lo sguardo sempre fisso, non più all'esterno, ma dentro di sé.

Il percorso verso la stabilità – fisica ed emozionale – può sembrare lento e difficile ma, con costanza e motivazione, si otterranno risultati sorprendenti: stare sull'appoggio di un solo piede equivarrà a essere un albero: ben radicati alla Terra, ma con la possibilità di "spingersi" verso "alte" direzioni.

## LA PRATICA

**Le *asana* di questa sequenza permettono all'organismo di sperimentare posizioni "instabili" favorendo l'ascolto di sé, la concentrazione e la ricerca di azioni volte al miglioramento di aspetti fisici e psicologici.**
**Mantenuta dapprima solo per lo spazio di tempo necessario a effettuare alcuni respiri e poi sempre più a lungo, ciascuna di esse contribuirà all'equilibrio fisico e interiore.**

1

## TADA-ASANA

In posizione eretta, a gambe unite e con i piedi ben radicati al suolo, inspirando aprite leggermente le braccia verso l'esterno. Respirate. ①
Inspirando, spostate il piede destro davanti a quello sinistro; mentre espirate, distribuite il peso del corpo su entrambi i piedi. Respirate. ②

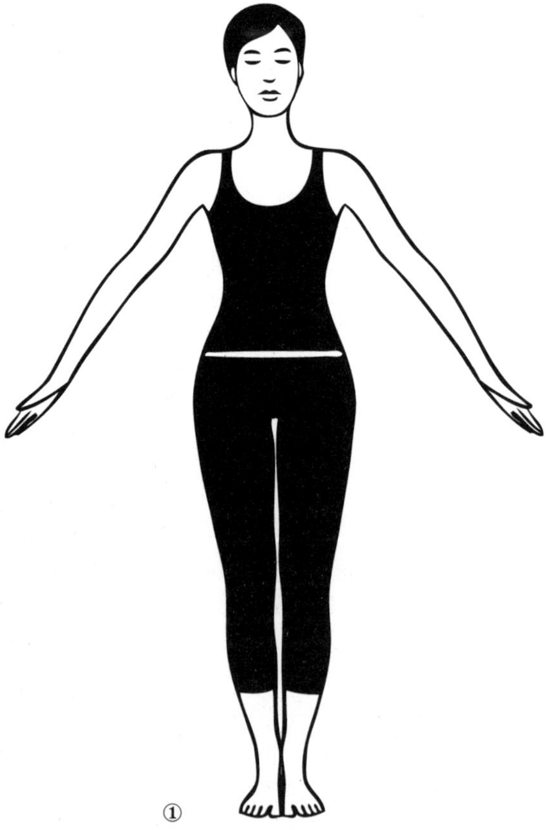

①

Inspirando, distendete le braccia verso l'alto e unite le mani, senza congiungere i palmi. Respirate. ③
Ripetete tutta la sequenza sull'altro lato, mantenendo gli stessi tempi.

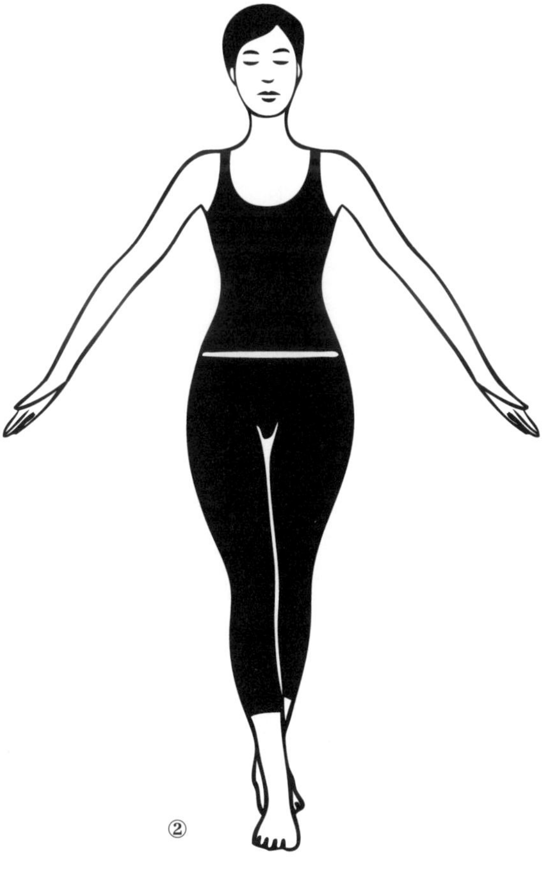

②

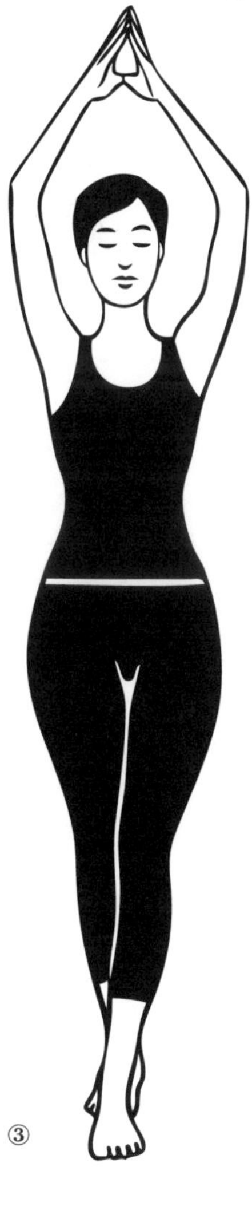

③

**2**

## VRKSA-ASANA

In piedi, a gambe unite, inspirando spostate il peso del corpo sulla gamba sinistra; espirando, portate il piede destro sul malleolo sinistro o sul ginocchio o sulla coscia.
Mentre inspirate, portate le mani giunte all'altezza del cuore. Ripetete l'*asana* sull'altro lato, mantenendo gli stessi tempi.

**3**

## PAKSINA-ASANA *

In piedi, a gambe unite, nell'inspirare sollevate le braccia all'indietro, aprendo bene lo sterno. Espirando, flettete il busto in avanti.
Mentre inspirate, spostate il peso del corpo sulle dita dei piedi, senza sollevare i talloni.

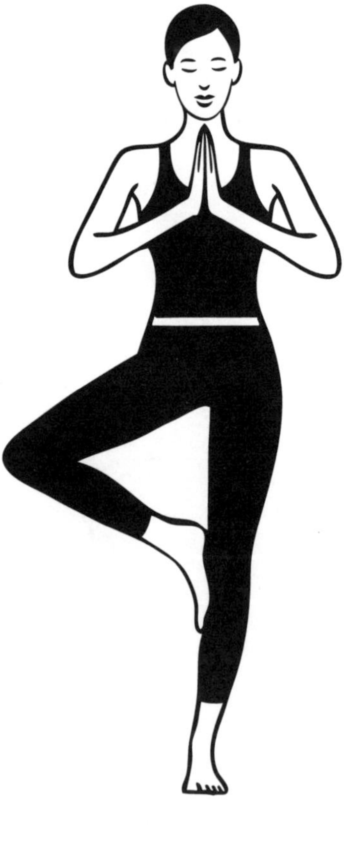

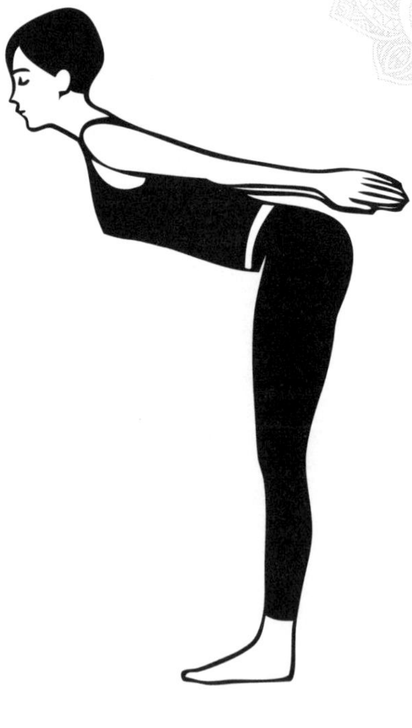

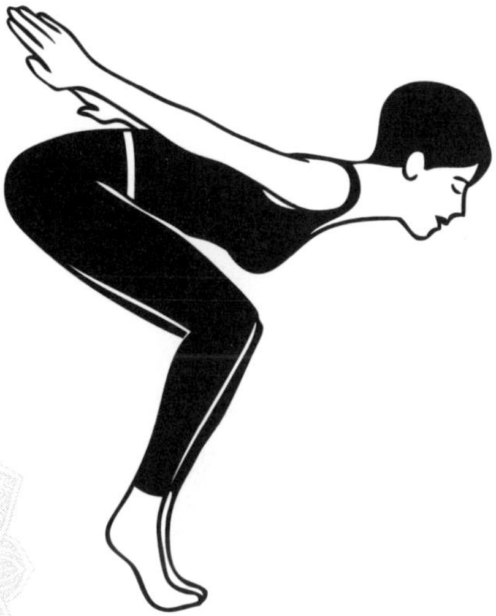

4

## SUPARNI-ASANA *

In piedi, a gambe unite, inspirando sollevate i talloni; espirando, flettete le ginocchia e piegate il busto verso le cosce. Inspirando, portate le braccia aperte dietro la schiena.

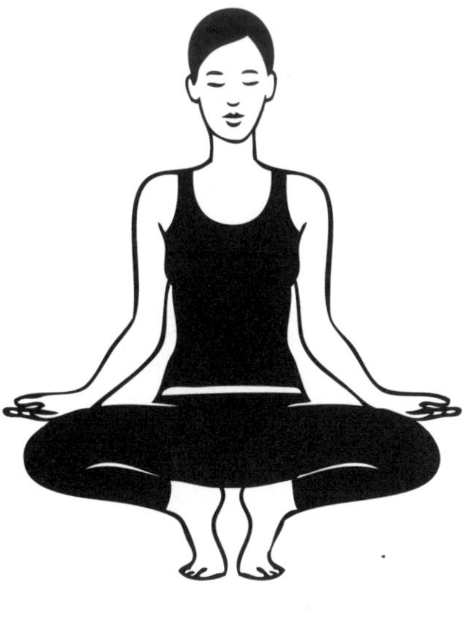

5

## TULITA-ASANA

Seduti sui calcagni, con i talloni sollevati da terra, inspirando divaricate le ginocchia. Espirando, allungate il busto e aprite il petto e le spalle: le braccia sono rilassate sulle gambe.

6

## KOKILA-ASANA *

Carponi, concentrate l'attenzione e il peso del corpo sul ginocchio sinistro e sulla mano destra. Inspirando, distendete indietro il braccio sinistro e sollevate il ginocchio destro; espirando, la mano afferrerà il piede. Ripetete *l'asana* sull'altro lato, mantenendo gli stessi tempi.

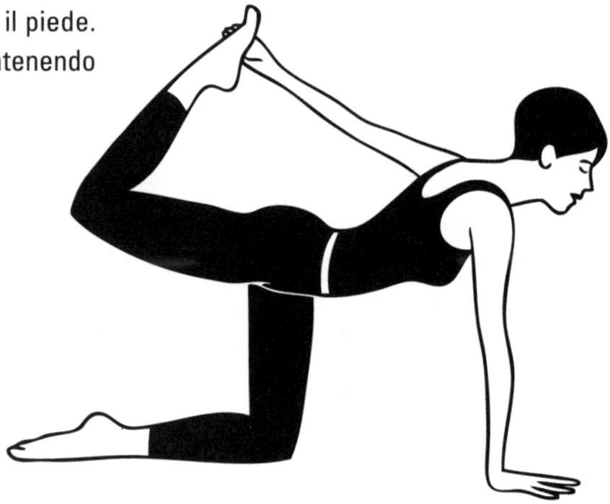

7

## KAKINI-ASANA *

Carponi, inspirate ed espirando appoggiate la sommità del capo a terra, tra le mani. Espirate e poi, in fase di inspirazione, afferrate con le mani le caviglie e tiratele verso i glutei.

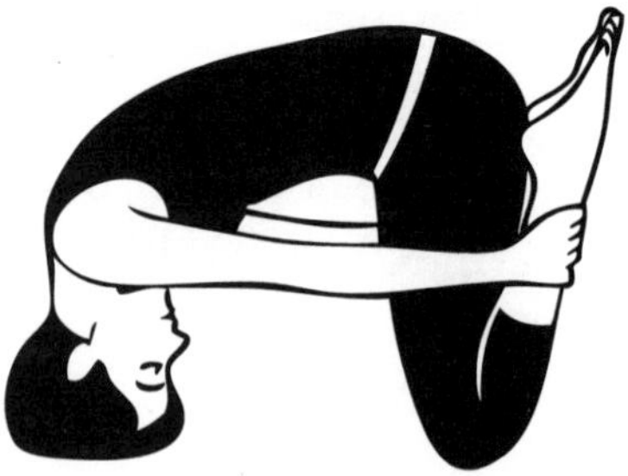

**8**

## VIPARITA KARANI-ASANA

In posizione supina, inspirando portate le ginocchia al petto; espirando, stirate un poco la schiena a terra.
Mentre inspirate, sollevate il bacino, distendendo le gambe verso l'alto; in fase d'espirazione, spostate le mani sulla zona lombare. Dopo aver trovato la stabilità, inspirando, staccatele un poco dalla schiena. Respirate. ①
In fase d'inspirazione, distendete le braccia, portandole a lato delle gambe. Respirate. ②
Nell'espirare, spostate i piedi verso terra, oltre la testa, flettendo un poco le gambe; inspirando, afferrate le dita dei piedi (né le braccia né i piedi toccano il pavimento). Respirate. ③
Espirando, ritornate al suolo molto lentamente: piedi e mani restano agganciati. Quando la schiena è completamente a terra, distendete le gambe.

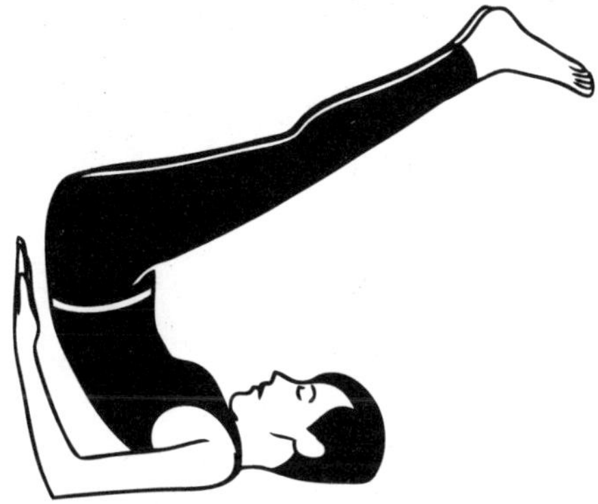

①

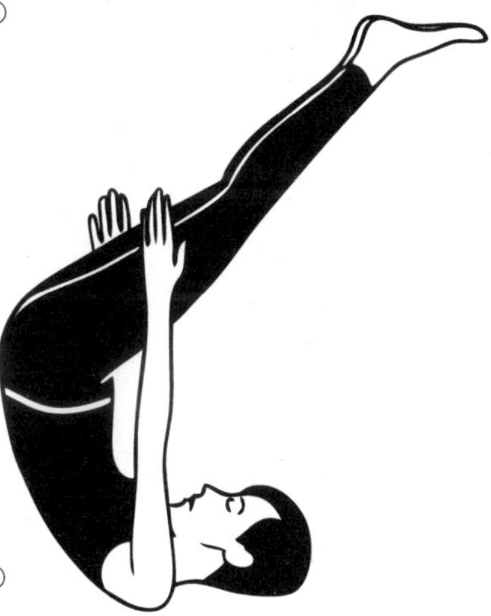

②

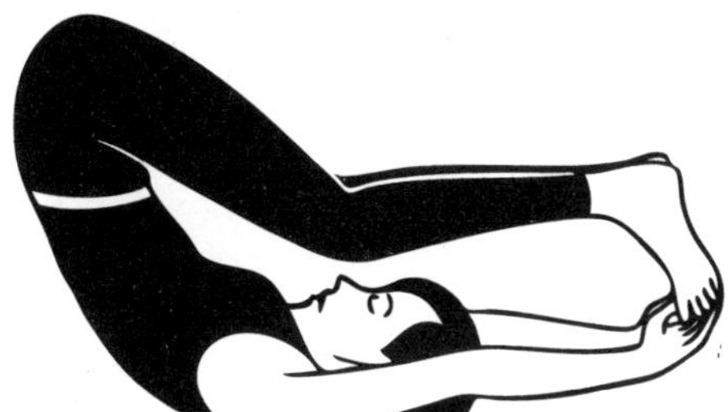

③

# *Invertire la tendenza: a testa in giù*

«Qualsiasi fluido scorra dalla Luna dal divino aspetto viene divorato dal Sole: per questo motivo il corpo invecchia [...] Esiste un eccelso sistema che inganna la bocca del Sole [...] Per colui che ha l'ombelico in posizione superiore e il palato in quella inferiore, il Sole è in alto e la Luna in basso» (*Hatha Yoga Pradipika*, III, 77-79).

«Il Sole risiede alla base della regione ombelicale, la Luna alla radice del palato. Poiché il Sole consuma l'ambrosia, l'uomo è schiavo della morte» (*Gheranda Samhita*, III, 29).

«Colui che beve l'ambrosia diventa simile al *Siddha*, colui che pratica questo *bandha* è onorato tra tutte le creature» (*Shiva-Samhita*, V, 47).

Nei passi citati, tratti dai testi classici dello yoga, si descrive l'ambrosia – ovvero il potenziale vitale e psichico dell'uomo (in sanscrito *amrita* o *soma*) come un liquido che scende costantemente dalla cavità palatale e viene consumato nell'addome dal fuoco gastrico, rappresentato dal Sole. Attraverso la pratica yogica è possibile preservare questo nettare lunare, limitandone la caduta. Farlo è fondamentale perché esso, grazie alla sua valenza divina, può donare all'adepto le motivazioni e le forze necessarie per affrontare le diverse tappe evolutive, sino a quella dell'immortalità. Rimanendo sempre in posizione eretta, si è destinati a esaurire l'ambrosia e a soccombere alla legge naturale dell'invecchiamento, che non riguarda solamente il corpo fisico ma anche le sfere più sottili. Lo yoga, a questo proposito, insegna a capovolgere il corpo per fermare il processo gravitazionale dell'*amrita* e di conseguenza il deterioramento dell'organismo e della mente. Attraverso un simile processo si giungerà altresì a un grado di purificazione tale da trascendere ogni piano dell'essere – fisico, energetico, emotivo e mentale – per giungere al livello della "realtà ultima", della "pura coscienza" e della totale beatitudine.

Nelle posture capovolte, cioè quelle nelle quali la testa è più in basso rispetto al bacino, anche la tiroide e le paratiroidi vengono attivate con maggiore intensità di quanto non accada in altre *asana*. Tale attivazione riguarda sia gli aspetti organici sia quelli neurosensoriali.
La tiroide è una piccola ma preziosissima ghiandola che determina il vigore e l'efficienza dell'essere umano. Nel sistema endocrino, costituito da un insieme eterogeneo di organi ghiandolari che secernono ormoni (ormoni sessuali, per la regolazione della glicemia, per la crescita dei tessuti ossei e muscolari, per il metabolismo delle proteine e dei carboidrati ecc.), essa si potrebbe chiamare il "cervello del metabolismo" perché, tramite gli ormoni che produce, sovrintende a tutti i processi vitali dell'organismo. Posta di fronte alla trachea, sotto la laringe, la tiroide è costituita da due lobi uniti fra loro a formare una specie di "ferro di cavallo" o "farfalla". Nella sua parte posteriore si trovano le quattro ghiandole paratiroidee – due sul lobo di destra e due su quello di sinistra – della dimensione di una lenticchia. Esse sono deputate a secernere il paratormone, una sostanza che, regolando il livello del calcio e dei fosfati nel sangue, è fondamentale per la mineralizzazione delle ossa.
La produzione e il rilascio degli ormoni secreti dalla tiroide determinano la sua attività, che dipende dall'influenza dell'ipofisi e dell'ipotalamo (importanti mediatori e regolatori cerebrali che coordinano sistema nervoso e sistema ormonale); dalla quantità di iodio assorbito dal cibo, dall'acqua e dai farmaci; dai cambiamenti ormonali legati alle diverse età della vita (pubertà, gravidanza, menopausa) e, infine, dall'eventuale presenza di patologie a suo carico. Solo una tiroide perfettamente sana è, infatti, in grado di produrre la giusta quantità di ormoni che necessitano al fabbisogno dell'organismo e al man-

tenimento dell'equilibrio tra corpo e mente. Se la tiroide non funziona, ciò si riflette – oltre che nel corpo fisico, con il rallentamento o l'accelerazione del metabolismo e dell'azione cardiovascolare – anche nella psiche, con stati depressivi o eccitativi.

Le posizioni capovolte sono alleate preziose per il buon funzionamento della tiroide e per l'alleggerimento dello scheletro, ma sono altrettanto efficaci anche a livello spirituale, rispondendo a uno dei grandi obiettivi dello yoga, che vuole comunicare messaggi profondi, in grado di agire sulle energie interiori. Mentre in altre *asana* con gli arti e con i movimenti volontari si comprende il mondo fisico esterno, nelle posizioni capovolte ci si avvicina specificatamente a quello vegetale: nelle piante le radici (ovvero la testa) sono rivolte in basso, nel terreno; la chioma e i fiori (cioè gli arti e gli organi del metabolismo) si spingono in alto, verso il cosmo. Nell'esercizio del rovesciamento lo *yogi* si libera della dimensione carnale, diventa simile a un vegetale, entra in contatto simbiotico con la natura e può avvicinarsi al sentire di una pianta. Nell'uomo ci sono, infatti, forze interne antigravitazionali: si pensi allo scorrere dei fluidi nella linfa o al sistema liquorale che permette al cervello di galleggiare e di vincere quasi totalmente la gravità. La tradizione dello *Yoga Ratna* insegna a "capovolgersi", divenendo simbolicamente *Sakini-asana*, forma nota nello yoga classico con il nome di *Salamba Sarvanga-asana*, ovvero "posizione di tutto il corpo sostenuto".

Sakini è la divinità tutelare del quinto *chakra*, quello della gola, e rappresenta la luce. La dea è raffigurata seduta su una piccola montagna di ossa, a intendere che presiede la parte più profonda del corpo fisico: lo scheletro. La sua natura è lunare, femminile, fredda. Bianca come l'oceano di latte nei cui abissi secondo la leggenda era conservata la preziosa ambrosia, è vestita di giallo, ha cinque visi – ciascuno dei quali con tre occhi – e quattro braccia. Questa divinità simboleggia la forza e il controllo su tutti e cinque gli elementi naturali (terra, acqua, fuoco, aria, etere), sui sensi (vista, udito, tatto, olfatto e gusto), sugli organi di senso (occhi, orecchie, pelle, naso, lingua) e su quelli di azione (genitali, bocca, mani, piedi, ano). Elargisce tutte le conoscenze e regala i poteri (*siddhi*) dai quali si otterrà la padronanza totale della natura (*prakriti*). La dea è ebbra di *amrita*, il simbolo dell'indescrivibile felicità divina e poiché questo nettare è destinato, scendendo verso il basso, a essere bruciato dal calore gastrico, ella diviene il mezzo per infrangere la legge di gravità e impedire che l'ambrosia si disperda e venga distrutta dal "fuoco" gastrico.

Un altro simbolo affascinante del mondo yogico "capovolto" è *Sita-asana*. Nel *Ramayana*, noto poema indiano la cui prima stesura è attribuita a Valmiki e risale al IV-III secolo a.C., Sita – figlia del re Janaka – è la sposa di Rama. Accusata di infedeltà, si getta per la disperazione in un rogo, uscendone illesa: un simbolo di coerenza e saggezza. Molti studiosi hanno visto illustrato in questo poema un mito agreste, interpretando Sita (personificazione del solco tracciato sul suolo in primavera per propiziare le divinità delle messi) come la divinità tutelare dell'agricoltura, e Rama come pioggia fecondatrice. La dea è generosa come la madre Terra: in sé contiene acqua che fertilizza, fuoco che scalda e aria che muove. La simbologia della forma rimanda alla funzionalità dell'*asana*: Sita è colei che accoglie e, nel contempo, è il contenitore di se stessa. Mantenendo la forma, dopo solo qualche respiro si avverte un notevole stato di calma, che si propaga nel corpo e nella mente: paura, dolore e tensione, essendo parte di attività mentali superficiali, tenderanno a svanire per lasciare il posto a uno stato di pace profonda. Quando la vita diventa complessa e piena di responsabilità, quando i ruoli di comando divengono troppo pesanti per essere gestiti, questa forma si rivela un modo per percepire l'energia che la divinità rappresenta. Le posizioni capovolte mettono l'essere nella condizione di percepire, con modalità nuove e diverse, la realtà esterna e gli stati emozionali propri, sperimentando altri punti di vista, purificando e custodendo l'energia vitale, e facilitando il processo di rinnovamento.

## L A P R A T I C A

**Le *asana* di questa sequenza tonificano la tiroide e le paratiroidi, apportando al metabolismo basale equilibrio e armonia; devono però essere evitate nel periodo mestruale e in caso di pressione sanguigna molto alta. All'inizio si consiglia di non mantenere ciascuna forma più del tempo necessario a effettuare 5-10 respiri, poi potrà essere prolungata, fino a un massimo di 3 minuti.**

**1**

### CITRAPAKSA-ASANA *

In piedi, a gambe divaricate, inspirando sollevate le braccia lateralmente. Mentre espirate, flettete il busto in avanti, portando le mani e la sommità della testa a terra. Inspirando, posizionate le mani giunte al centro della schiena.

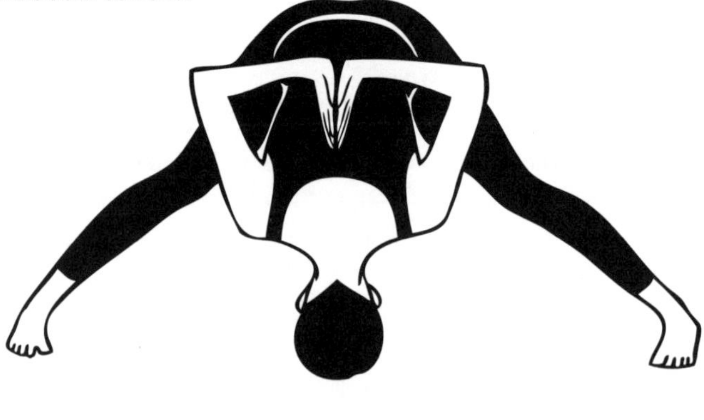

2

## AMARAVATI-ASANA (IN APERTURA) *

In posizione prona, con le braccia distese in avanti e le dita delle mani intrecciate, inspirate sollevando il mento da terra (la gola resta ben aperta).

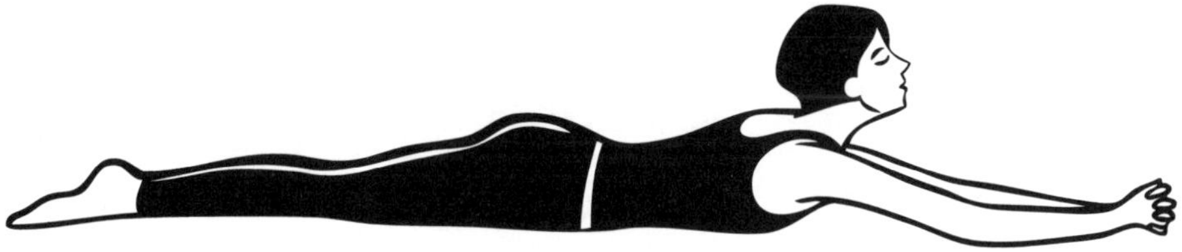

3

## KAKINI-ASANA *

Carponi, inspirate ed espirando appoggiate la sommità del capo a terra, tra le mani. Espirate e poi, in fase di inspirazione, afferrate con le mani le caviglie e tiratele verso i glutei.

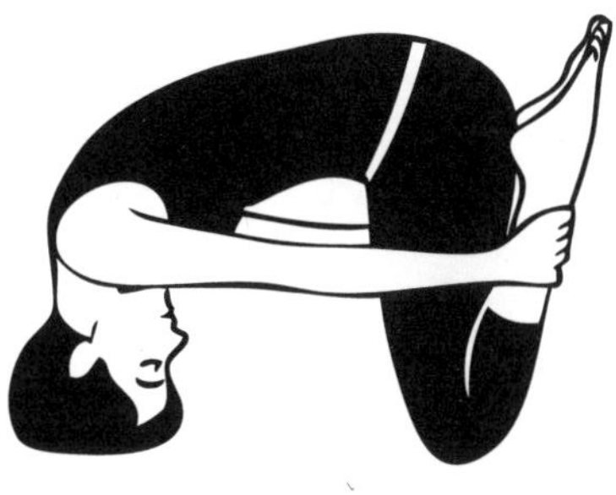

4

## AMARAVATI-ASANA (IN CHIUSURA) *

In posizione supina, inspirando afferrate il capo con le mani sovrapposte e i gomiti uniti. Mentre espirate, sollevate la testa da terra, abbassando il mento.

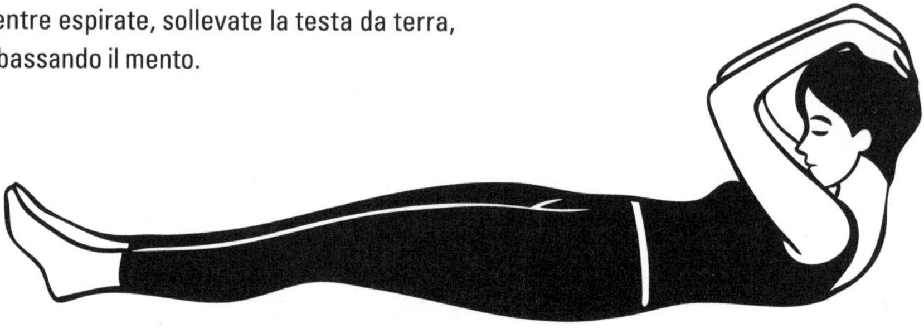

5

## SETUBADDHA-ASANA

In posizione supina, inspirando piegate le ginocchia e portate i piedi a terra, leggermente divaricati. Espirando, se possibile afferrate le caviglie, con le braccia ben distese lungo il corpo (altrimenti portate i palmi delle mani a terra). Mentre inspirate, sollevate il bacino e inarcate la schiena, mantenendo le spalle e il capo rilassati al suolo.

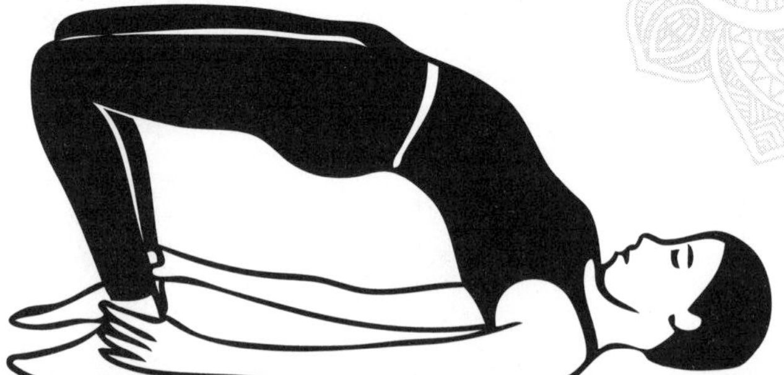

**6**

## VIPARITA KARANI-ASANA

In posizione supina, inspirando portate le ginocchia al petto; espirando, stirate un poco la schiena a terra. Mentre inspirate, sollevate il bacino, distendendo le gambe verso l'alto; in fase d'espirazione, spostate le mani sulla zona lombare. Mantenete la forma, facendo in modo che esse non fungano da sostegno per il bacino, ma siano solo un appoggio.

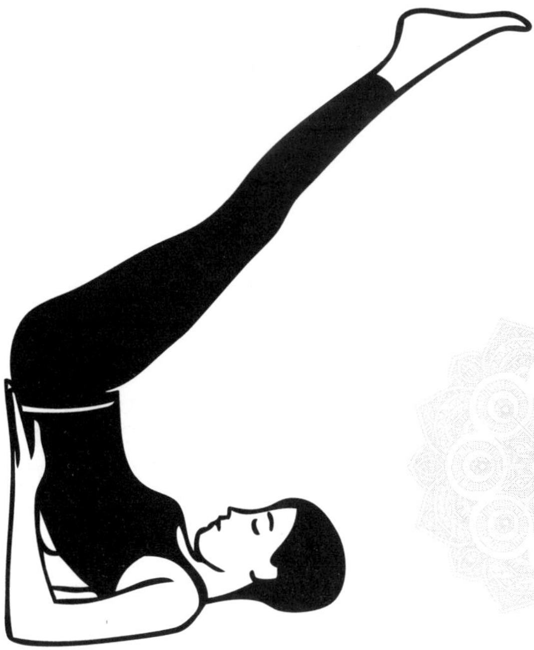

7

## SAKINI-ASANA *

Dalla posizione precedente, espirando portate le braccia a terra e intrecciate le dita delle mani unendo i polsi. Mentre inspirate, stirate le braccia per chiudere leggermente le scapole. Espirate e, inspirando, spingete più in alto il bacino e allungate le gambe, in modo che siano perpendicolari al suolo: le mani si appoggeranno poi sulla zona dorsale.

8

## SAKINI-ASANA (VARIANTE GARUDA) *

Dalla forma precedente, accavallate la gamba destra sulla sinistra; espirando, flettete le gambe: il ginocchio destro si appoggia sulla fronte e le braccia si distendono a terra. Ripetete l'*asana* sull'altro lato, mantenendo gli stessi tempi.

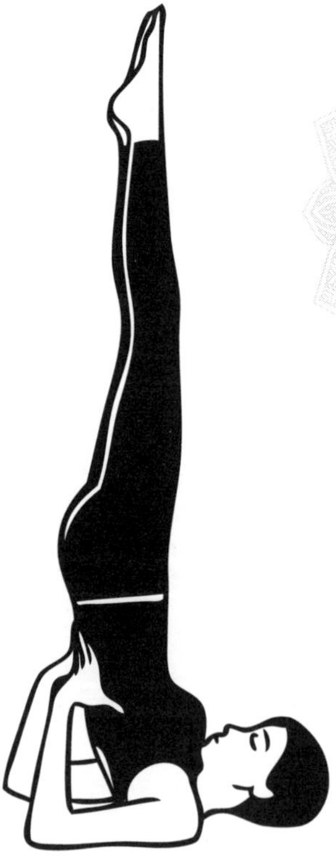

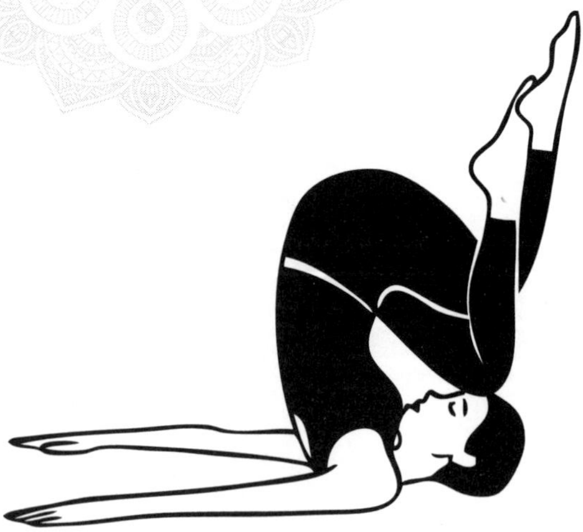

**9**

## ARDHA HALA-ASANA

Dalla forma precedente, inspirando riportate le mani sulla zona lombare e allungate le gambe verso l'alto; espirando distendete la gamba destra oltre la testa. Mantenete l'*asana* per il tempo necessario a effettuare qualche respiro, poi riportate la gamba in alto ed espirando eseguite il gesto con la gamba sinistra.

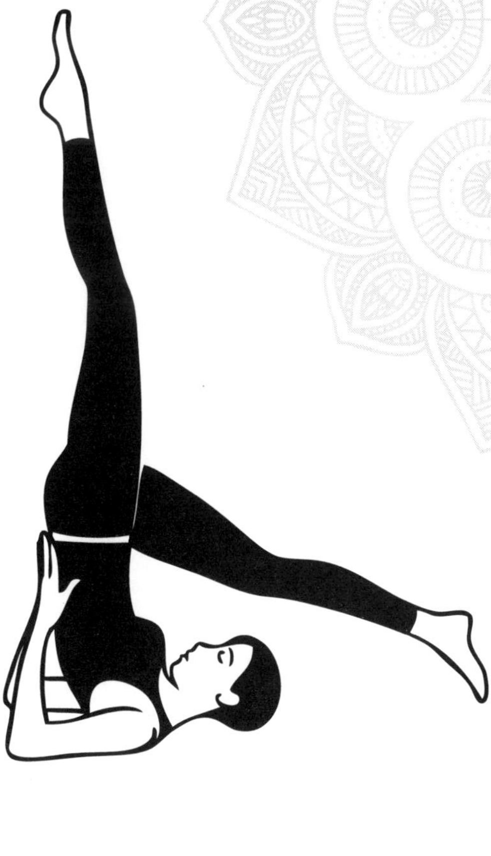

10

## SITA-ASANA *

Dalla forma precedente, espirando avvicinate le ginocchia alla fronte. Inspirate ed espirando portate le ginocchia verso il suolo, ai lati delle orecchie. Nell'inspirare, avvolgete le gambe con le braccia.

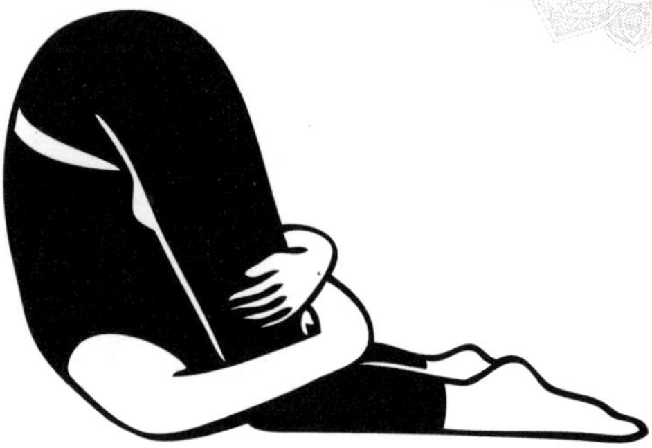

**11**

## KARTIKEYA-ASANA *

Dalla forma precedente, inspirando riportate le gambe distese verso l'alto. Sostenete i fianchi con le mani ed espirando flettete la gamba sinistra, portando a terra il piede (la gamba destra resta tesa). Ripetete l'*asana* sull'altro lato, mantenendo gli stessi tempi.

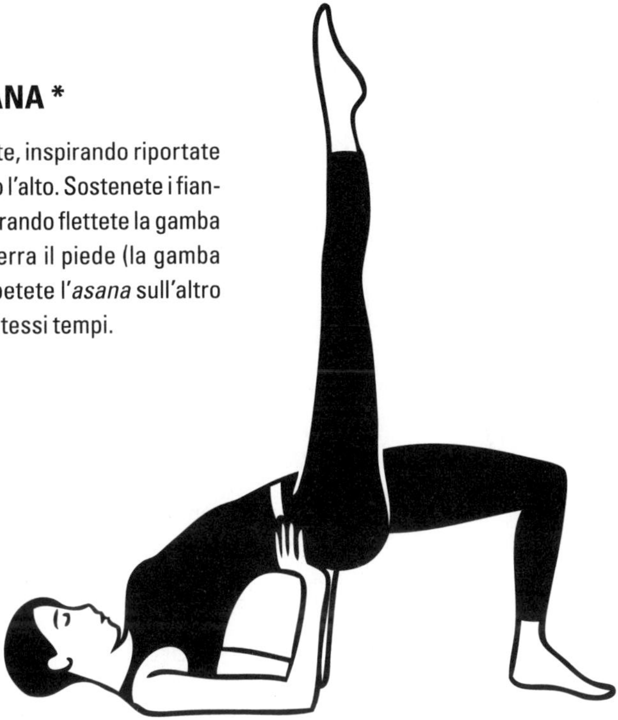

**12**

## MATSYA-ASANA

In posizione supina, inspirando portate le braccia tese appena sotto il corpo. Inspirando, sollevate le spalle e il petto; poi, mentre espirate, piegate i gomiti, mantenendo a terra gli avambracci, che si sposteranno un poco indietro. Espirando, rovesciate il capo in modo che la sommità della testa appoggi a terra.

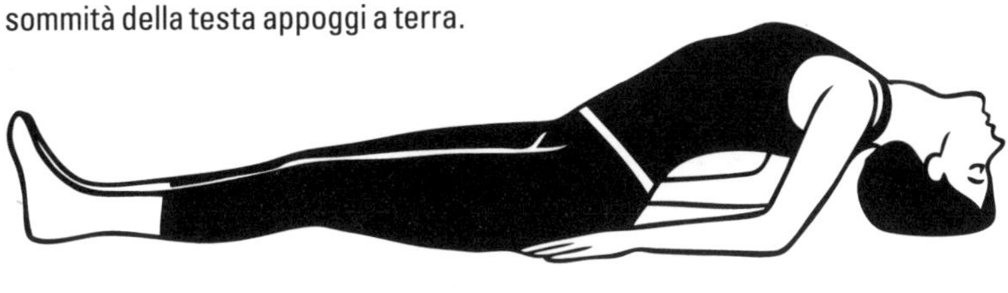

# *Sviluppare la creatività e l'armonia: la dea Sarasvati*

Le attestazioni più antiche di Sarasvati, una delle maggiori divinità del pantheon vedico, si trovano nel *Rigveda*, una raccolta di inni datata approssimativamente intorno al 1500-1200 a.C. Qui «colei che scorre pura dalle montagne sino all'oceano» (*Rigveda*, VII, 95, 2) appare spesso come una divinità fluviale, identificata con l'omonimo mitico corso d'acqua, di cui oggi si sono perse le tracce.

Fin dai tempi più remoti, la connessione tra la divinità e il fiume è esemplare: quest'ultimo forniva acqua per dissetarsi, per abbeverare il bestiame, per coltivare i campi e per lavarsi. Non è un caso, quindi, che Sarasvati sia venerata anche come dea delle messi e della fertilità. Per gli induisti i corsi d'acqua hanno un valore altamente simbolico e sanciscono il passaggio dallo stato di ignoranza a quello di conoscenza: l'uomo che attraversa il fiume viene purificato ed è pronto a rinascere come essere spirituale. Il nome della dea ha la stessa radice di *saras* che in sanscrito significa "fluido", "acqua" e si ritrova in una serie di termini connessi – pur con significato diverso – con l'idea di "scorrere", da suonare a parlare, da comunicare a pensare. L'associazione tra la parola, il pensiero e l'ispirazione poetica da un lato e l'acqua dall'altro è presente anche in molte lingue indoeuropee. Così, per esempio, si parla un inglese *fluent* o si ha un eloquio fluente.

Non è, dunque, strano che nel *Brahmana*, un testo religioso in sanscrito del XI-IX secolo a.C., Sarasvati sia identificata con Vac, la dea della parola intesa come veicolo del sapere. In quanto tale, ella è dispensatrice di intelligenza, nonché fonte di ispirazione per i veggenti. Dato che intelligenza e creatività sono il fondamento della cultura, la dea – che ne è il simbolo – è considerata anche l'ispiratrice di tutte le arti e le scienze. Non solo: dispensa saggezza, trasporta l'*amrita* (il nettare divino che dona l'immortalità) e conferisce agli uomini la capacità di comprendere il significato delle visioni dei *rishi*, i cantori da lei ispirati. Sarasvati è l'emblema della conoscenza che rivela sempre qualcosa in più rispetto a quello che appare, perché

– come ci viene indicato nel percorso yogico – quando l'attenzione è alta, la mente non condizionata, il corpo sufficientemente rilassato, allora si è in grado di comprendere molto di più e molto altro rispetto alla realtà apparente.
Come colti da un'ispirazione, è possibile valicare le solite convinzioni grazie all'intuizione che amplia la prospettiva: la vera conoscenza trascende dalle strutture prestabilite. A questo proposito, il grande maestro indiano Sri Aurobindo (1872-1950) sottolinea come Sarasvati incarni l'ispirazione che nasce dalla coscienza della verità, eliminando ogni falsità: il pensiero umano, costantemente ispirato dalla dea, approda per suo tramite alla comprensione di ciò che è vero, ovvero all'ordine divino che sta oltre il caos delle apparenze.
Entrare in contatto con contesti che privilegiano la bellezza attraverso l'ascolto di una sinfonia, la lettura di una poesia o la realizzazione di un dipinto riconduce alle leggi primordiali della creazione e a riviverle in sé.
L'influenza dell'arte sull'uomo ha grandi analogie con lo yoga; così come attraverso la pratica yogica si impara a conoscere i propri difetti, a correggerli, a superarli e a rinnovarsi, attraverso la creatività si possono risolvere le criticità, si può crescere, evolvere ed avere la possibilità di aprirsi a se stessi e agli altri. A questo proposito, è illuminante una frase del pittore Edward Munch (1863-1944): «La mia arte è in realtà una confessione [...] un tentativo di chiarire a me stesso in che relazione sto con la vita».
È ormai stato ampiamente dimostrato che il contatto con "il bello" attiva gli impulsi risanatori: le risorse fisiche, quelle intellettuali e quelle del cuore sono coinvolte nel processo di guarigione perché il bello cerca continuamente di connettersi con il vero, con quanto nel soggettivo si riveli oggettivo. E in questa centralità vivono l'armonia e la salute.
Sarasvati diviene, dunque, l'arte che traduce la materia in idea, colei che esprime il materiale sensibile in una forma ideale, portando l'invisibile a manifestarsi.

# LA PRATICA

**Per agire sui processi vitali e attivare le energie di cui la dea Sarasvati è emblema, il lavoro è articolato in quattro fasi: allineamento e allungamento, utilizzo delle torsioni funzionali allo sblocco e all'evoluzione, assunzione di *asana* di chiusura per compensare lo sforzo dorsale e, infine, una "postura simbolo", *Sarasvati-asana*, per favorire il flusso energetico e agire come sigillo su piani più sottili. Quattro modalità che si svolgono dapprima supini, poi seduti, quindi in piedi, come in un percorso di crescita: dal basso. Ciascuna forma deve essere mantenuta per lo spazio di tempo necessario a effettuare almeno 10-15 respiri.**

**1**

## DANDA-ASANA

***Il bastone (allungamento)***

In posizione supina, inspirando distendete le braccia oltre il capo e allungate tutto il corpo, dalle punte dei piedi alle dita delle mani. Espirando, assestatevi e rilassatevi. Eseguite questo allineamento dinamico per un tempo pari a 10 respiri.

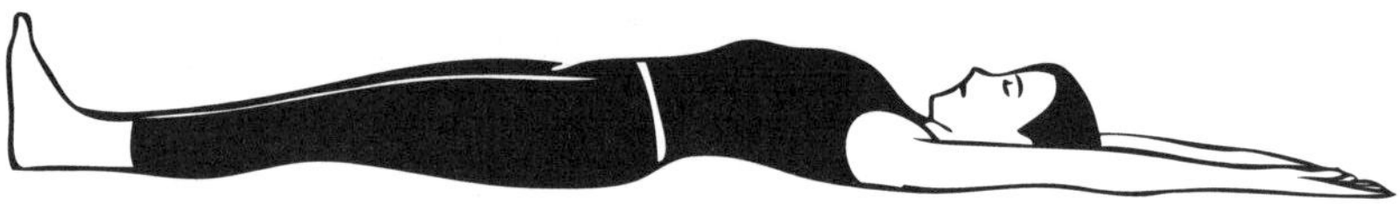

**2**

## BHOGAVATI-ASANA *

***La dea-serpente, il cambiamento (torsione)***

In posizione supina, mentre inspirate, posizionate le mani sull'addome. Espirate; inspirando, piegate la gamba destra e portate il piede sotto il polpaccio sinistro. Espirando, spingete il ginocchio destro a terra, verso sinistra. Ripetete l'*asana* sull'altro lato, mantenendo gli stessi tempi.

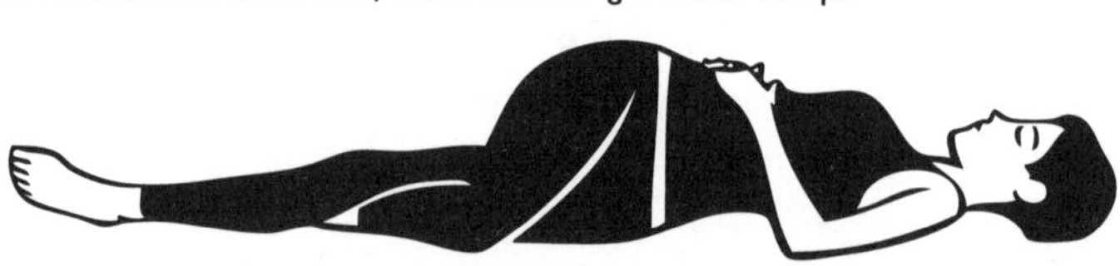

3

## SVDHA-ASANA *

***La dea del fuoco, la trasformazione (chiusura)***

In posizione supina, inspirate; mentre espirate, piegate la gamba sinistra, afferrate il ginocchio con la mano sinistra e portatelo verso il petto. Inspirate e, mentre espirate, tiratelo verso terra, divaricando leggermente la gamba, sino a toccare il suolo con il gomito (il piede rimane sollevato). Ripetete l'*asana* sull'altro lato, mantenendo gli stessi tempi.

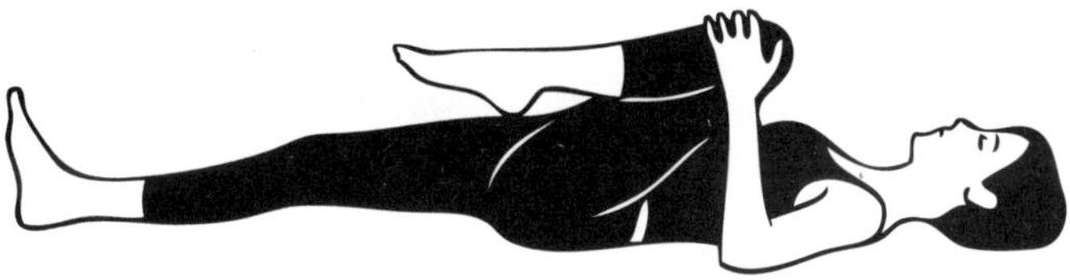

4

## SUMATI-ASANA *

***La dea dello scorrere veloce e tumultuoso (simbolo)***

In posizione supina, mentre inspirate piegate le gambe, portando i piedi a terra. Espirate e, inspirando, sollevate il bacino; in fase di espirazione, portate le mani a sostenere la zona lombare.

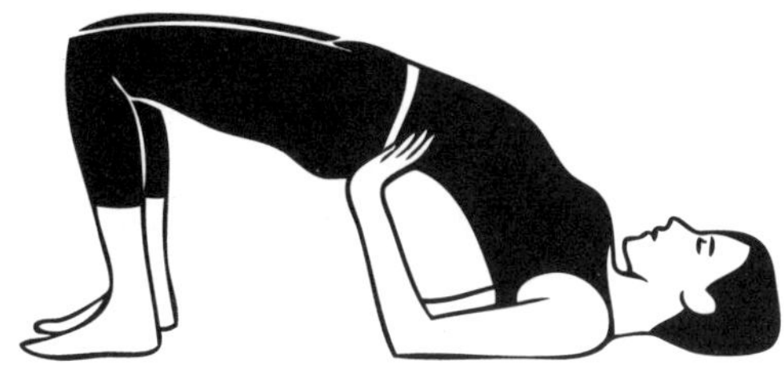

5

## JAGADDHARI-ASANA *

***Colei che sostiene il mondo, la forza (allungamento)***

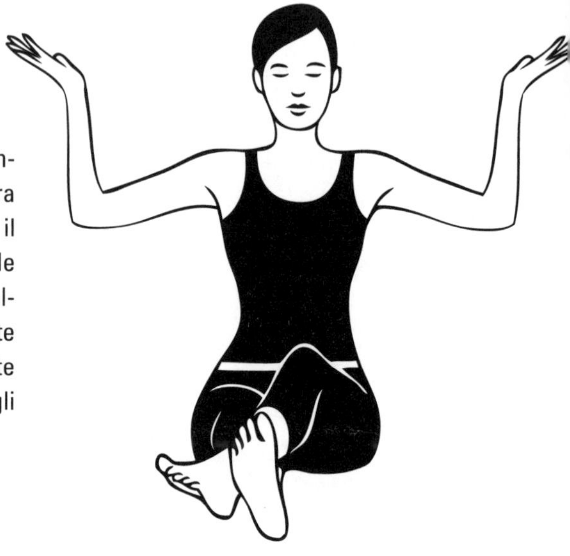

Seduti, con le gambe distese, inspirando accavallate la gamba sinistra sopra quella destra; espirando, allungate il tronco. Mentre inspirate, sollevate le braccia, portandole in linea con le spalle; espirando, piegate i gomiti e rivolgete i palmi delle mani verso l'alto. Ripetete l'*asana* sull'altro lato, mantenendo gli stessi tempi.

6

## MENAKA-ASANA *

***Colei che apporta saggezza (torsione)***

Seduti, con le gambe distese, mentre inspirate sollevate la gamba sinistra, che deve rimanere tesa, e afferrate l'alluce con indice e medio della mano sinistra. Espirando, ruotate il busto verso destra: la mano destra si appoggia a terra o sul fianco sinistro. Ripetete l'*asana* sull'altro lato, mantenendo gli stessi tempi.

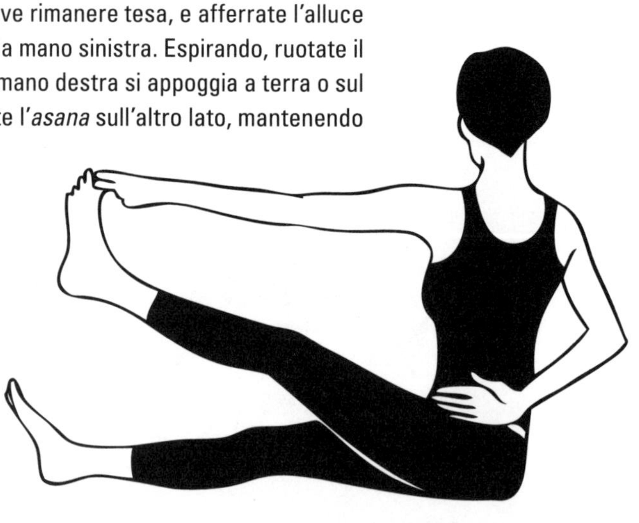

**7**

## GARBHAPINDA-ASANA *

***Il feto racchiuso nel grembo materno (chiusura)***

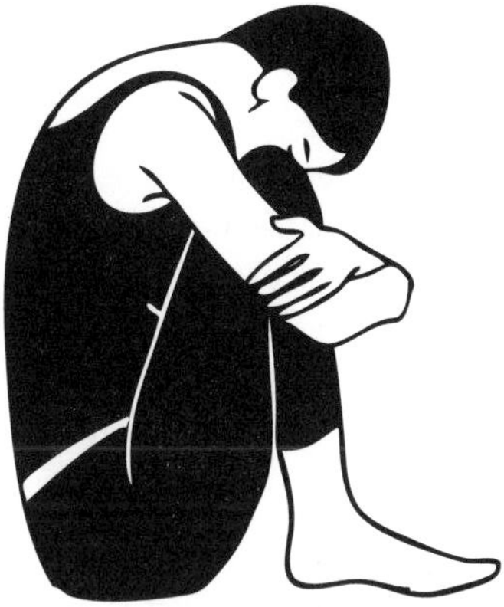

Seduti, piegate le gambe avvicinando le piante dei piedi al bacino. Inspirate; espirando, abbracciate le ginocchia e piegate la testa verso di esse.

**8**

## JALAKANTA-ASANA *

***Colei che è nata dalle acque mosse dal vento (simbolo)***

Seduti, con la schiena diritta, incrociate le caviglie, in modo che i lati esterni dei piedi aderiscano a terra e siano vicini al bacino. Inspirando, sollevate le ginocchia e avvolgetele con le dita delle mani intrecciate.

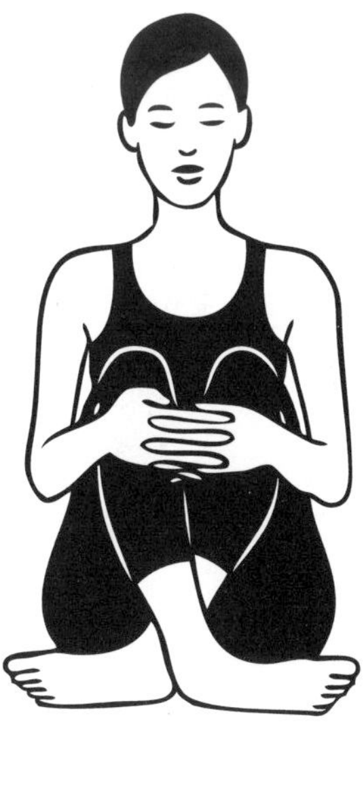

9

## TARAKA-ASANA *

***Colui che viene dalle stelle (allungamento)***

In piedi, con le gambe leggermente divaricate, inspirando sollevate i talloni da terra e le braccia verso l'altro. Espirando, stringete i pugni.

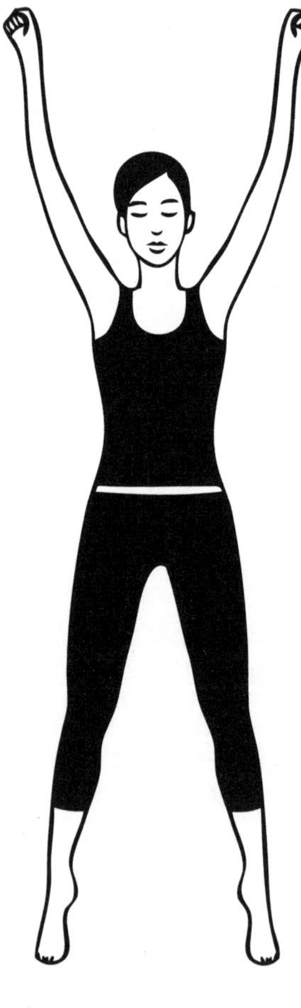

10

## MUHURTA-ASANA *

***La dea che scandisce il tempo (torsione)***

In piedi, a gambe leggermente divaricate, inspirando sollevate il tallone destro da terra e il braccio sinistro verso l'alto.
Espirando, ruotate il busto verso destra: puntate l'indice destro e lo sguardo verso il tallone destro e l'indice sinistro al cielo.
Ripetete l'*asana* sull'altro lato, mantenendo gli stessi tempi.

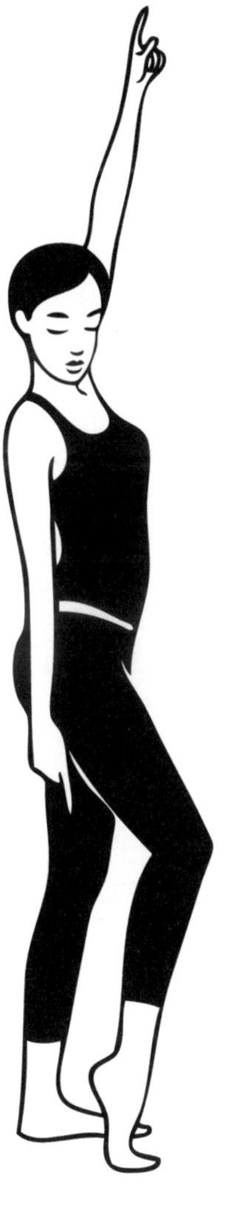

**11**

## SVAHA-ASANA *

***Colei che mantiene il fuoco vivo (chiusura)***

In piedi a gambe divaricate, con le mani sovrapposte e le dita rivolte verso il basso a premere sull'ombelico, inspirate. Espirando, flettete il busto in avanti e appoggiate i gomiti sulle ginocchia. Il respiro è lento e addominale in modo da percepire, attraverso la pressione delle mani, il movimento dell'addome.

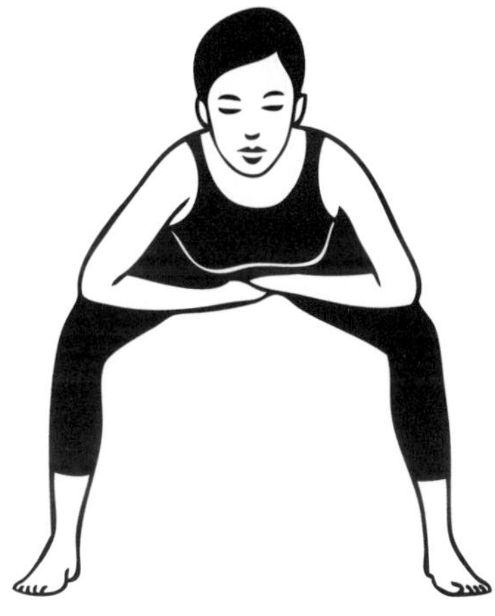

12

## NATAVARA-ASANA *

***Il danzatore eletto, l'arte, il gioco (simbolo)***

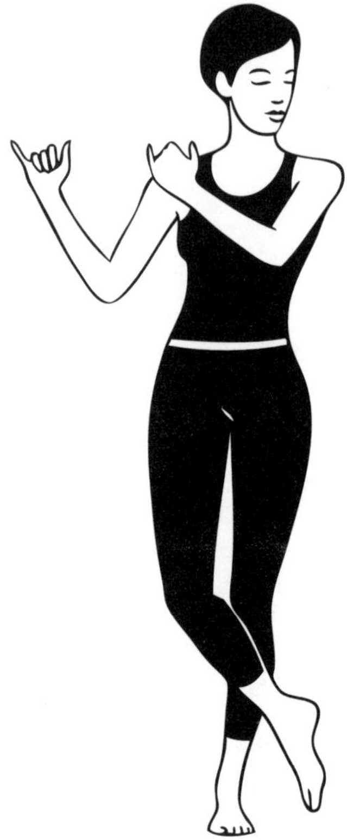

In piedi, a gambe unite, inspirando portate la caviglia destra sotto il ginocchio sinistro: il piede è un poco sollevato dal suolo, con la pianta impostata verticalmente. Espirando, sollevate entrambe le mani verso destra come per suonare un flauto: il palmo destro è rivolto in avanti e il sinistro indietro; pollici e mignoli sono arcuati e le dita centrali flesse. Mentre inspirate, ruotate la testa verso sinistra, portando lo sguardo a terra. Ripetete l'*asana* sull'altro lato, mantenendo gli stessi tempi.

13

## SARASVATI-ASANA *

***Colei che scorre***

In posizione supina, fate qualche respiro calmo e regolare poi, inspirando, sollevate il bacino e il busto da terra stando attenti a non flettere le ginocchia: il corpo deve stirarsi e il peso essere uniformemente distribuito fra i punti che stanno a contatto con la terra (piante dei piedi, mani, braccia, spalle e nuca). Tutti i canali del corpo sono tesi, in modo da attivare lo scorrimento dell'energia vitale.

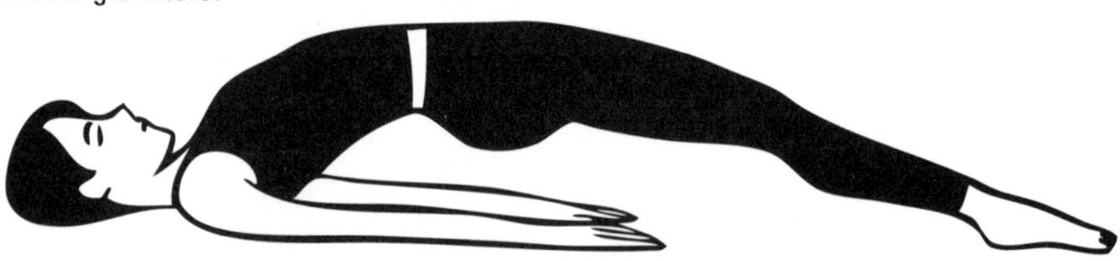

## IL RILASSAMENTO

Al termine di questo percorso volto a sviluppare la creatività e l'armonia, è necessario accogliere e abbandonarsi in maniera cosciente a tutte le sensazioni che affiorano, "lasciarsi" scorrere come un fiume, come Sarasvati.

Per permettere alle energie creative di liberarsi è fondamentale il rilassamento, che si può raggiungere grazie a *Shava-asana* (posizione del cadavere): supini, con le gambe leggermente divaricate, le braccia rilassate lungo il corpo e i palmi delle mani rivolti verso l'alto, assicuratevi di essere comodi. Chiudete gli occhi e cercate di rilassare tutto il corpo, dai piedi fino al viso. Osservate per qualche minuto il corpo che diviene sempre più pesante, mentre il respiro si fa sempre più leggero.

Immaginate che all'interno della vostra gola vi sia una fonte: l'acqua sgorga purissima e fresca. Concentratevi per qualche momento su questo punto, rilassando bene il viso e il collo: sentite l'acqua che comincia a fluire sulle spalle, lungo le braccia e le mani e che, fluendo, porta via tutte le tensioni accumulate nel tronco... Ora scende nel petto, entra nell'addome e arriva su tutta la schiena: lasciatela scorrere e immaginate che tutto ciò che non vi appartiene – come le tensioni, come i dolori – venga lavato via dall'acqua che fluisce.

L'acqua adesso arriva nel bacino: osservate come vi rinfresca, portando via ogni traccia di infiammazione... Per qualche minuto non dovete far altro che ascoltare questa sensazione. Poi, lasciate che l'acqua della vostra fonte scenda anche lungo le gambe, fino ai piedi: come un fiume che scorre nel corpo questo fluido benefico vi purificherà. Lasciate che scorra in ogni muscolo, in ogni nervo: ogni organo è lavato, ogni ansa del corpo purificata, ogni sua cellula rinnovata. Prendetevi ancora qualche minuto poi, pian piano, cominciate a muovervi.

# *Placare l'inquietudine: il pratyahara*

Uno degli obiettivi dello yoga è di evitare l'eccessiva dispersione mentale che quasi sempre causa sofferenza. Nel percorso verso il benessere, la pace e la stabilità della mente sono importanti per ritrovare quel nucleo profondo e autentico che ci appartiene.

La capacità di attenzione, se padroneggiata, consente di ridurre l'attività mentale e di avere un atteggiamento di distacco dal mondo circostante. Tale distacco non va visto come elemento che estranea dalla vita, ma come una modalità che permette di sentirsi meno coinvolti emotivamente, di non essere più i protagonisti dello spettacolo che stiamo vivendo, ma di diventarne gli spettatori.

Un'antica storia indiana aiuta a capire come raggiungere questo obiettivo: un giovane, Shukadeva, chiese al padre, Vyasa, cosa fosse il distacco dal mondo, come potesse raggiungerlo e a cosa gli servisse in pratica. Vyasa disse al figlio di andare dal re Janaka e di porre a lui le stesse domande. Shukadeva obbedì e, posto il suo quesito al re, per tutta risposta ricevette l'ordine di fare il giro della città con un vaso pieno di latte sulla testa. Lo avrebbero accompagnato due guardie con tanto di spada, a cui Janaka aveva dato l'ordine di decapitare il giovane nel caso che anche una sola goccia di latte fosse caduta a terra. Compiuto il suo giro, Shukadeva tornò al cospetto di Janaka, che gli chiese che cosa lo avesse colpito durante la passeggiata in città. Il ragazzo rispose di non aver visto nulla: era stato tutto preso dal suo compito di non rovesciare il latte per evitare la spada dei suoi accompagnatori.

Allora il re gli rivelò che cosa fosse il distacco dalle cose del mondo: essere concentrati sul proprio scopo, senza cedere alle distrazioni.

Nei suoi *Yoga Sutra*, il primo maestro della disciplina yogica Patañjali (variamente collocato dagli studiosi tra il IV secolo a.C. e il V secolo d.C.) insegna a distaccarsi dal mondo e a divenire consapevoli di sé, guardando al proprio interno: l'esercizio si chiama *pratyahara* (in sanscrito il termine significa "ritiro dai sensi") e rappresenta il quinto degli otto stadi che caratterizzano il sistema del *Raja Yoga* (yoga regale). Attraverso la pratica del *pratyahara*, i sensi si distaccano dalla percezione ordinaria: ci si sottrae così alle distrazioni del mondo, concentrando nel sé l'attenzione altrimenti dispersa. In una celebre similitudine uno dei primi commentatori di Patañjali accosta i sensi a uno sciame di api, affermando che così come queste seguono il volo della regina e si fermano quando essa si arresta, i sensi interrompono la propria attività quando la mente riposa.

Ridurre l'attività sensoriale è un'impresa non sempre facilissima; i sensi, infatti, sono come scimmie, continuamente attivati da stimoli esterni. Quando, per esempio, si è convinti di rilassarsi davanti alla televisione, in realtà si rilassa unicamente lo strato superficiale del nostro essere. Solo nella volontà e nella piena consapevolezza di "ritirarsi", di stare soli con se stessi, i sensi si placheranno, ritrovando pace e distacco. Nello yoga il simbolo del *pratyahara* è *kurma*, la tartaruga. Da questo animale, in grado di ritirarsi sotto la propria corazza, l'essere umano dovrebbe imparare la capacità di raccogliersi in sé, focalizzando l'attenzione sul proprio essere. Secondo Marilia Albanese, un'esperta delle tradizioni orientali, in questa dimensione di raccoglimento e introspezione si sperimenta uno «stato di unità e completezza», che è condizione fondamentale per giungere a una reale concentrazione e, per questa strada, alla meditazione autentica.

Nella *Bhagavad Gita* si legge: «Quando un discepolo, similmente alla tartaruga che ritrae

gli arti, ritira i sensi dagli oggetti, allora la sua saggezza si rafforza» (II,58).
La mente, con le sue facoltà interpretative tende a enfatizzare il messaggio delle emozioni, potenziandole. Se, invece, si fosse in grado di raggiungere il controllo delle reazioni sensoriali, sarebbe più facile mantenere un atteggiamento di neutralità nel quale la mente cessa di elaborare giudizi, aprendo le porte alla consapevolezza. Si è spesso così schiavi dei propri pensieri, delle proprie opinioni e identità da non riuscire a vedere la realtà in prospettiva: si danno giudizi di valore su ogni cosa, la mente è "discriminante", è "pensiero". La consapevolezza, invece, non è "pensiero", ma una forma di saggezza che non giudica. Non valuta le qualità delle cose, dichiarandone una migliore dell'altra: le conosce per ciò che sono. Quando i sensi e i pensieri subentrano senza il necessario distacco, si dà corso a un processo di esclusione: scelgo qualcosa e ne giudico la qualità. Con la pratica del *pratyahara,* invece, si diventa, gradualmente sempre più consapevoli e intuitivi; in una parola, ci si libera dalla schiavitù delle abitudini acquisite. Qualunque cosa potrà essere accolta, riconoscendola e accettandola per quella che è, ossia una condizione non permanente. Se la trattiamo con una "pazienza accogliente" potrà cambiare spontaneamente, senza bisogno di lottare per eliminarla. Solo arrestando il moto agitato, nell'immobilità, il fango si deposita sul fondo: così è per la mente.
Per raggiungere lo stato di *pratyahara* è importante avere una ferma determinazione e unirla alla pratica di *asana* e *pranayama*, i due stadi che precedono l'astrazione dai sensi nella scala fissata dal *Raja Yoga* per il raggiungimento della meditazione (*dhyana*).
La pratica dell'*Hatha Yoga* predispone alla consapevolezza e alla "comprensione dell'essenziale", attitudini che rendono il sistema mentale meno agitato, creando minor dispersione. Più si è coscienti meno ci si disperde: la mente, libera da condizionamenti, è "centrata". Da qui la via è aperta e il cammino verso la dimensione introspettiva più semplice.

## LA PRATICA

**Questa sequenza aiuta a sciogliere le tensioni del collo e delle spalle, facilitando la postura seduta usata nelle pratiche di *pratyahara*. Il lavoro sul torace consentirà una maggiore ossigenazione del cuore e dei polmoni, e fornirà un atteggiamento di apertura consapevole verso il mondo circostante. Allungando, raddrizzando, rinforzando e sciogliendo si creeranno nuovi spazi nel corpo che si tradurranno in quiete mentale. Ogni forma andrà mantenuta per il tempo necessario a effettuare almeno 15 respiri.**

1

## TRIKONA-ASANA

In piedi, a gambe divaricate, inspirate; quindi, espirando, girate il piede destro e portatelo di profilo. Mentre inspirate, alzate le braccia di lato; in fase di espirazione, flettete il busto a destra, tendendo il braccio sinistro in alto e quello destro in basso (le dita della mano destra fungono da appoggio). Respirate. ① Inspirando, piegate la gamba destra e portate l'avambraccio destro dietro la gamba. Espirando, flettete il braccio sinistro dietro la schiena: le mani si agganciano. Respirate. ② Ripetete l'*asana* sull'altro lato, mantenendo gli stessi tempi.

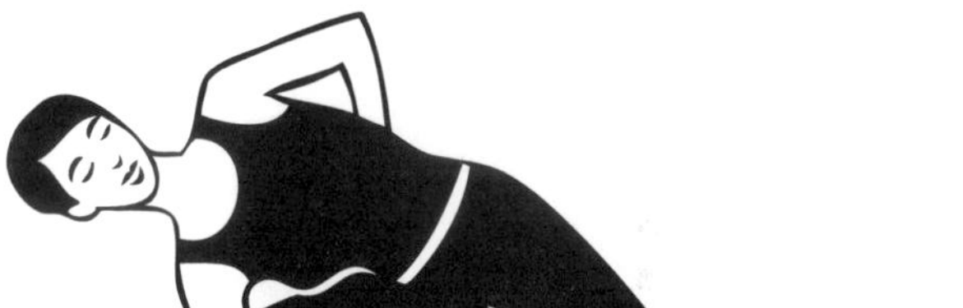

②

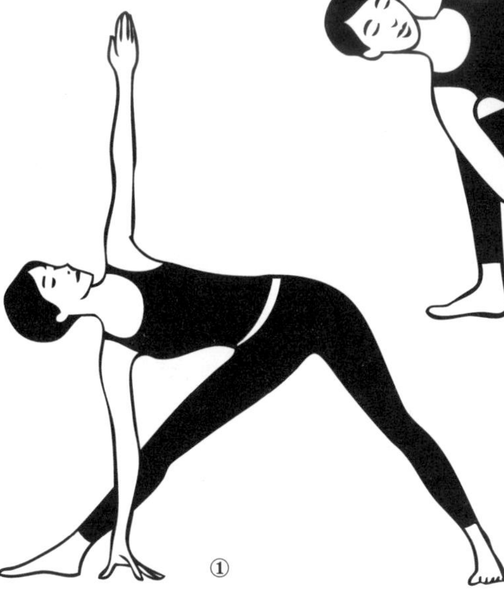

①

2

## TARAKA-ASANA *

In piedi, con le gambe leggermente divaricate, inspirando sollevate i talloni da terra e le braccia verso l'alto. Espirando, stringete i pugni.

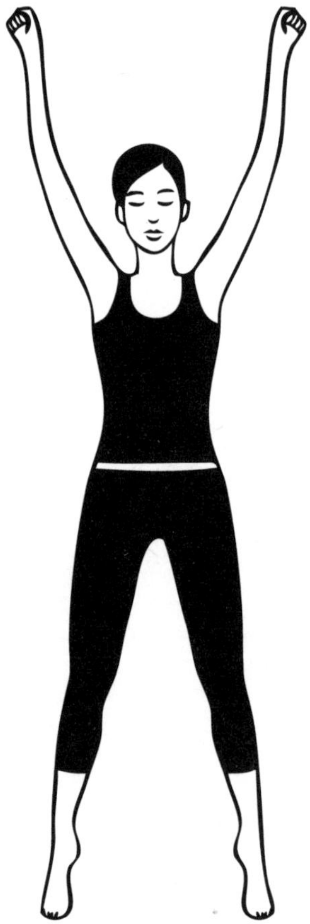

3

## VASUDEVA-ASANA *

In piedi, a gambe leggermente divaricate, inspirando intrecciate le mani dietro la schiena; espirando, ruotate il piede sinistro verso l'esterno. Mentre inspirate, ruotate anche il busto, facendo attenzione ad allineare le anche, il petto e le spalle. Espirando, flettete leggermente il ginocchio sinistro; in fase di inspirazione staccate le braccia tese dalla schiena. Ripetete l'*asana* sull'altro lato, mantenendo gli stessi tempi.

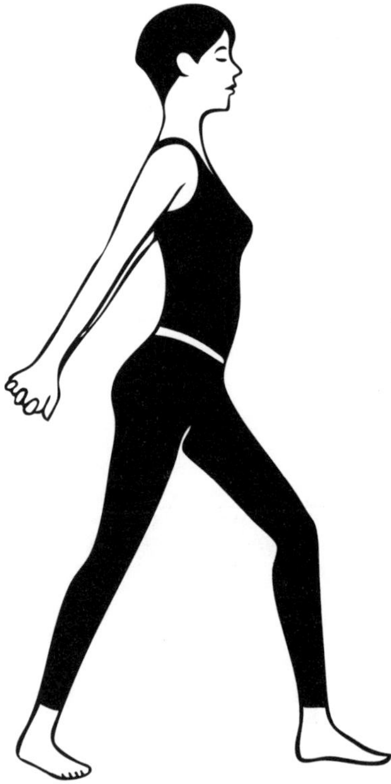

4

## RUDRA-ASANA *

In piedi a gambe unite, inspirando sollevate le braccia, espirando piegate le ginocchia: il mento è lievemente flesso verso lo sterno e il busto un poco inclinato in avanti.

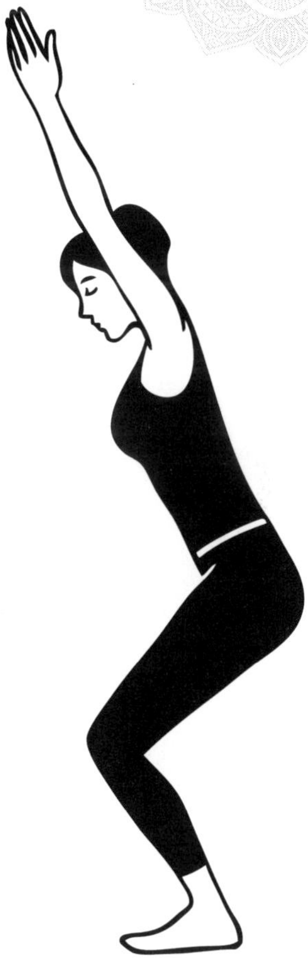

5

## GANESHA-ASANA

In piedi, a gambe unite e con le braccia piegate dietro la schiena (le mani agganciano i gomiti), inspirando spostate il peso del corpo sulla gamba destra; espirando, sollevate la gamba sinistra e scendete con il busto, facendo attenzione che resti parallelo al suolo. Ripetete l'asana sull'altro lato, mantenendo gli stessi tempi.

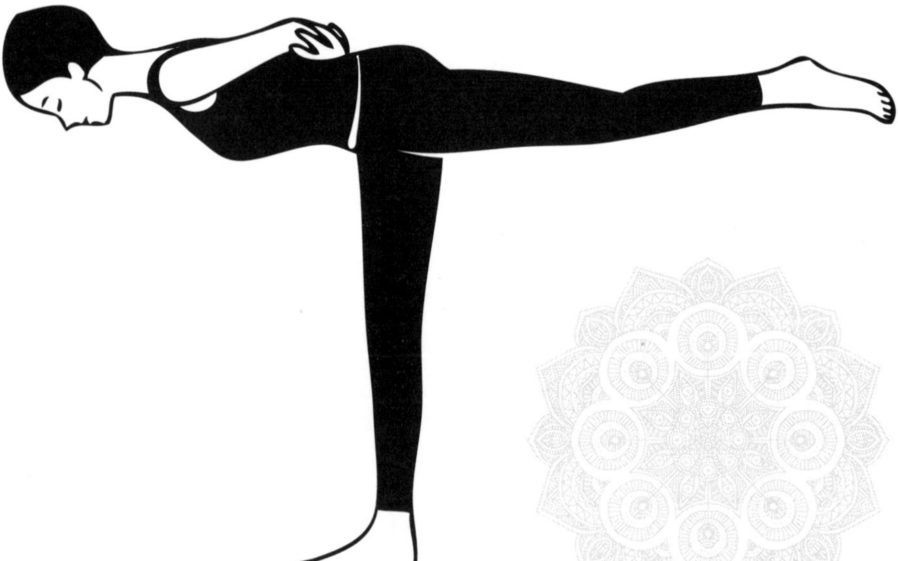

6

## MALA-ASANA

Accovacciati, divaricate leggermente i piedi mantenendo, se possibile, i talloni a terra; inspirate ed espirando portate i palmi delle mani al suolo, sotto i glutei.

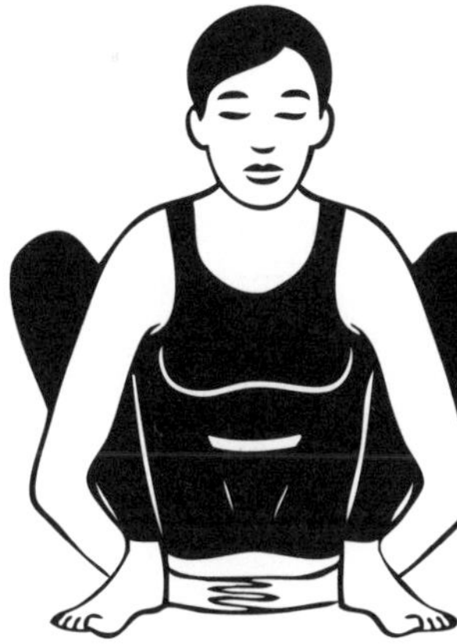

7

## KURMA-ASANA

Seduti, con le piante dei piedi unite e un poco distanti dal bacino, inspirando allungate il busto verso l'alto; espirando portate le braccia all'interno delle gambe e, con le mani, afferrate i piedi. Inspirate e, in fase di espirazione, scendete con il busto fino a toccare i piedi con la testa.

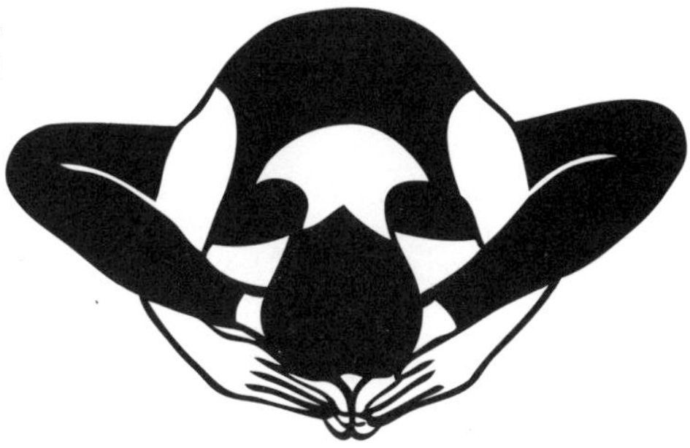

8

## USHTRA-ASANA

In ginocchio, inspirando puntate le dita dei piedi al suolo e sollevate i talloni. Mentre espirate, mantenendo ben fermo il bacino, arretrate con le spalle; poi, inarcando la schiena, afferrate i talloni con le mani. Inspirate ed espirando lasciate scendere il capo all'indietro.

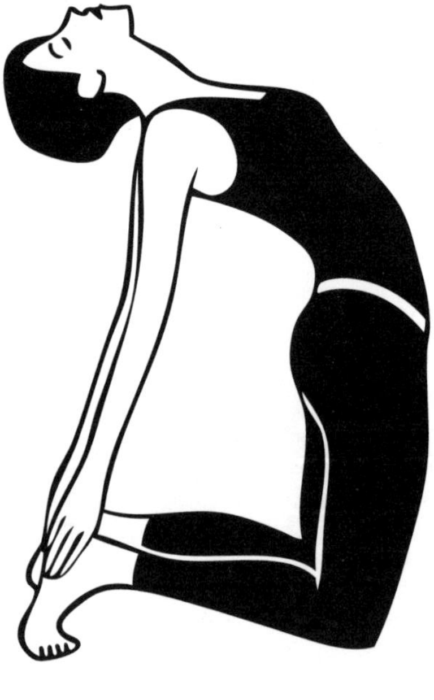

9

## MATSYENDRA-ASANA

Seduti a gambe distese, inspirando allungate il tronco verso l'alto; mentre espirate flettete il ginocchio destro, portando il piede oltre la gamba sinistra. In fase di inspirazione appoggiate la mano destra sul piede, mantenendo il braccio teso; espirando ruotate il busto verso sinistra: il braccio sinistro è teso oltre la schiena (le dita della mano fungono da punto di appoggio). Respirate. ①
Inspirando, ruotate il busto fino a tornare in asse con il bacino. Raggiunta questa posizione, inspirando, afferrate con il braccio sinistro la gamba destra piegata. Espirando, ruotate il busto verso destra e portate la mano destra sul polso sinistro. Respirate. ②
Ripetete l'*asana* sull'altro lato, mantenendo gli stessi tempi.

①

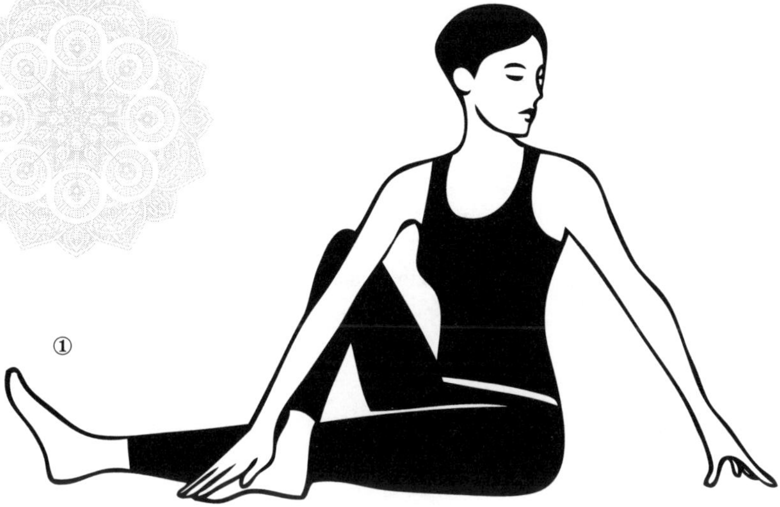

②

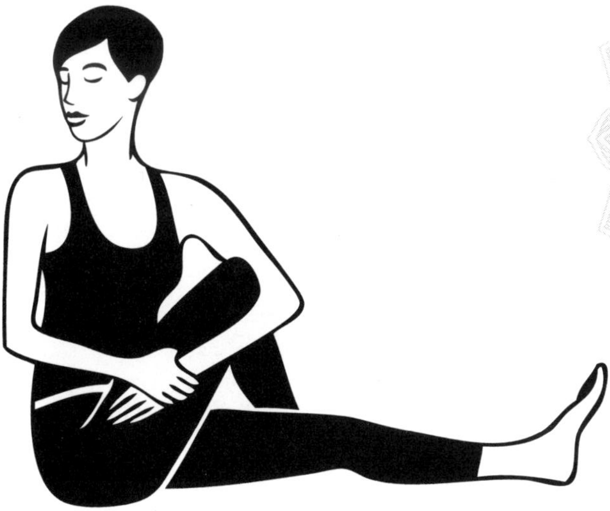

10

## BHARADVAJA-ASANA

Seduti, con le ginocchia piegate, inspirando portate la gamba destra in avanti con il tallone rivolto verso l'osso pubico; mentre espirate, flettete la gamba sinistra all'indietro, facendo aderire il piede al gluteo; poi afferrate il piede destro e, se possibile, appoggiatelo sull'inguine sinistro, altrimenti lasciatelo a terra. Inspirando, piegate il braccio destro dietro la schiena; espirando, ruotate il busto verso destra: lo sguardo è rivolto oltre la spalla; la mano destra afferra le dita del piede (o rimane con il dorso sul punto vita), mentre la sinistra è posata sul ginocchio destro. Ripetete l'*asana* sull'altro lato, mantenendo gli stessi tempi.

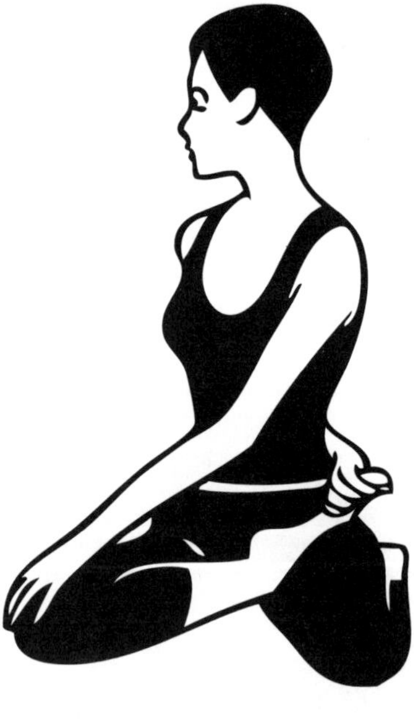

11

## ARANISUTA-ASANA *

In posizione supina, inspirando, piegate le gambe e portate le ginocchia verso il petto. Mentre espirate, afferrate con gli indici e i medi delle mani gli alluci, attirando le tibie verso il viso. In fase di inspirazione, appoggiate i gomiti sulle ginocchia.

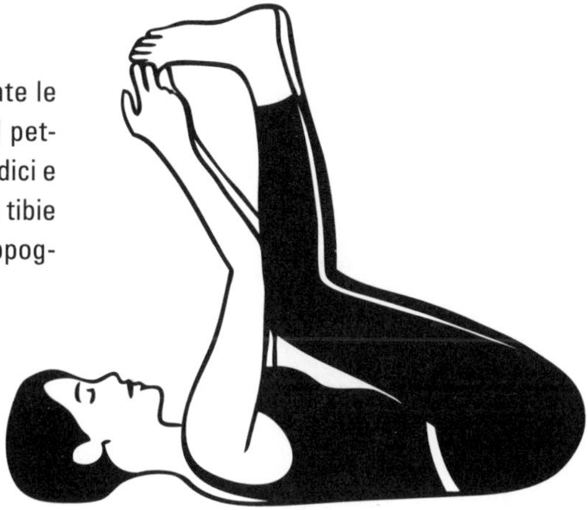

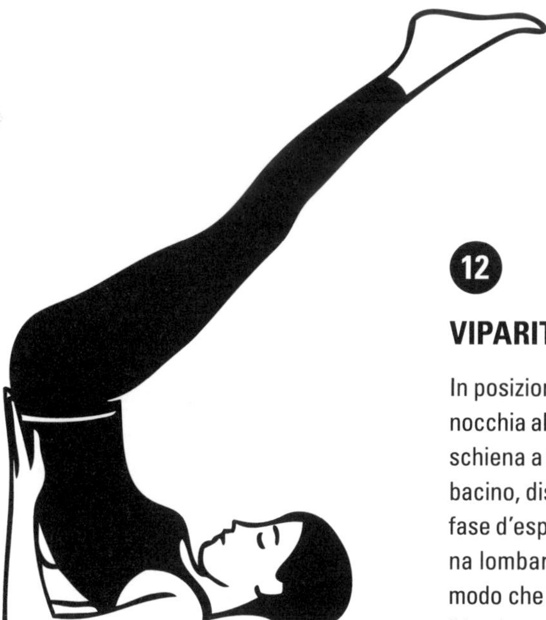

12

## VIPARITA KARANI-ASANA

In posizione supina, inspirando portate le ginocchia al petto; espirando, stirate un poco la schiena a terra. Mentre inspirate, sollevate il bacino, distendendo le gambe verso l'alto; in fase d'espirazione, spostate le mani sulla zona lombare. Mantenete la forma, facendo in modo che esse non fungano da sostegno per il bacino, ma siano solo un appoggio.

# PRATICHE EFFICACI PER DISSOCIARE LA MENTE DALLE PERCEZIONI SENSORIALI

«Il saggio esegua il Siddhasana e copra le orecchie con i pollici, gli occhi con gli indici, il naso con i medi e la bocca con gli anulari e i mignoli» (*Gheranda Samhita*, III, 33).
Per rendere più semplice il processo di astrazione dalla realtà sensoriale e assumere consapevolezza del sé, sono particolarmente efficaci alcune pratiche, che qui vi proponiamo:

## Shanmukhi-mudra

Sedetevi in una posizione comoda, con la schiena diritta. Ascoltate il respiro calmo e regolare, poi inspirate, trattenendo per un istante l'aria dentro di voi; quindi espirate e infine trattenete un attimo il respiro, mantenendo i polmoni vuoti. Chiudete le orecchie con i pollici, gli occhi con gli indici, le narici con i medi e mettete gli anulari e i mignoli sopra e sotto le labbra per chiudere la bocca: tutte le dita rimangono ferme tranne i medi, che si spostano un poco quando inspirate ed espirate.
Nelle fasi di trattenimento dell'aria – dopo l'inspirazione e l'espirazione – le narici vengono invece chiuse.
Lavorateci per qualche minuto ogni giorno finché la pratica diverrà sempre meno faticosa e l'ascolto più profondo.
Nel suo *L'albero dello yoga*, il grande maestro

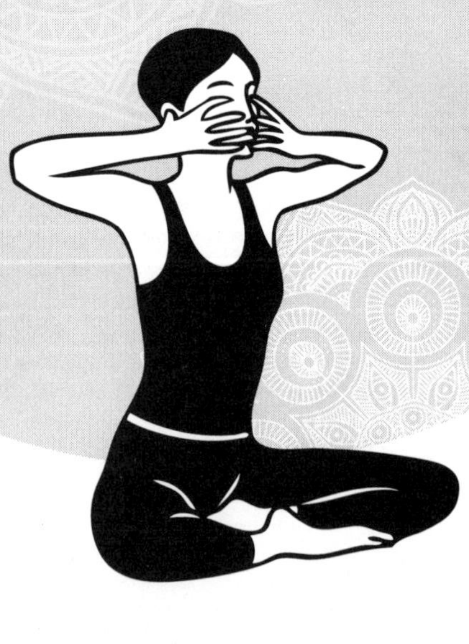

Bellur K.S. Iyengar (1918-2014) definisce questo "gesto" «una *mudra* in cui le aperture del viso [...] vengono chiuse e la mente è diretta all'interno per apprendere la meditazione».

## Trataka

Mettetevi in una posizione comoda, con la schiena diritta, e osservate la fiamma di una candela per diversi minuti: mantenete sempre gli occhi aperti, cercando di non ammiccare. Oltre ad agevolare l'introspezione e, insieme con essa il *pratyahara*, questa pratica fa parte delle cosiddette "tecniche di purificazione" (*Kriya Yoga*).
Migliora la vista e favorisce la pulizia dell'occhio perché stimola la lacrimazione. È infine di grande aiuto per imparare a concentrarsi rapidamente.

## Ajapa Japa

A occhi chiusi, concentrate l'attenzione sul respiro. Mentre inspirate, e per tutta la durata dell'inspirazione, recitate mentalmente il suono *so*. Espirando, invece, recitate mentalmente il suono *ham* (prolungate il suono per tutta la durata dell'espirazione). Eseguite questo *mantra* ogni volta che potete e per tutto il tempo che vi è possibile. In un passo della sua opera *Dharana Darshan*, Paramahamsa Niranjanananda afferma: «Il *mantra so ham* non è separato dal respiro, non lo state ripetendo verbalmente, procede già nel respiro e vi conduce all'interno...».

# *Superare gli ostacoli: Ganesha*

C'erano una volta una dea, Parvati, e il suo sposo, il dio Shiva. Leggenda vuole che, pur amandosi molto, le due divinità fossero spesso in disaccordo. Tra i motivi di litigio più frequenti vi era il fatto che il dio irrompeva negli appartamenti privati della sposa perfino quando ella era intenta a fare il bagno. Così, un giorno, Parvati pensò di crearsi un guardiano: prese un po' della pasta di sandalo di cui si era cosparsa il corpo e con essa foggiò la statua di un giovane, rendendola viva. Poi, dopo aver detto al ragazzo di essere sua madre, gli dette il compito di sorvegliare l'ingresso della sua dimora mentre lei era occupata nelle abluzioni. Quando giunse Shiva con l'intenzione di far visita alla moglie, il giovane guardiano tentò di bloccarlo ma il dio, dopo aver ingaggiato con lui una furiosa battaglia, lo decapitò. Parvati, addolorata per la morte del figlio, reagì minacciando la distruzione dell'intero universo. Shiva cercò allora di porre rimedio alla decapitazione ordinando ai *ganas* – l'esercito dei demoni che costituivano il suo corteggio – di recare al suo cospetto la testa del primo essere vivente in cui si fossero imbattuti. Essi obbedirono prontamente e gli consegnarono quella di un elefante. Il dio la pose sul corpo del ragazzo, che in questo modo tornò in vita. Al giovane fu imposto il nome di Ganesha (o Ganapati), che in sanscrito significa "comandante delle schiere celesti". A costui fu concesso il potere di favorire e proteggere chiunque lo avesse venerato prima di intraprendere una nuova iniziativa.
Ganesha è tra le divinità più amate del pantheon induista: ogni uomo di fede non manca di invocarlo all'inizio di un nuovo viaggio, anche quando si tratta di un percorso di natura interiore. Questa divinità, infatti, è l'emblema dell'uomo "immagine di Dio": cominciare una nuova impresa nella consapevolezza di ciò significa tutelarla e nobilitarla.
Il figlio di Parvati è in genere raffigurato con corpo umano e testa elefantina; ha una zanna spezzata e pancia prominente. La testa di elefante su un corpo dalle sembianze umane simboleggia l'unità del grande essere (macrocosmo) con il piccolo essere (microcosmo).
Ganesha riassume in sé tutte le qualità dell'animale che lo rappresenta: è grande e possente, ma al tempo stesso fedele e docile.

L'elefante in quanto animale erbivoro – quindi non costretto a uccidere per garantirsi la sopravvivenza – non è aggressivo per natura, anche se reagisce con aggressività alle provocazioni; ugualmente il figlio di Parvati è benevolo e indulgente verso i fedeli devoti, ma diventa crudele e implacabile con chi è irriverente.

La grande testa elefantina del dio è simbolo di saggezza: ascoltando con le sue orecchie da elefante, egli è in grado di distinguere con facilità tra bene e male.

La proboscide rimanda alla sfera del discernimento (*viveka*), una qualità indispensabile per crescere spiritualmente: in quanto adatta a svolgere ogni tipo di compito, essa sta a simboleggiare la possibilità di scelta. In un passo del suo *Miti e dei dell'India* Alain Daniélou spiega: «Si dice anche che la proboscide di Ganapati sia ricurva perché egli raggira gli ostacoli. Essa è rivolta ora verso destra, ora verso sinistra, suggerendo così che gli ostacoli possono essere aggirati e si possa raggiungere in tal modo la meta suprema».

Secondo l'iconografia classica, il dio ha quattro braccia: si tratta dei quattro attributi interiori del corpo sottile: mente, intelletto, ego, coscienza condizionata. Una delle braccia anteriori è nella posizione *abhaya,* con la mano protesa e il palmo rivolto verso l'esterno a indicare protezione, rifugio, allontanamento di ogni timore; l'altra regge *modaka*, un dolcetto simbolo della bontà e della generosità. A volte una delle braccia posteriori tiene in mano un pungolo, di quelli impiegati per spronare gli elefanti (*ankusha*), simbolo del fatto che Ganesha spinge l'umanità verso ciò che è giusto e vero; a volte, invece, ha un'ascia, per recidere i desideri che arrecano sofferenza. La mano dell'altro braccio impugna un laccio: per certi studiosi si tratta dell'arma che cattura l'errore (*moha*); per altri rappresenta simbolicamente il legame del fedele con la perenne beatitudine del sé.

Il ventre prominente del dio indica la generosità della natura e la facoltà della divinità di inghiottire i dolori dell'universo per proteggere il mondo. Il ventre è obeso perché in esso vi sono infiniti mondi e perché il dio è in grado di incamerare ogni genere di esperienza con imperturbabile distacco. Altrettanto significativa, nell'immagine canonica di Ganesha, è la zanna

spezzata, che gli è valsa l'epiteto di *ekdanta*, "colui che ha un solo dente". Quest'ultima è indice dell'importanza di spezzare la dualità, cercando l'armonia e l'equilibrio tra le forze contrapposte. Nelle varie versioni del mito di Ganesha la privazione di una zanna assume anche una valenza morale: essa rappresenta il sacrificio che trova giustificazione nel conseguimento della sapienza e della crescita spirituale.
Ogni divinità si muove su un particolare veicolo: quello di Ganesha è il topo (*mushika*). In apparenza si tratta di un paradosso: un piccolo animale sostiene il peso di un elefante. Ciò vuole indicare che in realtà non c'è nulla di sproporzionato nel mondo. L'intelletto, come il topo, è in continua ricerca, nei più segreti anfratti, pur nel dubbio di trovare non solo virtù ma anche vizi: il topo simboleggia, dunque, la mente umana nel suo continuo peregrinare, spesso attratta anche da desideri corrotti.
Accanto alla "cavalcatura" di Ganesha – il piccolo topo – compare di frequente un piatto ricolmo di vivande: *mushika* rivolge lo sguardo al dio come per ricevere il permesso di accostarvisi. Anche questo particolare ha una valenza simbolica: rappresenta l'assoggettamento della struttura mentale umana alla facoltà superiore dell'intelletto e lo stretto controllo che quest'ultima esercita su di essa.
A prescindere dall'iconografia ricca e piena di fascino che contraddistingue la sua figura, Ganesha – il dio dal corpo umano e dalla testa di elefante – evoca la forza: la forza del diverso, che ha una faccia rimediata all'ultimo momento ed è figlio di un padre che non l'ha generato e che impara ad amarlo solo dopo averne provocata la morte. Un'infanzia durissima certo può rendere infelici, ma anche determinati... Attraverso la pratica dello yoga e la sua simbologia è possibile conoscere a fondo la nostra fisicità, il nostro carattere individuale, il nostro vissuto: un contesto nel suo insieme da accettare e da arricchire. Nella storia di Ganesha si deve cogliere un insegnamento su come plasmare i "nostri difetti", trasformare in qualcosa di positivo un'attitudine mentale che crea sofferenza e fare di un'inclinazione distruttiva un comportamento creativo.
Il mantenimento di un'*asana* crea spesso disagio per via dei limiti fisici, ma è una risorsa preziosa su cui lavorare: l'allenamento alle difficoltà aiuta a superarle e può essere trasferito alla vita quotidiana.
Come il corpo si abitua a una nuova forma, conservando un'attitudine di dolcezza e non di sfida verso un fisico non proprio prestante, così ogni azione deve essere guidata dall'equità e dall'accettazione consapevole: la difficoltà diviene distacco e il "difetto" una strada che porta alla consapevolezza, senza giudizio.

## ABHAYA-MUDRA *: IL GESTO CHE DISSIPA LA PAURA

In *Abhaya-mudra* la mano simboleggia l'allontanamento del tempo, quindi della morte e, con essa, di ogni altra paura. Il gesto, già incontrato in *Trasformare l'aggressività*, è funzionale alla presa di coscienza ed è propedeutico al percorso di Ganesha, volto al superamento degli ostacoli. Seduti a gambe incrociate, con le mani in grembo e i palmi rivolti al cielo, lentamente portate la mano destra all'altezza della spalla, con il palmo in posizione frontale: la vostra mano diviene lo specchio su cui proiettare tutte le paure, dalle più grandi alle più banali. Al termine l'avambraccio scende e la mano destra torna ad appoggiarsi sul palmo sinistro. Eseguite questa *mudra* per almeno 5 minuti: avrete modo di osservare tutte le vostre paure.

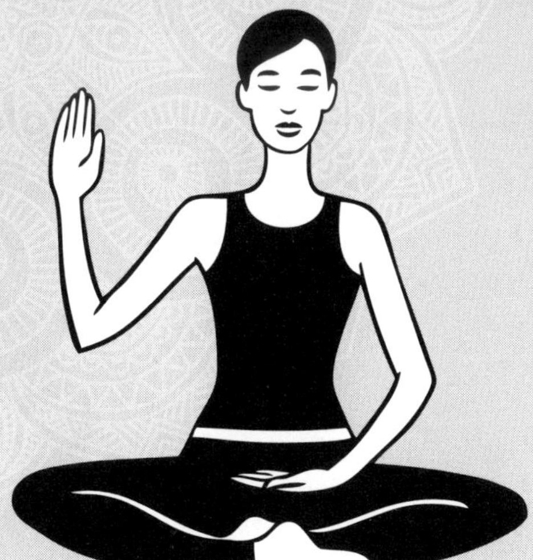

## LA PRATICA

Nella mitologia indiana figure come Ganesha sono simboli cui riferirsi per stimolare le energie che le caratterizzano.
Portando dunque l'attenzione a Ganesha, la divinità del buon auspicio, colui che elimina gli ostacoli di ordine materiale e spirituale, si agisce su tutto ciò che il dio rappresenta.
Le *asana* correlate alla forma divina operano sia sul piano simbolico sia su quello fisico apportando vigore, equilibrio, elasticità e forza. Ogni forma deve essere mantenuta per il tempo necessario a effettuare almeno 10 respiri.

1

### RUDRA-ASANA *

***Una delle forme di Shiva, padre di Ganesha***

In piedi a gambe unite, inspirando sollevate le braccia, espirando piegate le ginocchia: il mento è lievemente flesso verso lo sterno e il busto un poco inclinato in avanti.

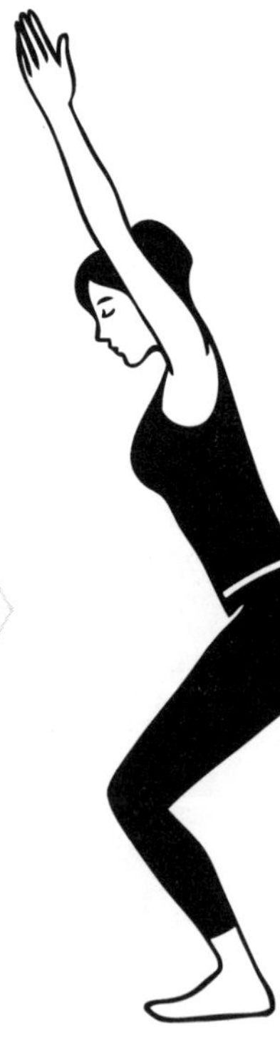

2

## GOPITA-ASANA *

***Le lacrime delle dee, la tristezza***

In piedi, a gambe unite, scaricate il peso del corpo sulla gamba destra. Inspirando, sollevate le braccia come fossero ali; espirando, flettete il busto e le braccia in avanti e sollevate la gamba sinistra fino a toccare il suolo con la punta delle dita. Ritornando in posizione eretta, restate in equilibrio sulla gamba destra. Ripetete l'*asana* sull'altro lato, mantenendo gli stessi tempi.

3

## PARVATI-ASANA *

***La madre di Ganesha***

In posizione eretta, a gambe unite, inspirate; espirando, spingete all'indietro la gamba destra e appoggiate a terra la punta del piede. Inspirate ed espirando flettete le ginocchia. Inspirando, sollevate le braccia verso l'alto; mentre espirate, ruotate il busto a destra e portate l'avambraccio destro sulla coscia destra; il braccio sinistro alzato si piegherà a contornare il capo. Ripetete l'*asana* sull'altro lato, mantenendo gli stessi tempi.

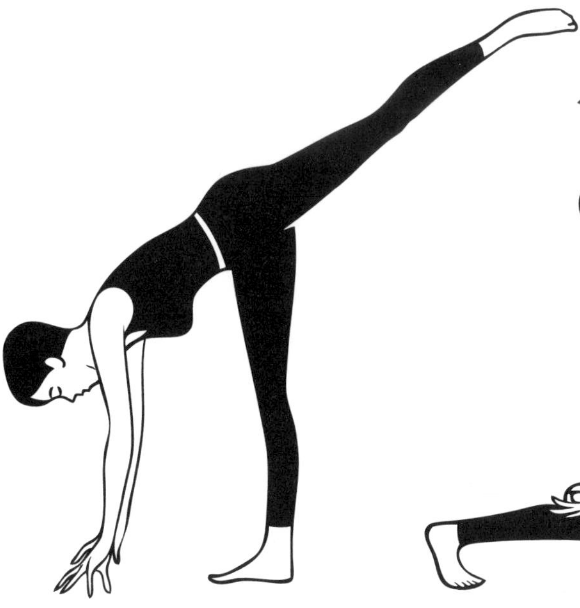

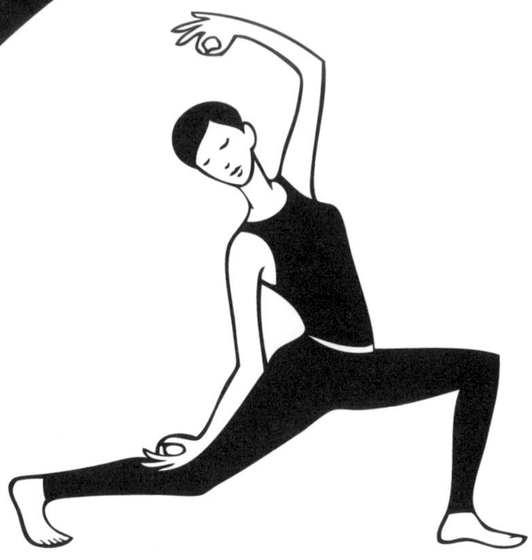

4

## GANESHA-ASANA

***Il dio elefante***

In piedi, a gambe unite e con le braccia piegate dietro la schiena (le mani agganciano i gomiti), inspirando spostate il peso del corpo sulla gamba destra; espirando, sollevate la gamba sinistra e scendete con il busto, facendo attenzione che resti parallelo al suolo. Respirate. ①

Mentre inspirate, allungate il braccio sinistro in avanti; espirando, piegate il gomito di fronte al viso e portate la mano alla testa; il braccio destro avvolge la vita. Respirate. ②
Ripetete l'*asana* sull'altro lato, mantenendo gli stessi tempi.

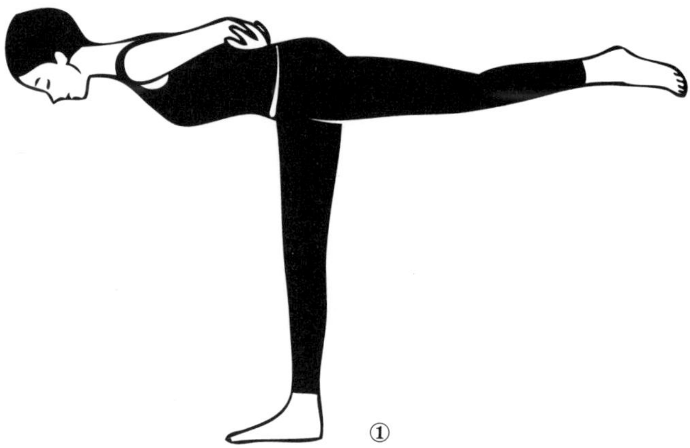

①

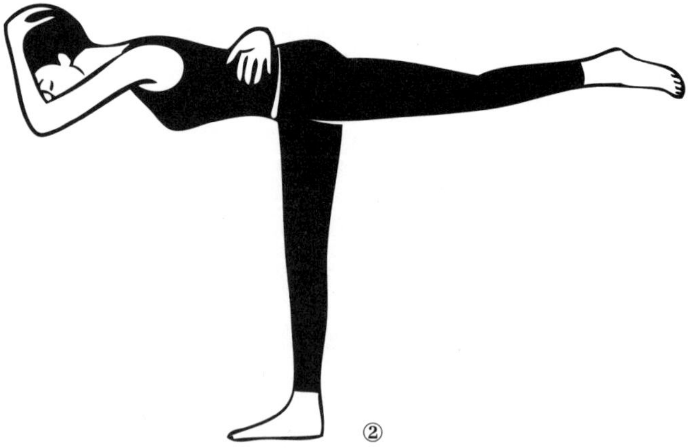

②

5

## TRIKONA-ASANA

***La diversità***

In piedi, a gambe divaricate, inspirate; quindi, espirando, girate il piede destro e portatelo di profilo. Mentre inspirate, alzate le braccia di lato; in fase di espirazione, flettete il busto a destra, tendendo il braccio sinistro in alto e quello destro in basso (le dita della mano destra fungono da appoggio). Ripetete l'*asana* sull'altro lato, mantenendo gli stessi tempi.

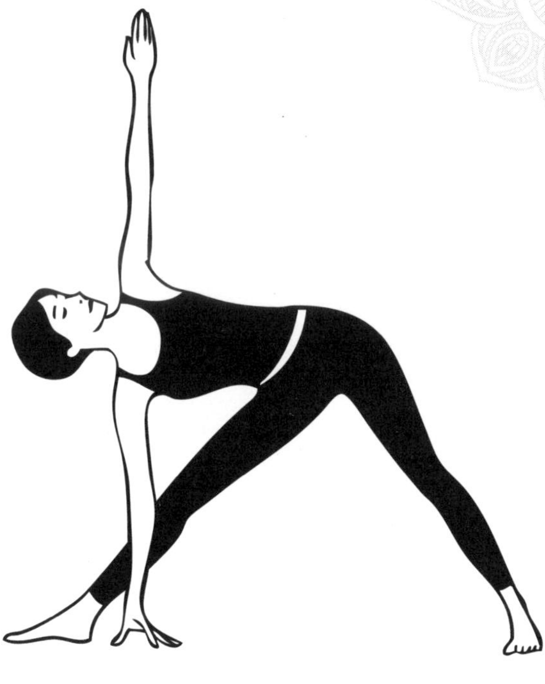

6

## BHUMI-ASANA *

***La Terra***

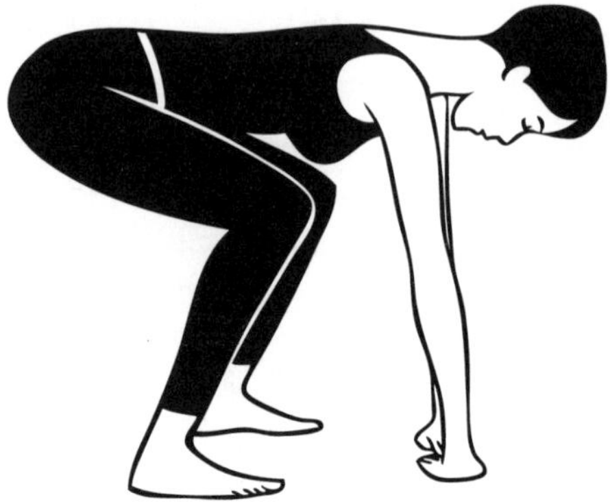

In piedi, inspirando allungate tutto il corpo verso l'alto; mentre espirate, piegate le ginocchia e portate i palmi delle mani al suolo, mantenendo le braccia tese: il bacino è alla stessa altezza della testa.

7

## MALA-ASANA

***La devozione***

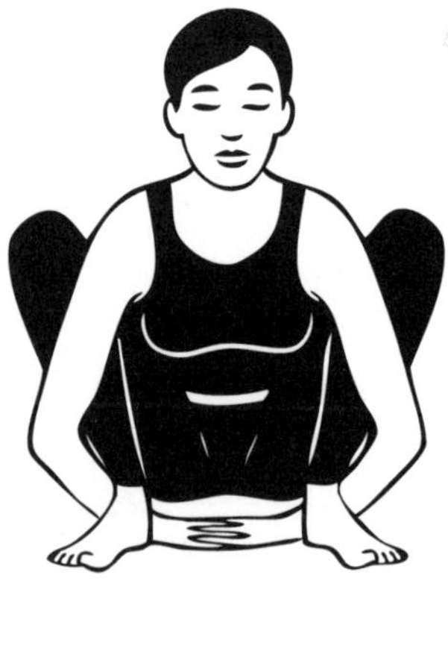

Accovacciati, divaricate leggermente i piedi mantenendo, se possibile, i talloni a terra; inspirate ed espirando portate i palmi delle mani al suolo, sotto i glutei.

**8**

## SVASTIKA-ASANA *

***La luce***

In ginocchio, inspirando portate avanti il piede destro; mentre espirate, aprite le spalle ed effettuate una leggera rotazione con il busto verso sinistra. Inspirando, aprite le braccia lateralmente e, in fase di espirazione, piegate i gomiti, portando la mano sinistra verso l'alto e quella destra verso il basso. Ripetete l'*asana* sull'altro lato, mantenendo gli stessi tempi.

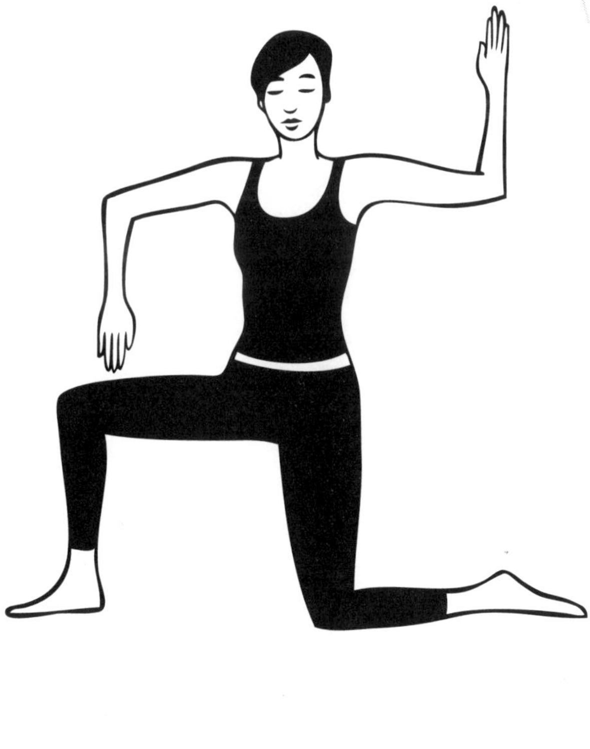

9

## NAVA-ASANA

***L'equilibrio***

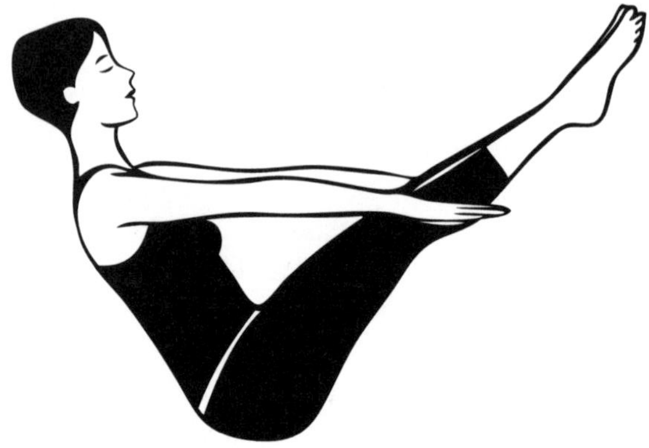

Seduti con le gambe distese, inspirando sollevate le gambe, inclinate il tronco all'indietro e distendete le braccia, portandole in linea con le spalle. Ricercate l'equilibrio contraendo lievemente i muscoli addominali.

10

## SARPA-ASANA

***La trasformazione***

In posizione supina, mentre inspirate piegate la gamba destra, portando il piede destro sul ginocchio sinistro e la mano sinistra sul ginocchio destro: il braccio destro è disteso a terra, leggermente aperto. Espirando, accompagnate il ginocchio destro a terra: la spalla resta salda al suolo. Ripetete l'*asana* sull'altro lato, mantenendo gli stessi tempi.

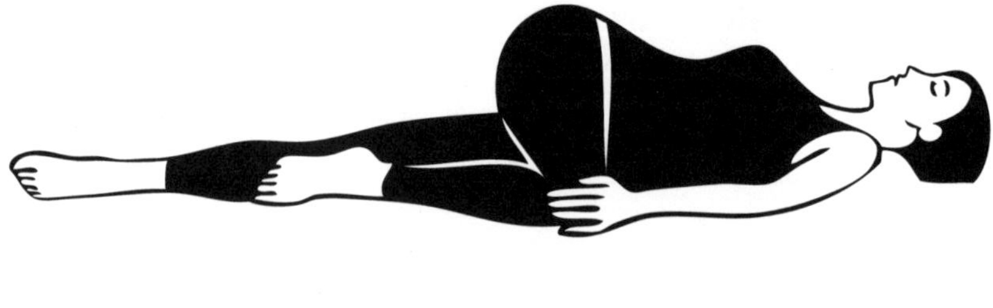

11

## STAMBA-ASANA *

***La congiunzione tra Terra e cielo***

In posizione supina, inspirando portate le ginocchia al petto. Espirando, distendete le gambe e le braccia verso l'alto, perpendicolarmente al tronco. Piante dei piedi e palmi delle mani sono piatti, rivolti al cielo.

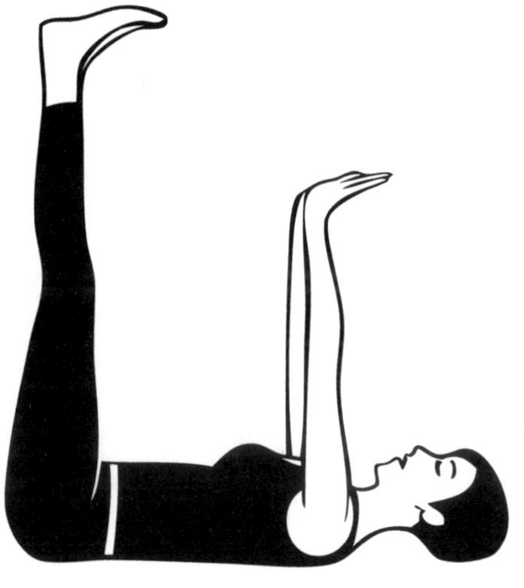

# *Paura e timori: istruzioni per l'uso*

Il rapporto con la paura svolge un ruolo centrale nella vita dell'uomo. Questo sentimento, infatti, stimola ad agire con prudenza ed è fondamentale per la sopravvivenza della specie; senza di esso risulta difficile accorgersi dei pericoli, decidere se fuggire o affrontarli. Sovente la paura è, però, smisurata e irragionevole, creando nell'individuo gravi disagi. La sua comparsa può derivare sia dalla separazione che dalla minaccia: si prova paura per la consapevolezza di essere soli e deboli oppure perché ci si sente soverchiati da qualcuno o qualcosa che proviene dall'esterno. Per l'uomo tale emozione è particolarmente condizionante e spesso orienta il suo comportamento, dopo avere modificato la percezione del mondo e le aspettative che guidano le sue scelte. Nella nostra epoca questo tipo di paura latente è purtroppo assai diffuso. In un passo del saggio *Paura liquida*, il noto sociologo Zygmunt Bauman afferma che «la paura più temibile è la paura [...] priva di un indirizzo e di una causa chiari; la paura che ci perseguita senza una ragione, la minaccia che dovremmo temere e che si intravede ovunque, ma non si mostra mai chiaramente».

Secondo Bauman i pericoli che l'individuo teme possono riguardare il corpo e i beni di cui si dispone, ma anche il sovvertimento dell'ordine stabilito, il proprio posto nella società e la sfera identitaria. Di questi timori, che minano la nostra interiorità, occorre individuare le motivazioni più profonde: scoprirle è fondamentale per la crescita di ogni individuo.

Esiste la possibilità di prendere in considerazione l'emozione paura da più punti di vista, per esempio quello organico. È bene ricordare che la medicina tradizionale cinese postula l'esistenza nel corpo di canali o flussi energetici vitali, detti "meridiani". Se si innesca uno squilibrio a livello del meridiano rene/vescica, o direttamente del rene, la nostra salute emotiva viene minata: il risultato è la paura.

I reni sono "le batterie" del corpo in cui ha sede l'energia vitale. Come è solito affermare Martin Halsey, nutrizionista ed esperto di medicina macrobiotica, i disequilibri che derivano da reni troppo "carichi" – caratterizzati da una diminuzione della fluidità del sangue al loro interno e da una ridotta capacità escretiva – o da reni "scarichi" – cioè deboli e privi di energia – generano paura e conseguente mancanza di forza di volontà, ma anche aggressività e pigrizia.

L'affaticamento prolungato, l'inquinamento, un eccessivo consumo di proteine animali, grassi saturi, cibi e bevande fredde, zucchero, stimolanti e farmaci, sommati allo stress della vita moderna, sono la causa della debilitazione di questi organi e, di conseguenza, dello stato di paura che spesso ne deriva.

Tra i rimedi più naturali ed efficaci vi è il consumo di riso e orzo integrali, che sostengono i reni nella purificazione del sangue, l'utilizzo di piccole quantità di alghe e di legumi, la riduzione dell'uso di sale marino e tutti gli alimenti che lo contengono in eccesso; è molto utile anche fare lunghe camminate ed evitare di stare in piedi senza muoversi per troppo tempo, tenere protetta la zona dei reni da temperature troppo basse, mantenere il corpo e la testa al caldo con abiti e tessuti appropriati.

Un'altra connotazione estremamente diffusa dell'emozione paura riguarda il timore della "perdita": la minaccia di perdere tutto si tramuta in sofferenza, ma si tratta solo di una forma di attaccamento che può essere superata concentrandosi sull'essenziale, in un progressivo alleggerimento dal desiderio di possesso.

Molte paure sono poi legate all'ancestrale timore della morte e dell'ignoto. Il tema è radicato all'interno di ogni individuo e risale alle origini dell'universo, quando la tenebra assunse un aspetto sinistro. In verità, essa altro non è che un aspetto della luce stessa; se l'uomo non avesse mal interpretato tale fenomeno, crean-

do separazione tra gli opposti, non avrebbero avuto origine né la morte né la sua paura.
In un passo del *Bardo Todol* o *Libro tibetano dei morti,* risalente all'VIII-IX secolo d.C., il maestro Padmasambhava incita l'anima del defunto nel momento del trapasso ad avere coraggio e lanciarsi verso l'ignoto, senza restare attaccata alle cose visibili: quando su di essa risplenderanno le esperienze reali, tutte le paure saranno scongiurate e sarà facile comprendere che sono un'invenzione, mero riflesso della coscienza. Ogni timore legato alla morte si fonda sulla convinzione di avere una sola vita, e questa vita è identificata con il corpo fisico. Le maggiori tradizioni religiose orientali, compresa quella vedico-induista, ritengono che ogni singola entità spirituale sia eterna e che nel tempo si rincarni in corpi diversi, appartenenti a differenti specie. Lo stesso concetto ricorre anche in una delle leggi fondamentali della chimica moderna: «Nulla si crea, nulla si distrugge, tutto si trasforma».
Nelle fonti mitologiche vedico-induiste compare la figura di Dyaus Pita ("Padre Cielo") come simbolo della volta celeste, dimora degli dei, del Sole e gli altri corpi luminosi. Assumendo le *asana* legate metaforicamente alla luce, mediante un processo di concentrazione in cui la forma, il simbolo e la sua presa di coscienza foggiano il corpo e la mente, sarà possibile per l'essere umano divenire egli stesso luce e liberarsi dalle tenebre da cui si sente oscurato. Attraverso lo stesso processo, potrà assumere le forme simbolo del buio e capire che la tenebra altro non è che la luce stessa vista da un'altra angolazione: farne esperienza è fondamentale per sublimare la paura. Con la profonda conoscenza di sé la paura sarà superata.

## L A P R A T I C A

**Questa sequenza di *asana* permette di sperimentare non solo la dimensione fisica (cioè la parte più grossolana dell'essere che coinvolge i muscoli e lo scheletro) ma anche quella più interna e sottile, mediante posture di apertura in cui il respiro conduce a un ascolto interiore: le forme cessano così di avere una pura valenza corporea. Mantenendo ciascuna forma per il tempo necessario a effettuare almeno 20-30 respiri, si attiverà l'energia sottesa all'*asana* rappresentata.**

**1**

### DEVAMASKARA-ASANA *

***Il saluto ai* deva *che infondono coraggio***

In piedi, a gambe unite, inspirando scaricate il peso del corpo sulla gamba sinistra; espirando, piegate il ginocchio destro e portate la caviglia su quello sinistro. Mentre inspirate, allungate il tronco; espirando, flettete la gamba sinistra. In fase di inspirazione, portate le mani giunte all'altezza del cuore. Ripetete l'*asana* sull'altro lato, mantenendo gli stessi tempi.

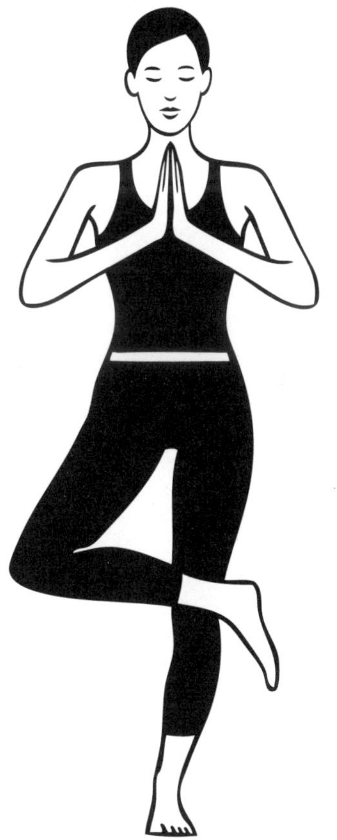

2

## SAMASTHITI-ASANA

***Stare in piedi con fermezza***

In posizione eretta, a gambe unite e con i piedi ben radicati a terra, inspirando allungatevi leggermente verso l'alto; espirando, cercate la stabilità: ogni muscolo del corpo sarà sotto controllo, ma senza alcuna contrazione.

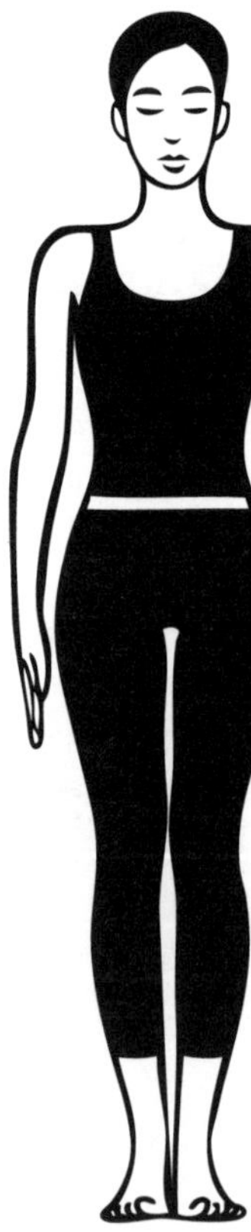

3

## RUDRA-ASANA *

***La forza del guerriero***

In piedi a gambe unite, inspirando sollevate le braccia, espirando piegate le ginocchia: il mento è lievemente flesso verso lo sterno e il busto un poco inclinato in avanti. ①
Mentre inspirate, allungatevi con forza lungo la "linea" che va dal coccige fino alla sommità del capo; nell'espirare, flettete il busto in avanti, spingendo i glutei indietro in modo da avere la schiena dritta e raggiungere una posizione parallela al suolo. ②

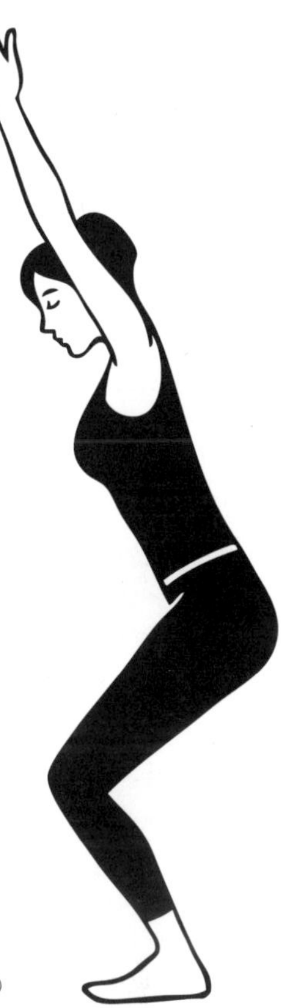

①

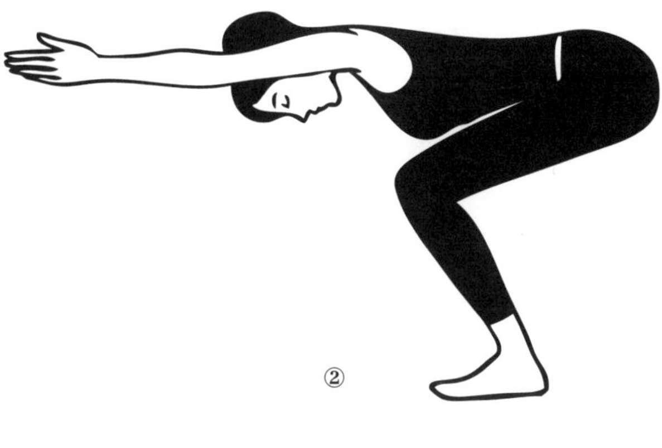

②

4

## BUJANGA-ASANA

***La potenza del cobra***

In piedi, a gambe unite, inspirando allungate le braccia in avanti; espirando, piegate i gomiti e rivolgete i palmi delle mani verso l'alto. Mentre inspirate, allungate il tronco; nell'espirare inarcate la colonna – dal coccige alle vertebre cervicali – spostando i gomiti un poco indietro, in modo che le spalle possano aprirsi.

5

## RATRI-ASANA *

***Il buio***

In piedi, a gambe leggermente divaricate, inspirando allungate le braccia in avanti; espirando, sovrapponete le mani, con i palmi rivolti verso l'alto. Mentre inspirate, portate i palmi sulla sommità della testa; in fase di espirazione flettete il busto in avanti, posizionando i gomiti all'interno delle ginocchia, che si flettono.

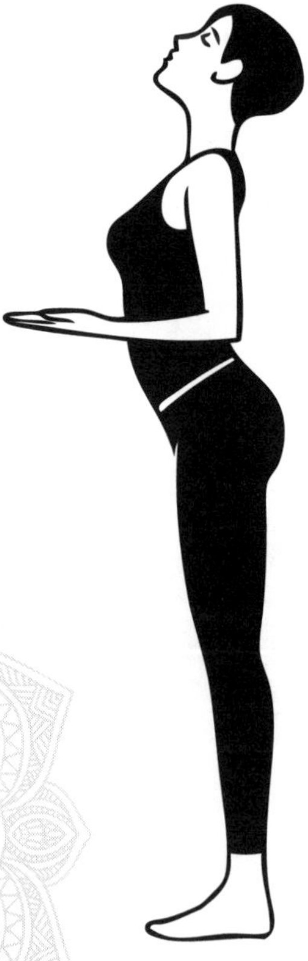

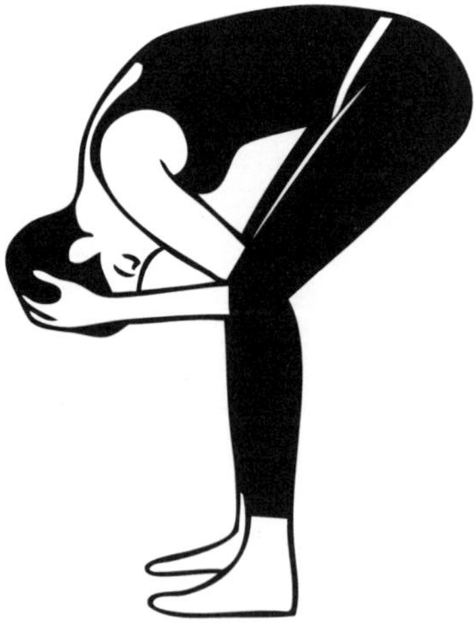

6

## CHANDRA-ASANA *

***La calma infusa dalla Luna***

In posizione eretta, a gambe leggermente divaricate e con le braccia lungo i fianchi, espirando ruotate il piede destro verso l'esterno; inspirando, distendete in alto il braccio sinistro. Mentre inspirate, allungate il tronco; in fase di espirazione, flettete il busto verso destra e piegate un poco i gomiti. Ripetete l'*asana* sull'altro lato, mantenendo gli stessi tempi.

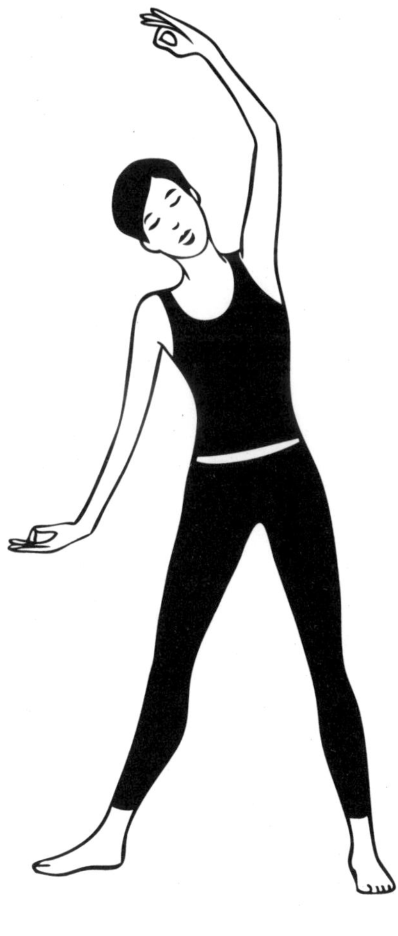

7

## ARUNA-ASANA *

***Il cocchiere che conduce verso la luce***

In piedi, a gambe leggermente divaricate, inspirando portate le braccia tese in avanti; espirando, piegate leggermente le ginocchia e i gomiti: le mani si chiudono, come se stessero afferrando delle briglie.

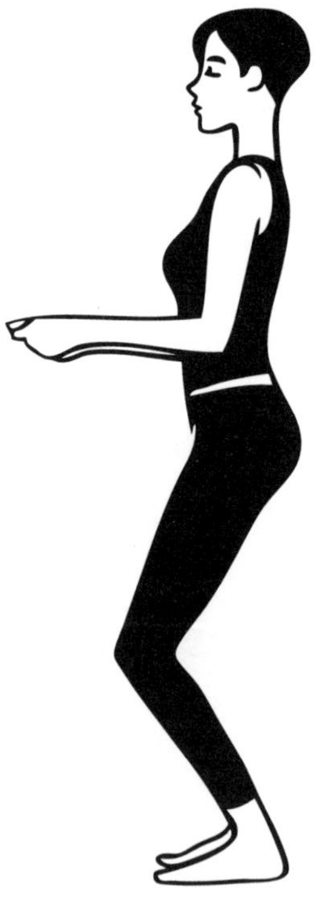

8

## TARAKA-ASANA *

***La stella che nel buio indica il cammino***

In piedi, con le gambe leggermente divaricate, inspirando sollevate i talloni da terra e le braccia verso l'alto. Espirando, stringete i pugni.

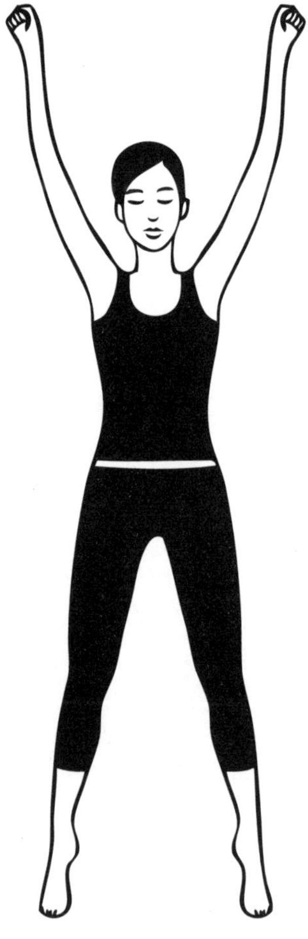

9

## ANJANA-ASANA *

***La scaltrezza della scimmia***

In ginocchio, appoggiate le mani a terra, allungate la gamba destra all'indietro e, inspirando, sollevate il busto. Mentre espirate, affondate con il bacino verso terra e, inspirando, portate le mani giunte davanti al petto. Ripetete l'*asana* sull'altro lato, mantenendo gli stessi tempi.

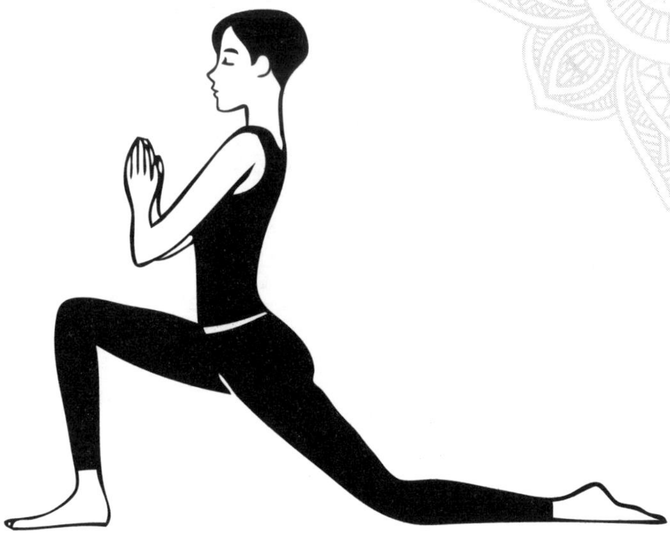

10

## TULITA-ASANA

***L'equilibrio della bilancia***

Seduti sui calcagni, con i talloni sollevati da terra, inspirando divaricate le ginocchia. Espirando, allungate il busto e aprite il petto e le spalle: le braccia sono rilassate sulle gambe.

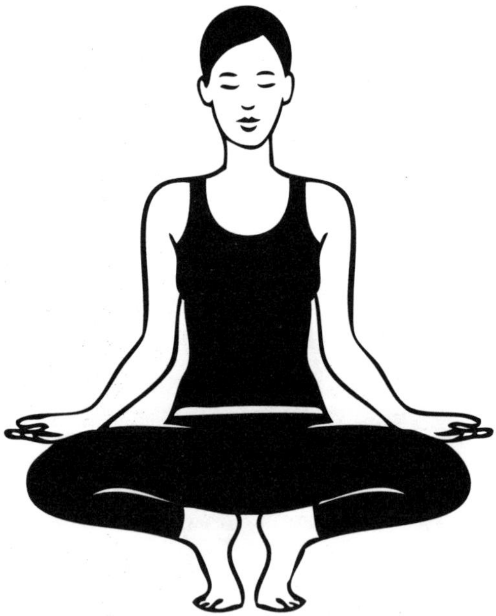

**11**

## KAKINI-ASANA *

***Il corvo femmina che vola nel vento***

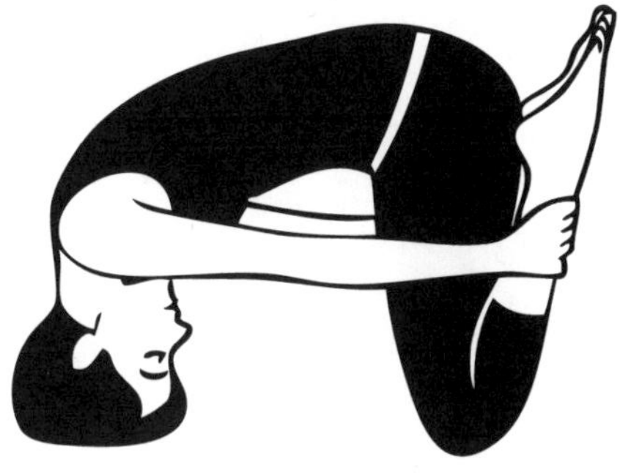

Carponi, inspirate ed espirando appoggiate la sommità del capo a terra, tra le mani. Espirate e poi, in fase di inspirazione, afferrate con le mani le caviglie e tiratele verso i glutei.

**12**

## VATAYANA-ASANA *

***Il cavallo: la conoscenza che sconfigge la paura***

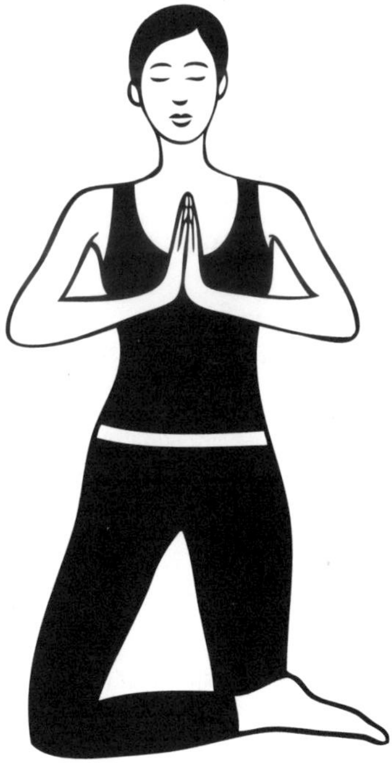

In ginocchio, espirando posizionate i polpastrelli delle dita delle mani a terra; inspirando, spostate la caviglia destra davanti al ginocchio sinistro. Espirate e, inspirando, portate il busto in posizione eretta. Poi, mentre espirate, congiungete le mani davanti al petto. Ripetete l'*asana* sull'altro lato, mantenendo gli stessi tempi.

# *Maschile e femminile: bilanciare l'energia sessuale*

Qualunque sia il suo rapporto con la vita, ogni essere umano tenta istintivamente di ancorarsi a una relazione d'amore. È una caratteristica propria della natura, che collega due individui – due polarità differenti – attraverso un flusso di energia sottile. Il passaggio di questa energia dal polo maschile a quello femminile (e viceversa) è la chiave dell'armonizzazione del proprio flusso vitale.

Il meccanismo è molto semplice perché poggia su una legge fondamentale dell'universo: la forza positiva e la forza negativa si attirano reciprocamente. Questo vale per i magneti, per i protoni e gli elettroni che si uniscono all'atomo nella danza delle particelle subatomiche e per gli esseri umani. Si tratta del segreto più semplice e basilare di tutte le tradizioni esoteriche.

Nel tantrismo – il termine, nato in epoca moderna, deriva dal sanscrito *tantra*, a sua volta formato dalla radice *tan* che vuol dire "estendere", "moltiplicare" e *tra*, che significa "salvezza" – l'unione dei due poli è vista come il processo salvifico dalle costrizioni e dai limiti umani. Lavorare sul corpo e sulla mente per estendere la coscienza oltre le proprie potenzialità e raggiungere l'Assoluto: questo il punto cardine del tantrismo che, a dispetto di quanto si crede, nasce come atto di fede nel sacro, strada verso la sacralità dell'esistenza, in ogni suo aspetto duale, e possibilità di vivere la vita come un grande mito. L'unione tra due entità opposte – il maschile e il femminile – realizza la fusione di due principi assoluti: essa rappresenta quindi una vera e propria trasposizione sul piano personale di un evento cosmico.

Nella tradizione indù Shiva e Parvati – il "dio" e la sua sposa – simboleggiano l'origine della vita, scaturita dall'unione dell'elemento femminile (acqua) con quello maschile (fuoco). Secondo il tantrismo tale unione si riflette nel rito dell'atto sessuale: essa riunifica le due polarità, ripristinando uno stato di massima beatitudine, che ne *Il tantrismo: il gioco della dea* la studiosa Marilia Albanese definisce «mistica uni-

tà del Tutto, al di là del tempo e dello spazio». Per il *Tantra* è importante imparare a "sentire" usando i sensi ed espandendone le potenzialità al massimo, poiché essi sono "le porte della percezione" che permettono di accedere ad alte mete. Fare dunque l'esperienza dell'intuizione può essere il fine per raggiungere nel profondo del sé l'Assoluto, per poi perdersi in esso o addirittura goderne. Queste, in proposito le parole del maestro Osho (1931-1990) ne *Il mistero femminile*: «Assaggia Dio in ogni sapore, fluisci totalmente nel tuo tocco, perché tutto ciò che tocchi è divino. Tocca, annusa, gusta, vedi, senti il più totalmente possibile. Dovrai imparare il linguaggio dei sensi con il quale nasciamo ma che poi perdiamo. Osserva un bambino. Quando guarda qualcosa è completamente assorbito, così quando gioca. Quando un bambino mangia una mela, la gusta con un'energia speciale, quando sulla spiaggia raccoglie conchiglie, è come se stesse raccogliendo diamanti. Ogni cosa è preziosa quando i sensi sono vivi, ogni cosa è limpida. Rivendica il tuo linguaggio dimenticato. Ogni volta che vi è la possibilità, sii di più nei tuoi sensi, non perdere nessuna occasione per rivivificare i tuoi sensi».
Anche il tantrismo tibetano venera l'energia sessuale con diversi riti. Le due forze opposte, *yab* (maschile/padre) e *yum* (femminile/madre) sono equivalenti ed entrambe necessarie per la conservazione della vita: uniti, il metodo e la saggezza possono realizzare la "buddhità" e la liberazione dalla sofferenza.
Per il taoismo, dottrina filosofica e religiosa che nel *Tao* ("strada") ha il suo principio fondamentale, lo scambio sessuale è paragonabile all'effetto dell'acqua e del fuoco che, a seconda del loro impiego, possono uccidere o salvare.
La vita, è un flusso armonico di energia; il respiro si trasforma in essenza sessuale e questa in spirito. L'energia scorre sia all'interno del corpo sia all'esterno, collegando l'uomo al mondo e la Terra al cielo. L'individuo è al centro di questo processo.

In un rapporto che vada oltre il solo scopo di un piacere momentaneo raggiunto attraverso l'orgasmo, l'appagamento sessuale è un'esigenza legata per molti a una tappa evolutiva personale. Comprendere che in ognuno esiste un forte moto creativo, un impulso che spinge all'unione con l'altro, è fondamentale per capire che questa energia va accettata e diretta al meglio: bisogna uscire dai condizionamenti socioculturali e acquisire l'attitudine al "sentire", per unirsi ed "evolvere".

Lo yoga, quale via di consapevolezza e di armonia, può diventare un sostanziale aiuto per gestire nel modo migliore l'energia sessuale in ognuno di noi. Attraverso le *asana* si conoscono meglio il corpo e le sue reazioni, si agisce sul sistema nervoso e su quello endocrino, responsabile della produzione ormonale. Si lavora sul secondo *chakra, svadhisthana*, sede dell'elemento "acqua", che governa l'attività sessuale e riproduttiva: ogni forma vivente nasce da questo elemento universale della fertilità, simbolo del potere creativo e rigenerante.

Una meditazione focalizzata su tale centro favorisce la salute delle ghiandole surrenali che secernono adrenalina, preziosa sostanza che da un lato difende dallo stress, dall'altro dona l'equilibrio necessario per una buona sessualità. Anche uno dei padri della psicanalisi, Carl Gustav Jung (1842-1896), collega il *chakra svadhisthana* all'elemento liquido, deducendone interessanti spunti di riflessione, strettamente collegati con il concetto tantrico di sessualità: le acque cosmiche primordiali sono il grembo dell'universo che custodisce la vita indifferenziata e, *Uroboros*, il serpente che si morde la coda, antico simbolo della cultura egizia e induista, rimanda all'uovo e al feto racchiuso nella placenta.

Attraverso pratiche di rilassamento profondo come lo *Yoga Nidra* ("sonno consapevole") il livello di contrazione dei muscoli viene ridotto al punto da disconnettere il sistema nervoso centrale dall'apparato muscolare. Quest'ultimo, libero da tutte le interferenze dei livelli superiori della coscienza, si rilassa; lo stato di rilassamento è trasmesso a ogni cellula, le funzioni fisiologiche si regolano e l'organismo si rivitalizza, ritrovando il suo equilibrio energetico, generale e sessuale.

Gli antichi trattati taoisti non lasciano dubbi riguardo l'importanza di avere consapevolezza della propria sessualità. P'eng Tsu, il mitico archiatra dell'imperatore cinese Yin, afferma che non c'è medicina, cibo o redenzione spirituale che possa prolungare la vita di un uomo, se egli non sa trovare l'armonia dell'energia sessuale. Gli fa eco il medico Sun S'su Mo (VII secolo d.C.), per il quale «Pensare che il rapporto sessuale sia un atto isolato o separato da tutte le altre funzioni pregiudica la longevità e favorisce l'insorgenza di malattie di ogni genere».

## L A P R A T I C A

**Questa sequenza di *asana* agisce intensamente sul primo e sul secondo *chakra*, attivando l'energia situata alla base del bacino definita "forte moto creativo", un impulso che spinge all'unione con l'altro. Le *asana* sbloccano il bacino, favorendo la circolazione sanguigna nelle zone genitali e il riequilibrio ormonale.**
**Ogni forma proposta nella prima sequenza di *mudra* va eseguita per almeno 3-5 minuti; ogni *asana* deve essere mantenuta nell'immobilità per il tempo necessario a effettuare almeno 20 respiri. Le posture più facili possono essere eseguite per il tempo desiderato, facendo attenzione al sovraccarico della zona lombare. L'ultimo esercizio, *Pundarika bandha*, si esegue con attenzione e molta calma.**

1

## BALI NATYA-MUDRA *

In piedi, a gambe divaricate, piegate le ginocchia (le punte dei piedi sono rivolte verso l'esterno). Allungate il busto, aprite le spalle e portate le mani distese a sfiorare le creste iliache. ①
Nel corso di un'unica inspirazione:
- sollevate le braccia lateralmente ruotando i palmi delle mani e portatele all'altezza delle spalle; ②
- sollevate le braccia ancora più in alto e unite il dorso delle mani al di sopra del capo. ③
Nel corso di un'unica espirazione, eseguite gli stessi passaggi, ritornando con le mani sulle creste iliache.

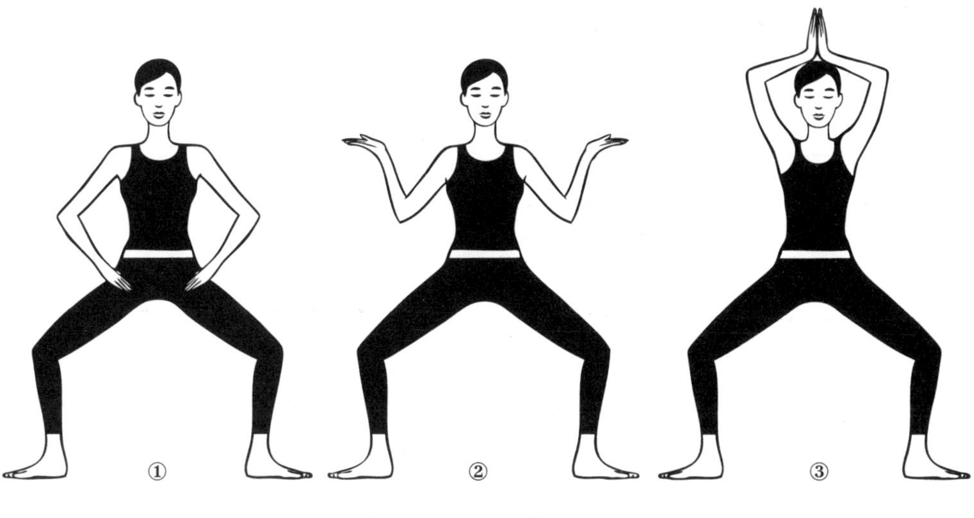

① ② ③

2

## SHIVA NATARAJA-ASANA

In piedi, a gambe unite, inspirando spostate il peso del corpo sulla gamba sinistra, espirando piegate indietro la gamba destra e afferrate con entrambe le mani il dorso del piede (le braccia sono distese lungo il corpo e il tallone è aderente al gluteo). Poi, mentre espirate, spingete indietro il ginocchio allungando le braccia e staccando il tallone dal gluteo. Ripetete l'*asana* sull'altro lato, mantenendo gli stessi tempi.

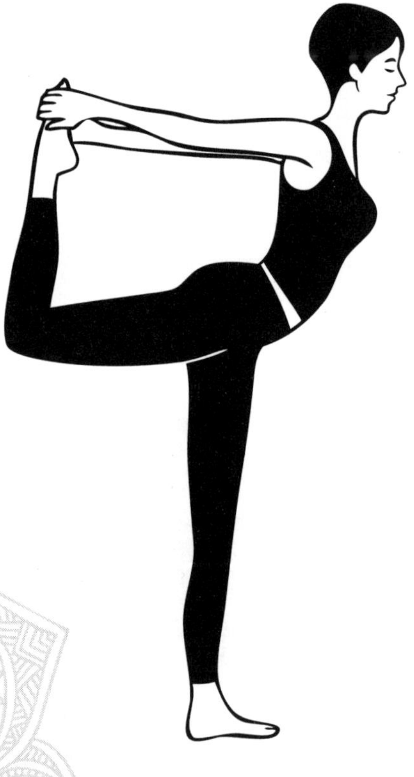

3

## DRISTIKA-ASANA *

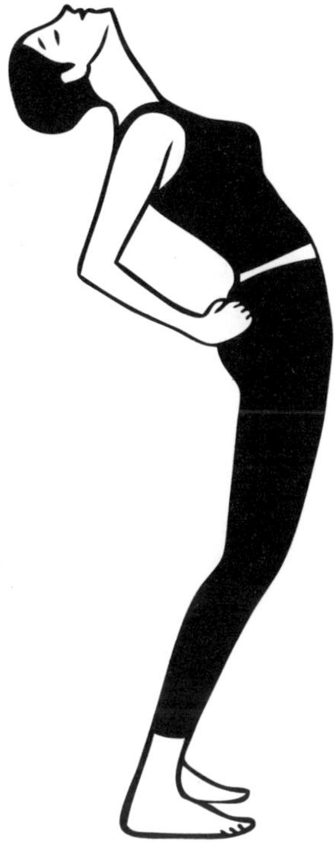

In piedi, a gambe leggermente divaricate, inspirando portate le mani chiuse a pugno sulla zona lombare. Mentre espirate, inarcate il busto all'indietro, flettendo un poco le ginocchia e unendo le scapole: la testa è reclinata all'indietro e il viso "guarda" in alto.

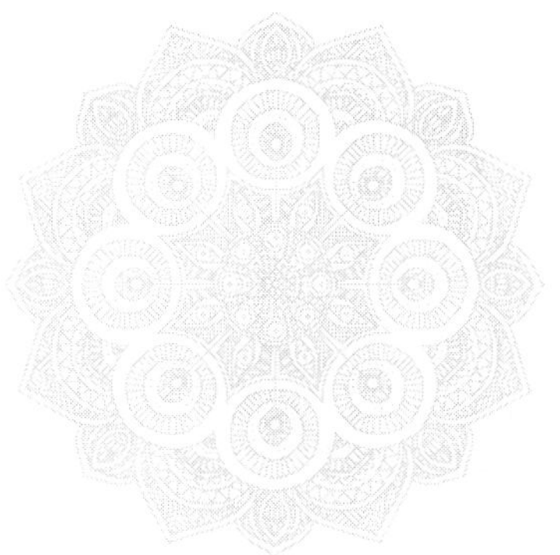

4

## HARITI-ASANA *

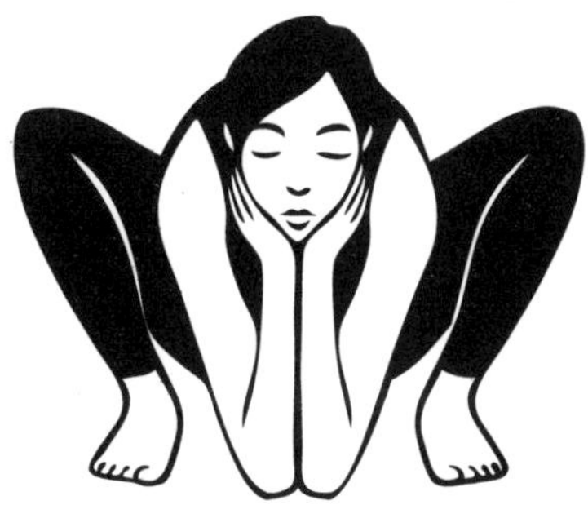

In piedi, a gambe leggermente divaricate, mentre inspirate sollevate i talloni, tendendo le gambe; in fase di espirazione flettete le ginocchia e scendete con il bacino verso terra: le mani, sulle guance, sostengono il capo, mentre i gomiti fungono da punto di appoggio.

5

## USHTRA-ASANA

In ginocchio, inspirando puntate le dita dei piedi al suolo e sollevate i talloni. Mentre espirate, mantenendo ben fermo il bacino, arretrate con le spalle; poi, inarcando la schiena, afferrate i talloni con le mani. Inspirate ed espirando lasciate scendere il capo all'indietro.

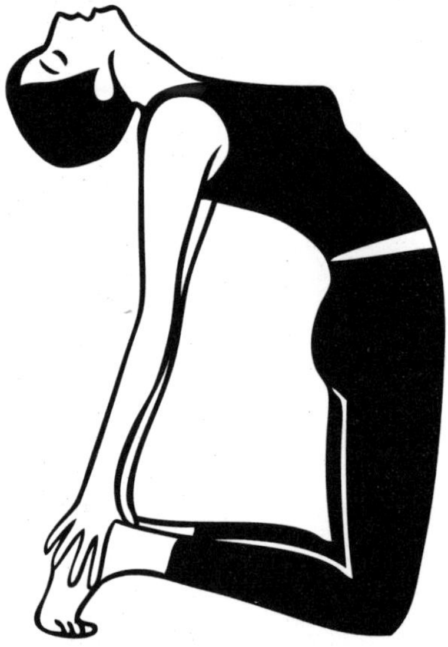

6

## ARDHA VAMADEVA-ASANA

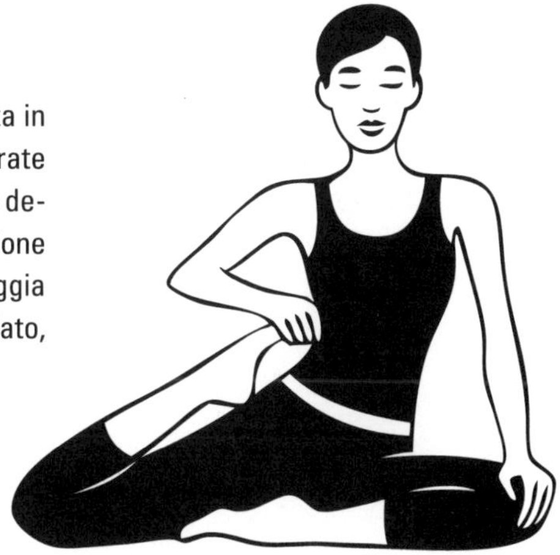

Seduti, portate la gamba sinistra piegata in avanti e la destra distesa di fianco. Inspirate e, in fase di espirazione, afferrate il piede destro, piegando la gamba e spingendo il tallone verso il gluteo: la mano sinistra si appoggia sul ginocchio. Ripetete l'*asana* sull'altro lato, mantenendo gli stessi tempi.

7

## PURVA PADMA-ASANA *

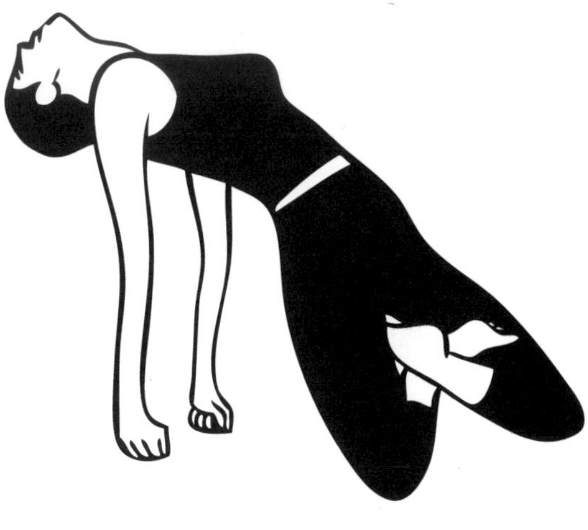

Seduti con le gambe in posizione del loto – o semplicemente con le caviglie incrociate – chiudete le mani a pugno e portatele al suolo, dietro la schiena. Facendo forza sui polsi, mentre inspirate, sollevate il bacino da terra, inarcate la schiena e spingete il capo all'indietro.

**8**

## UTTHITA BADDHA TRIKONA-ASANA

Seduti, con le gambe piegate e i piedi a terra vicino al bacino, afferrate gli alluci con gli indici e i medi. Mentre inspirate, distendete le gambe, divaricandole e portando i piedi verso l'alto (la schiena rimane diritta).

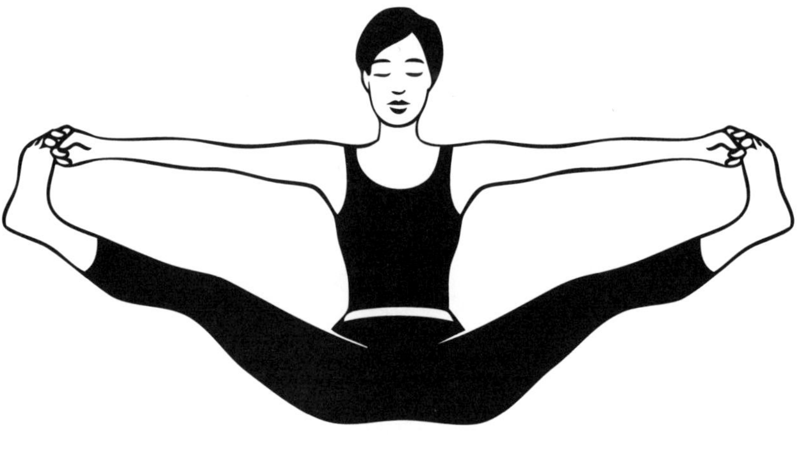

9

## SHANKINI-ASANA *

Seduti con le piante dei piedi unite e un poco distanti dal bacino, inspirando allungate il busto verso l'alto ed espirando portatelo in avanti, in modo che la testa sfiori i piedi. Piegate i gomiti e portate i palmi delle mani al suolo, sotto le gambe: le punte delle dita spingono verso il bacino.

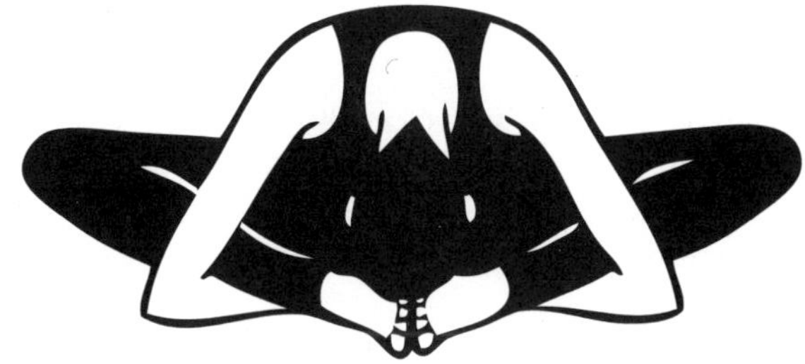

10

## KARANDA-ASANA *

In posizione prona, inspirando flettete le ginocchia; espirando, intrecciate le dita delle mani dietro la schiena e portatele all'altezza delle scapole, con i palmi rivolti verso l'esterno. Mentre inspirate, sollevate il viso e il busto, cercando di avvicinare i gomiti.

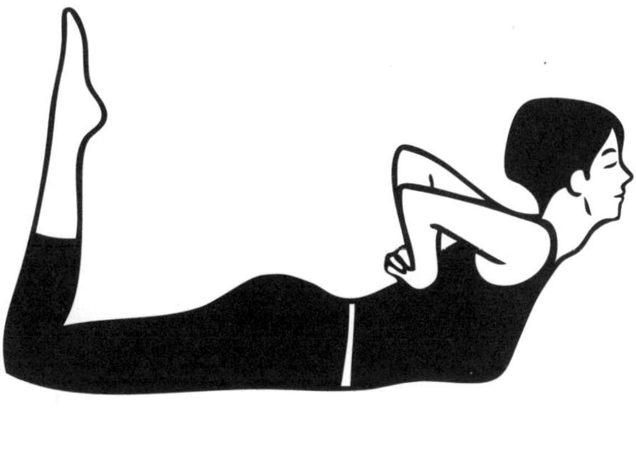

11

## MANDUKA-ASANA

In posizione prona, con il mento appoggiato al suolo, inspirando divaricate le gambe; espirando, piegate le ginocchia. Mentre inspirate, afferrate con le mani il collo dei piedi; in fase di espirazione, portate le piante a terra (o verso terra).

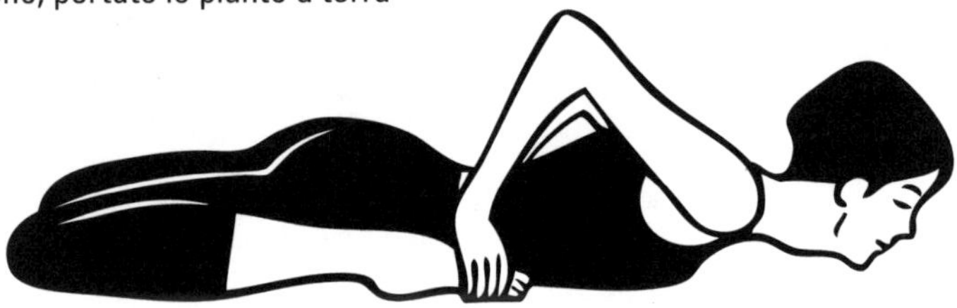

12

## UTTANA SUPTA ADITI-ASANA *

In posizione supina, mentre inspirate, piegate le ginocchia e afferrate con le mani i piedi, portando le braccia all'interno delle gambe. Inspirando, sollevate le spalle e la testa, spingete i piedi verso il capo e divaricate le ginocchia.

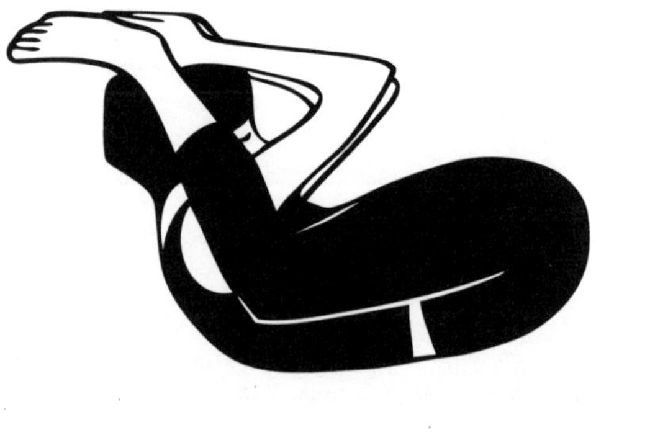

## PUNDARIKA BANDHA *: LA CHIUSURA DEL FIORE DI LOTO

Questo esercizio mantiene il tono muscolare dell'apparato genitale e permette di migliorare le sensazioni di piacere durante l'atto sessuale.
In posizione supina, con le braccia rilasciate e leggermente distanti dai fianchi, flettete le ginocchia e portate i piedi verso il bacino, divaricandoli un poco in modo che siano in asse con le spalle.
Mentalmente, visualizzate una linea luminosa trasversale in corrispondenza del perineo (area anatomica posta tra l'ano e la base dei genitali). Concentratevi sui muscoli genitali, contraendoli e rilassandoli allo stesso ritmo del respiro (che sarà lento e regolare), cercando di non coinvolgere l'ano e l'addome. Inspirando, contate fino a 3 mentre dilatate la radice dei genitali; poi trattenete l'aria e, contando fino a 3, contraete la muscolatura verso l'interno come sotto l'azione di una ventosa; espirando, rilasciate la contrazione e rilassatela. Eseguite questo *bandha* per 5 minuti, aumentando gradualmente i tempi di "chiusura" a polmoni pieni d'aria, fino a giungere a un massimo di 6 secondi.

# *La forza e l'arrendevolezza: l'anima del guerriero*

Può apparire anomalo che da una disciplina di natura non violenta come lo yoga emerga una serie così ampia di riferimenti a eroi ed eroine pronti a dare la vita per vincere le battaglie a cui partecipano.

Di guerrieri preparati a combattere il nemico in scontri frontali oggi non ce ne sono più; dell'epoca in cui vissero rimangono, però, i grandi racconti di guerra della tradizione indiana e occidentale, racconti che nascondono in realtà delle allegorie. Nello yoga i nemici, gli eserciti contrapposti, le lotte e le battaglie rappresentano il conflitto interiore presente in ogni essere umano: tra bene e male, tra istinto e ragione, tra infanzia e maturità (cioè tra gioco e responsabilità).

Attraverso le *asana* e i *pranayama* lo yoga celebra il "guerriero spirituale" esaltato come ideale di tutti gli *yogin*, colui che con forza e tenacia si batte contro il nemico universale: l'ignoranza (*avidya*), causa principale di tutte le sofferenze. Da posizioni e atteggiamenti dei guerrieri di un tempo questa disciplina trae alcune forme e simboli utili per il praticante.

Il guerriero dovrebbe combattere la sua battaglia interiore, senza assumere un'attitudine rigida e un atteggiamento di opposizione. I nemici contro cui lottare sono i limiti e le paure, ma la loro distruzione può avvenire solo dopo averne preso coscienza. Tutto ciò che nella personalità di un individuo impedisce la libera espressione di sé deve essere comunque accolto e compreso. Qualsiasi ostacolo, infatti, può contenere energie imprigionate, risorse da recuperare e da trasformare in virtù.

Il cammino dello yoga insegna che, attraverso la pratica costante, comportamenti esteriori e interiori possono essere trasformati sul piano fisico, istintuale, emotivo e mentale. In *Lettere sullo yoga* Sri Aurobindo scrive:

«Lo yoga mira in primo luogo a entrare nella coscienza divina, dissolvendo in essa l'ego separatore [...] e in secondo luogo a far discendere la coscienza sovramentale sulla Terra perché trasformi la mente, la vita e il corpo». Poco oltre aggiunge: «Si tratta di una strada difficile. A molti, ai più, sembrerà impossibile [...]. La *sadhana* non avviene per insegnamenti mentali prestabiliti, né per forme prescritte di meditazione, ma per aspirazione, per una concentrazione rivolta all'interno di noi stessi o verso l'altro, aprendoci al Potere Divino sopra di noi e alla sua azione, alla Presenza Divina nel cuore».

L'epica indiana è ricca di figure eroiche che insegnano a lottare quando è necessario o a ritirarsi al momento opportuno, a vincere o ad accettare la sconfitta, sempre con onore.

La storia di Virabhadra, uno tra i più noti guerrieri della mitologia indù è esemplificativa: nato da una ciocca di capelli di Shiva e messo dallo stesso dio a capo di una legione, appare un guerriero sanguinario, ma non è solo questo. Come Shiva, infatti, distrugge per salvare: il suo vero nemico è l'ego e, mozzandogli la testa, Virabhadra aiuta a ricordare che bisogna essere umili. Mahavira, invece, è il "vincitore", l'ultimo maestro riconosciuto dai *jaina*, praticanti un vegetarianesimo estremo fondato sulla sacralità dello spirito eterno di cui è dotato ogni essere.

Vissuto nel VI secolo a.C. e contemporaneo di Buddha, Mahavira è colui che ha trionfato sulle passioni e raggiunto la liberazione dalla schiavitù delle *vritti*, le fluttuazioni mentali. Guerrieri *yogin* sono anche Bhima, Duryodhana, Drupada, Skanda, Viradhanur, Kartikeja, Suta, a ciascuno dei quali corrispondono specifiche *asana*. Ma ogni eroe, per essere tale, deve attraversare il percorso dell'arciere: combattere i propri limiti per arrivare alla conoscenza suprema. I miti dell'India antica ci forniscono elementi chiari: i requisiti fondamentali per intraprendere la via della conoscenza suprema (*jnana*) sono *icchà*, la volontà, e *kriya*, la forza e l'azione. Solo mirando al bersaglio con determinazione il "guerriero spirituale" – ben saldo sui principi di volontà e azione – sarà in grado di colpirlo e vincere così i limiti umani. Sono illuminanti le parole di un celebre *mantra* delle *Upanishad*: «*Om Dhanurasana*, il corpo è l'arco, *Om* è la freccia, lo spirito è la tagliente punta della freccia che, avendo trapassato il velo dell'ignoranza, raggiunge colui che risplende come una ruota di fuoco: l'onnipresente Brahman che ha il colore del Sole».

Questo *mantra* è relativo a una meditazione in movimento – *Dhanura mudra* – dello *Yoga Ratna*, ricca di significati simbolici e, come sempre nello yoga, utile strumento di lavoro sul corpo fisico.

Un altro aspetto importante dell'energia che i guerrieri portano come insegnamento è la trasformazione delle emozioni e delle sensazioni: la presa di coscienza dei propri limiti e delle proprie possibilità consente di liberare la vera essenza di ognuno. I limiti del carattere non devono impedire la ricerca spirituale, ma diventarne parte integrante. L'energia del guerriero nello yoga assume un suo valore laddove diventa strumento di crescita personale attraverso le forme che rappresentano gli "eroi" della tradizione.

# LE MUDRA DEI GUERRIERI

Queste due sequenze di gesti vanno ripetute per qualche minuto, fino a percepire la sensazione di essere attraversati dall'energia vitale.

## Dhanura-mudra *: il gesto dell'arciere

Nell'esecuzione dell'esercizio lo *yogi* deve pensare come il grande arciere che rappresenta: fisserà dapprima lo sguardo su un punto luminoso posto lontano, all'altezza degli occhi; quindi tale punto diventerà la fonte dell'energia della conoscenza (*jnana*). Gli occhi poi si rivolgeranno a destra, dove lo *yogi* avrà posto l'energia della forza e dell'azione (*kriya*) e successivamente a sinistra, dove ha sede l'energia della volontà (*icchà*).

Il gesto delle mani, che dovrà essere mantenuto durante tutto l'esercizio, è quello di *jnana* o "della conoscenza": il pollice tocca l'indice formando un piccolo cerchio, simbolo di unione e di continuità ma anche della dimensione profana da cui l'uomo deve liberarsi per raggiungere la perfezione a cui aspira. Diventando consapevoli di essere contemporaneamente l'arciere, la freccia che si scaglia sul bersaglio e il bersaglio stesso, l'obiettivo è raggiunto: con la fusione di questi tre elementi distinti si è creata l'unicità.

Stando in posizione eretta, con le gambe leggermente divaricate, i piedi paralleli tra loro, le braccia distese lungo i fianchi e le mani nel gesto di *jnana* (pollici e indici uniti a formare un piccolo cerchio) ①:

- inspirando, sollevate le braccia di lato; ②
espirando, portate il braccio sinistro teso in avanti; ③
- inspirando, posizionate il braccio sinistro di lato, davanti a quello destro; ④
espirando, ruotate il capo verso destra; ⑤
- inspirando vigorosamente, ritraete il gomito sinistro mantenendolo in alto – in linea con la spalla – nel movimento di chi lancia la freccia verso il bersaglio (*kriya*); ⑥
- espirando, riportate il braccio sinistro teso in avanti (ritornate nella posizione ③);
- inspirando, stendete il braccio sinistro di lato (ritornate nella posizione ②);
- espirando, riportate le braccia lungo i fianchi (ritornate nella posizione ①).

Ripetete gli stessi gesti anche sul lato sinistro; a muoversi sarà il braccio destro: manterrete l'attenzione prima al centro e poi a sinistra, dove il punto da colpire sarà *icchà*, ovvero la volontà.

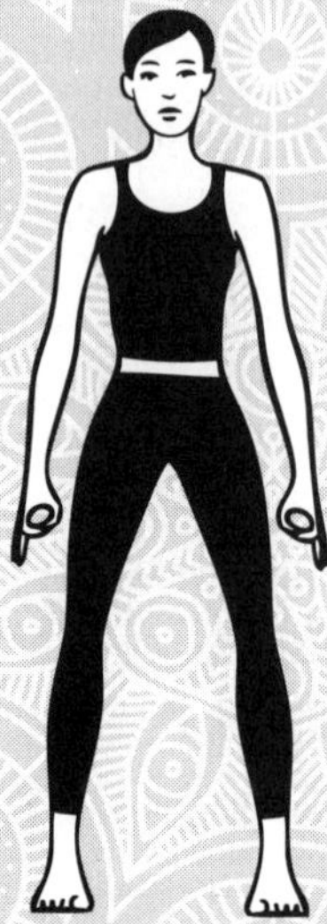

①

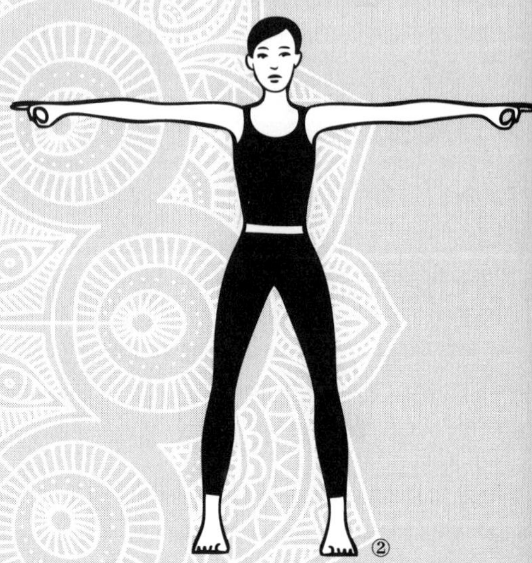

②

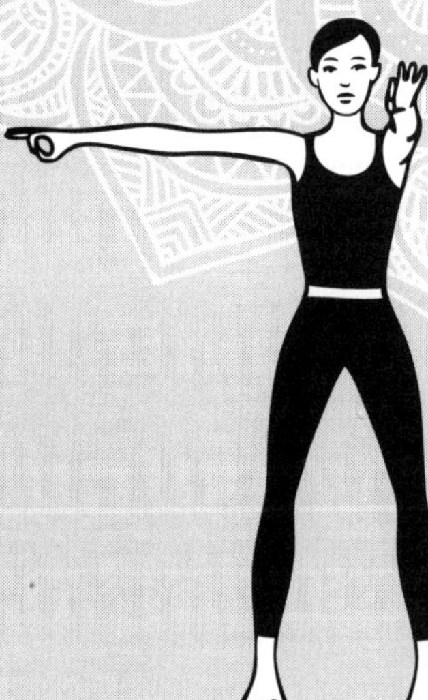

③

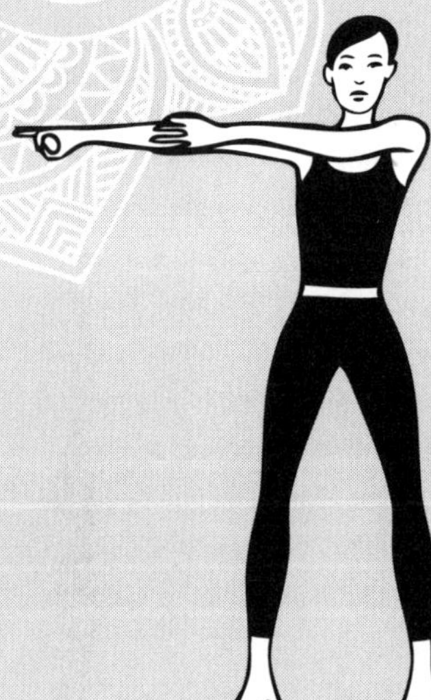

④

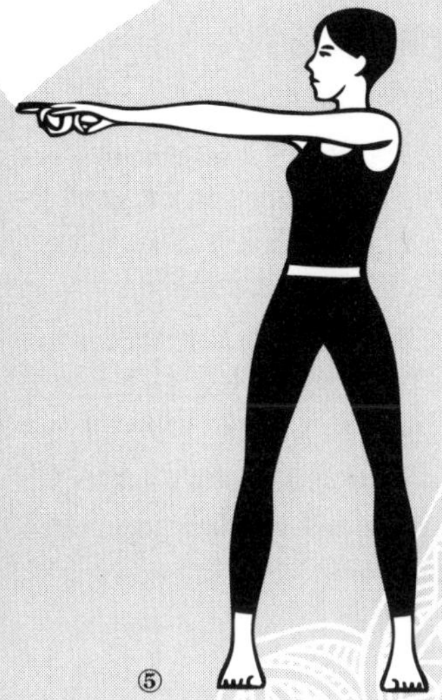

⑤

## Bhima-mudra *: il guerriero che si muove nel vento

In posizione eretta a gambe unite, con i polsi incrociati e le mani chiuse a pugno davanti al petto, inspirando fate un passo in avanti con il piede sinistro.

Espirando vigorosamente, slanciate in alto, di lato, la gamba destra: il piede tornerà subito a terra per eseguire il gesto sull'altro lato. Ripetete questa *mudra* per alcune volte.

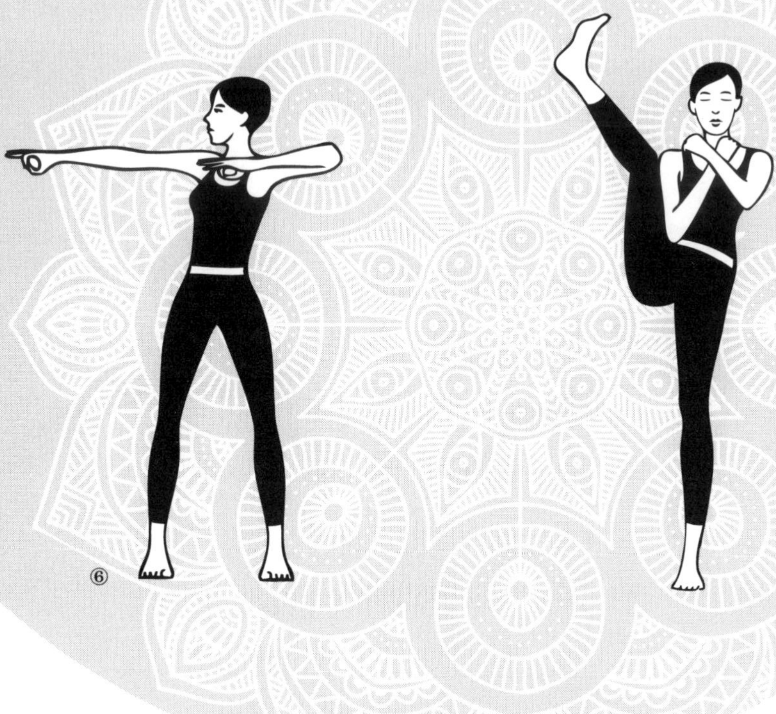

⑥

## LA PRATICA

**Questa sequenza di *asana* agisce sulla forza e sull'equilibrio, favorendo la concentrazione. Ogni forma deve essere mantenuta per lo spazio di tempo necessario a effettuare almeno 15 respiri.**

1

## VIRABHADRA-ASANA

***L'eroe simbolo di virilità e ira***

In piedi, a gambe divaricate, inspirate aprendo le braccia di lato e portandole ben tese all'altezza delle spalle; poi, espirate ruotando il piede destro fino a impostarlo di profilo.

Inspirando, ruotate il capo verso destra; espirando, flettete il ginocchio destro. Respirate. ①

Mentre espirate, unite le mani e portatele davanti al ginocchio (le spalle sono allineate); in fase di inspirazione, sollevate le braccia verso l'alto. Respirate. ②

Ripetete l'*asana* sull'altro lato, mantenendo gli stessi tempi.

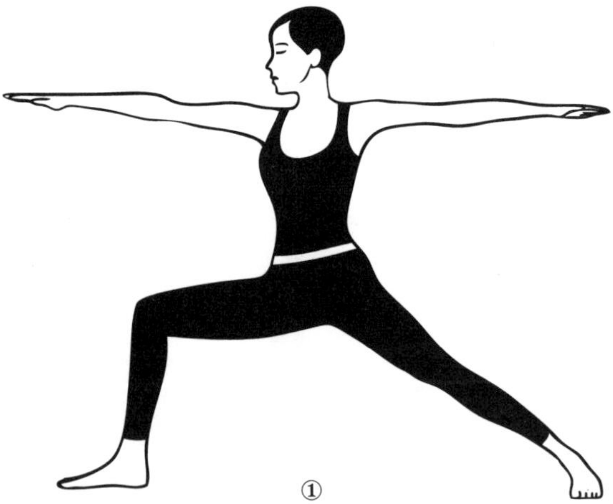

①

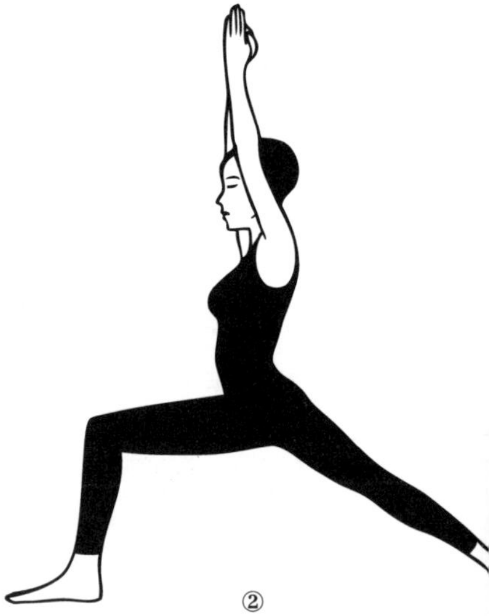

②

**2**

## DRUPADA-ASANA *

***Il guerriero che combatte la guerra tra le forze che simboleggiano il bene e il male***

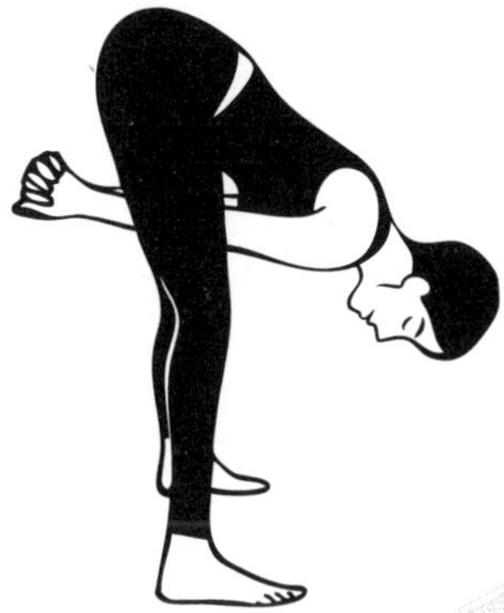

In piedi a gambe divaricate, con le dita delle mani intrecciate e i polsi uniti, inspirando distendete le braccia in alto; mentre espirate flettete il busto in avanti, portando le braccia oltre le gambe. La testa scende verso il suolo.

**3**

## SUTA-ASANA

***Il comandante dell'esercito***

In posizione eretta, a gambe divaricate e con i piedi in parallelo, unite le mani dietro la schiena, con le dita rivolte verso l'alto. Mentre inspirate, ruotate il piede destro impostandolo di profilo; espirando, ruotate verso destra anche il busto. Inspirando, allungatevi leggermente verso l'alto; in fase di espirazione flettete il ginocchio destro. Inspirate ed espirando piegate il busto in avanti fino ad appoggiare la spalla destra al ginocchio.
Ripetete l'*asana* sull'altro lato, mantenendo gli stessi tempi.

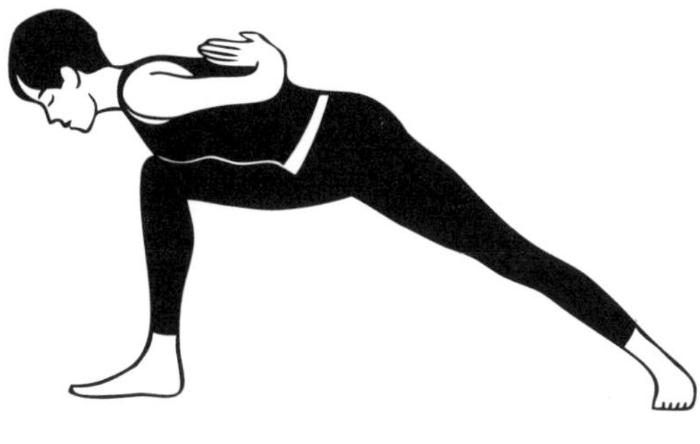

4

## JARASANDHA-ASANA *

***Il guerriero la cui arma finì nel Kashmir dove nacque lo Shivaismo***

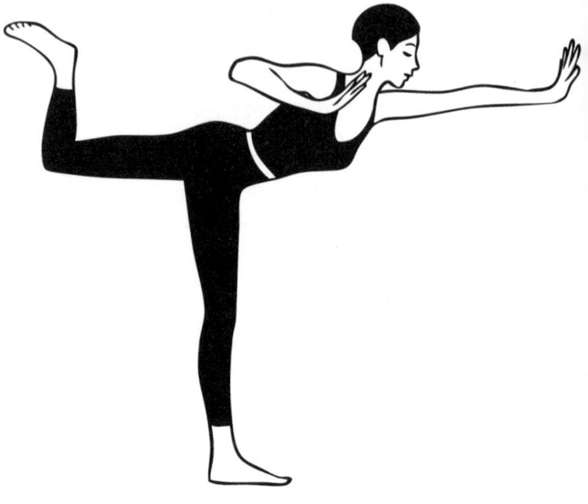

In piedi, a gambe unite, inspirando sollevate le braccia in avanti; espirando flettete il busto, mentre la gamba destra sale indietro tesa. Inspirate e, mentre espirate, piegate il ginocchio destro portando il piede verso l'alto; contemporaneamente flettete il braccio destro.
Ripetete l'*asana* sull'altro lato, mantenendo gli stessi tempi.

5

## DURYODHANA-ASANA *

***Il potente guerriero che guidò i principi Kaurava***

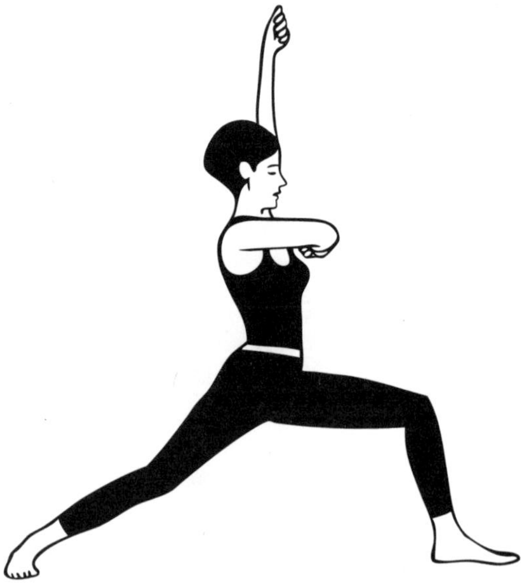

In piedi, a gambe unite, inspirando allungate il busto verso l'alto. Espirando, spostate indietro la gamba sinistra, con il piede appoggiato a terra; la gamba destra si flette. Mentre inspirate, tendete le braccia in alto e chiudete i pugni. Espirate vigorosamente, piegando il braccio destro: il gomito rimane in linea con la spalla e il pugno è portato in avanti, al centro del petto.
Ripetete l'*asana* sull'altro lato, mantenendo gli stessi tempi.

6

## KARTIKEYA-ASANA *

***Il dio della guerra***

In posizione supina, flettete le ginocchia portando i piedi a terra e i talloni vicino ai glutei. Con i piedi ben radicati al suolo, inspirando sollevate il bacino contraendo i glutei; espirando portate le mani a sostenere la zona lombare. Mentre inspirate, distendete in alto la gamba destra. Ripetete l'*asana* sull'altro lato, mantenendo gli stessi tempi.

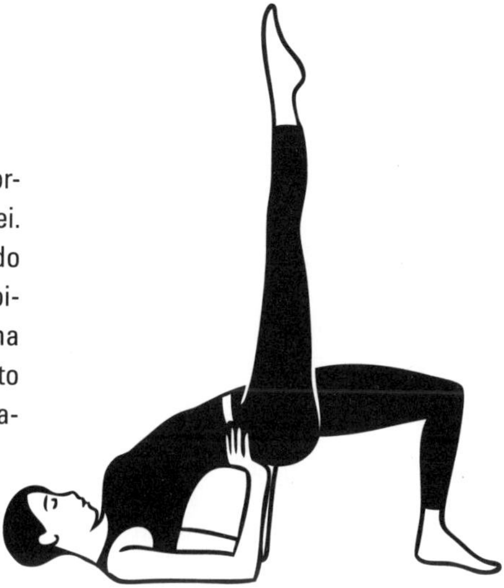

7

## ARDHA SUPTA VIRA-ASANA

***Posizione parziale dell'eroe***

Seduti sui talloni, inspirando allargate i piedi ed espirando appoggiate al suolo il bacino: i piedi avvolgeranno i glutei e la schiena sarà ben diritta. Inspirando, portate la mani giunte al centro del petto.

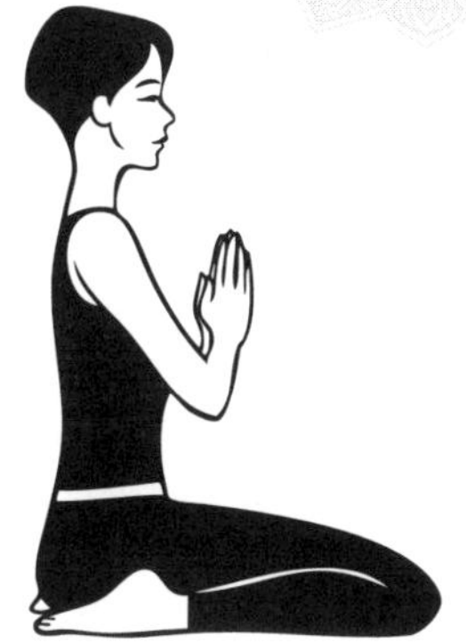

# *La fermezza: la montagna sacra*

Subissati da un'infinità di stimoli e di cose da fare – obbligati o per scelta – si corre, si scalpita avvertendo, però, sempre di più la sensazione di essere fuori tempo, fuori posto, fuori di testa... Fuori dal centro. Anche il corpo risente della precarietà del nostro vivere e, dunque, spesso si ammala. Si vive ricercando costantemente l'equilibrio degli aspetti polari dell'esistenza: basti solamente pensare alle opposte funzioni dei due emisferi cerebrali e all'esigenza di ritrovare una dimensione interiore e spirituale in un mondo essenzialmente materiale e pieno di esteriorità. È perciò indiscutibile l'importanza di ricercare un centro e mantenerlo, partendo dal corpo fisico per raggiungere la mente, come indica lo yoga. Nella pratica yogica concentrarsi su un "punto fisso" consente di trovare l'equilibrio del corpo; nella vita crearsi un riferimento stabile è importante per fronteggiare le difficoltà che rischiano di "far cadere". Stabilire un punto fisso quando il corpo o la mente sono in disequilibrio è un modo immediato per portare l'attenzione su ciò che si sta facendo e per vivere al meglio il "qui e ora".
La stabilità fisica è influenzata dalla gravità, la forza di attrazione che agisce su tutto ciò che è presente in natura, ancorandolo a terra. Questa forza si applica a un oggetto in un particolare punto di esso, denominato "baricentro" o "centro di gravità": più in basso si trova questo punto, più l'oggetto è stabile.
Nelle *asana* l'esercizio si rivolge innanzitutto alla ricerca della stabilità, allineando al meglio il corpo e sciogliendo le tensioni in atto. Il corretto allineamento di ossa, muscoli, articolazioni, legamenti, tendini e fibre consente di raggiungere il miglior equilibrio e una buona stabilità, con il minimo sforzo fisico. Inoltre, favorisce la circolazione sanguigna e linfatica, crea maggior spazio tra gli organi interni e incrementa il flusso energetico, migliorando salute e benessere.

Nell'iconografia indiana la fermezza e la stabilità sono rappresentate da *tada*, la montagna, simbolo sacro per la civiltà indù e, in particolare, per il *Tantra*. La montagna per eccellenza, regina e ricettacolo di sacralità, è la catena himalayana, che nella mitologia vedica diventa *Himavat*, "la dimora delle nevi", la vetta consacrata a Shiva. *Tada* è anche un'*asana* fondamentale per la comprensione del corpo che, in questa forma, si allunga lievemente e nel contempo si rilassa, trovando il suo centro. Postura all'apparenza semplice, quando è correttamente eseguita richiede un graduale e paziente lavoro su tutto il corpo ed è la premessa necessaria per costruire la giusta posizione verticale per essere certi di avere "i piedi per terra".
La percezione di un corretto contatto con la Terra e la consapevolezza degli eventuali squilibri nel nostro modo di appoggiare i piedi al suolo sono aspetti fondamentali per "ritrovare il centro": il peso del corpo deve essere distribuito su entrambi i piedi, per tutta la loro lunghezza, dalle dita ai talloni. I piedi devono essere "spalmati" a terra, senza che il peso gravi eccessivamente sulle punte o sui talloni e senza sbilanciamenti laterali: bisogna osservare con attenzione e stabilizzarsi al centro.
*Himavat* è il simbolo del "grande centro", la connessione fra il cielo e la Terra. Non a caso, nella postura i due elementi opposti devono risultare in perfetto equilibrio attraverso il centro di gravità del corpo fisico: il bacino. Occorre perciò acquisire la consapevolezza della sua mobilità attraverso il movimento di basculazione, per ritrovare la lieve anteroversione che consente di distendere l'area lombare: tutto il tronco si erigerà e la testa sarà in asse con la colonna vertebrale, così come la vetta del monte.
La ricerca della centralità nel mondo indiano è un tema ricorrente e numerose sono le figure mitiche che la rappresentano. Per esempio, fra gli dei emerge Ardhanarishvara, la sinte-

si perfetta delle energie maschili e femminili dell'universo. Questa divinità metà donna e metà uomo è il risultato dell'incontro tra Shiva e Parvati in cui la pulsione erotica si trasforma, divenendo tensione verso l'unità e la completezza, nonché impulso creatore. Anche dal punto di vista emozionale le energie separate cercano l'unione che conduce alla vitalità, alla creatività e alla forma.

Nella schiera dei guerrieri ritroviamo Virabhadra, l'invincibile: egli raffigura la tensione fra passato e futuro (in particolare nella forma con le braccia aperte e tese) e la necessità di "porsi al centro" per farsi ricondurre costantemente al presente.

Il punto centrale che è necessario ritrovare, in sanscrito è detto *bindu* e occupa il centro dello *Yantra*, affascinante diagramma simbolico che esprime in modo analitico l'energia delle forme cosmiche in esso raffigurate.

## COME IL RAGNO AL CENTRO DELLA TELA

Nella *Brhadaranyaka Upanishad*, una tra le sacre scritture più antiche dell'ultima parte dei *Veda* (è per lo più datata tra il IX e l'VIII secolo a.C.) si trova una similitudine ripresa nei testi successivi: come il ragno si muove attraverso i suoi fili, l'*Atman* (il Sé) emana i sensi da cui deriva il reale (*Brhadaranyaka Upanishad* II, 1, 20). In generale l'immagine ricorrente nelle *Upanishad* è quella del ragno posto al centro della tela, intento a emettere e riassorbire i suoi fili in cerchi concentrici, tutti fissati in un punto, da cui si espandono e a cui vengono ricondotti. Allo stesso modo, il centro dello *Yantra* (letteralmente "ciò che dà la libertà dalla morte") è il punto dal quale si espande l'intero diagramma, la sorgente energetica che dà vita a tutte le forme, l'essenza divina che emana la realtà del mondo polarizzato. La visualizzazione dello *Yantra* è sempre focalizzata nel suo centro: da qui l'energia delle forme esterne agisce per ciò che esse rappresentano.

# LA PRATICA

**Questa sequenza di *asana* favorisce un buon allineamento dello scheletro e di tutte le fibre, consentendo di raggiungere stabilità e radicamento. Rafforza l'equilibrio interiore e dona vigore, senso di responsabilità e fermezza.**

**All'inizio ciascuna forma deve essere mantenuta per il tempo necessario a effettuare 10-15 respiri poi, gradualmente, i tempi potranno essere con facilità prolungati.**

## 1 TADA-ASANA

In posizione eretta, a gambe unite e con i piedi ben radicati al suolo, inspirando aprite leggermente le braccia verso l'esterno. Respirate. ①
Inspirando, spostate il piede destro davanti a quello sinistro; mentre espirate, distribuite il peso del corpo su entrambi i piedi. Respirate. ②
Inspirando, riportate i piedi in parallelo e ben aderenti alla terra; espirando, assestatevi nella forma. In fase di inspirazione distendete le braccia verso l'alto e unite le mani. Respirate. ③
Ripetete tutta la sequenza sull'altro lato, mantenendo gli stessi tempi.

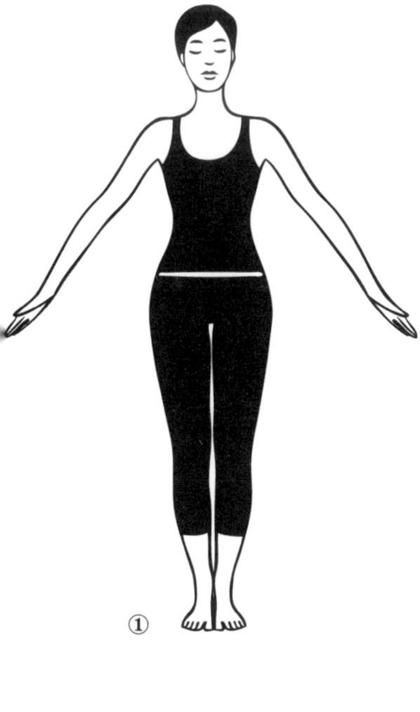
①

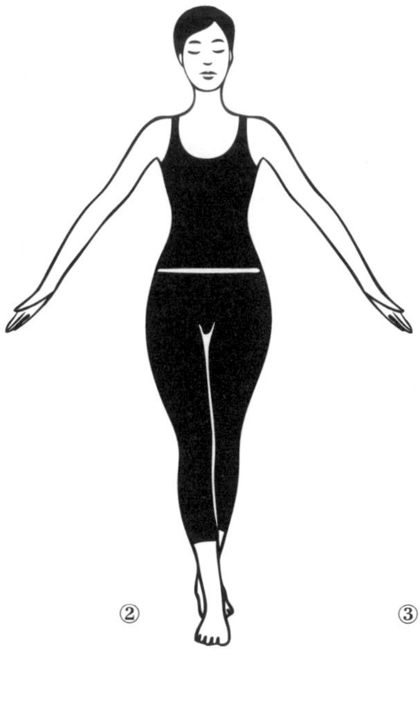
②

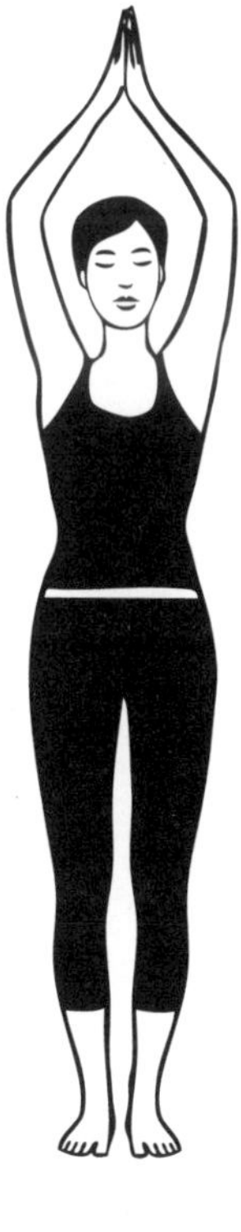
③

2

## VRKSA-ASANA

In piedi, a gambe unite, inspirando spostate il peso del corpo sulla gamba sinistra; espirando, portate il piede destro sul malleolo sinistro o sul ginocchio o sulla coscia. Mentre inspirate, posizionate le mani giunte all'altezza del cuore. Ripetete l'*asana* sull'altro lato, mantenendo gli stessi tempi.

Attenzione: non inarcate i lombi e mantenete le creste iliache allineate.

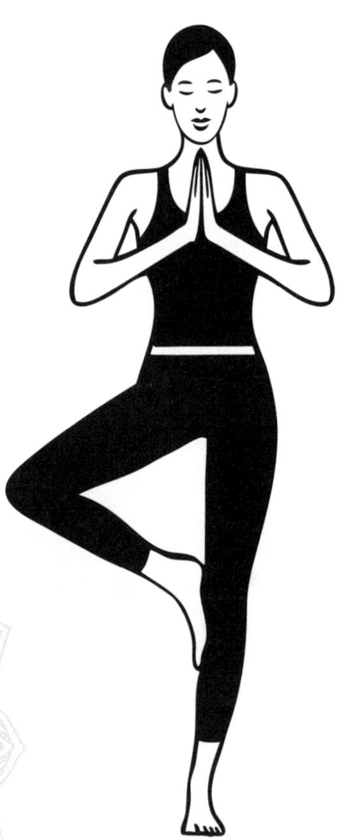

3

## SANJANA-ASANA *

In piedi, a gambe divaricate, inspirando allungatevi verso l'alto, espirando flettete le ginocchia e portate i pugni chiusi sulle cosce. Attenzione: cercate di mantenere allineato l'asse testa-coccige.

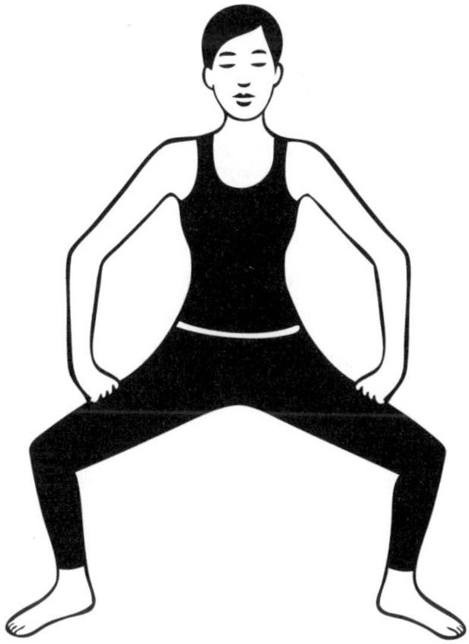

4

## TRIKONA-ASANA

In piedi, a gambe divaricate, inspirate; quindi, espirando, girate il piede destro e portatelo di profilo. Mentre inspirate, alzate le braccia di lato; in fase di espirazione, flettete il busto a destra, tendendo il braccio sinistro in alto e quello destro in basso (le dita della mano destra fungono da appoggio). Ripetete l'*asana* sull'altro lato, mantenendo gli stessi tempi.

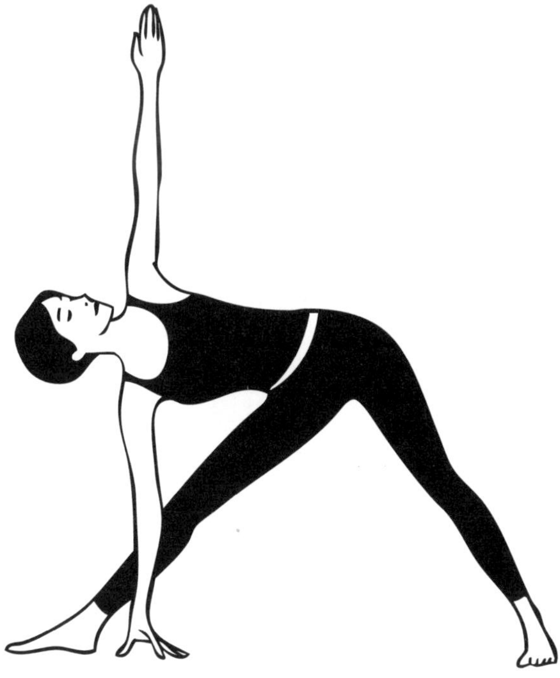

**5**

## VIRABHADRA-ASANA

In piedi, a gambe divaricate, inspirate aprendo le braccia di lato e portandole ben tese all'altezza delle spalle; poi, espirate ruotando il piede destro fino a impostarlo di profilo. Inspirando, ruotate il capo verso destra; espirando, flettete il ginocchio destro. Respirate. ①
Mentre espirate, unite le mani e portatele davanti al ginocchio (le spalle sono allineate); in fase di inspirazione, sollevate le braccia verso l'alto. Respirate. ②
Ripetete l'*asana* sull'altro lato, mantenendo gli stessi tempi.

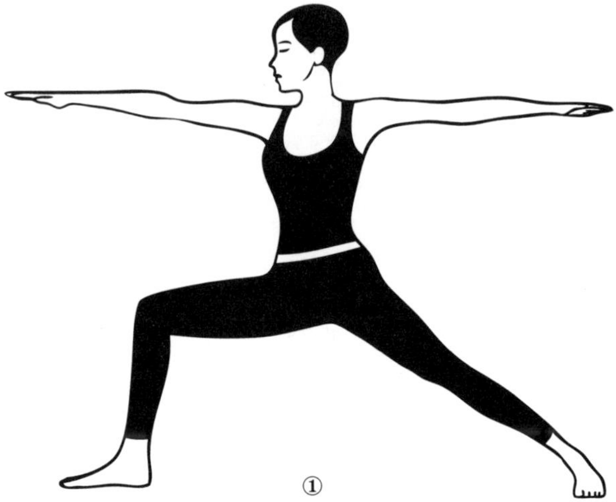

①

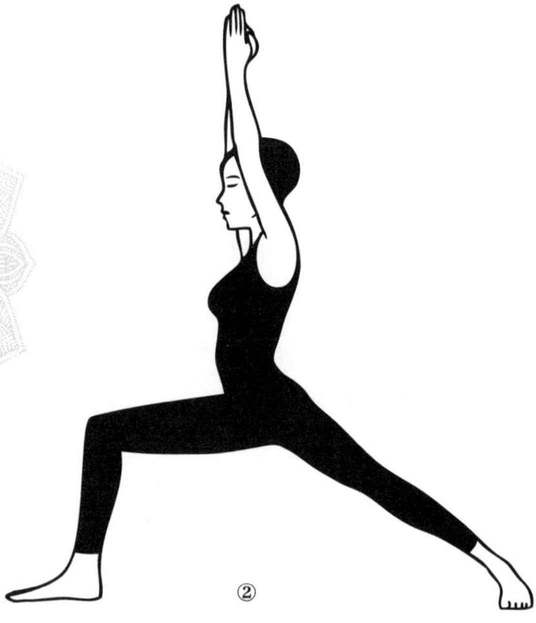

②

6

## TULITA-ASANA

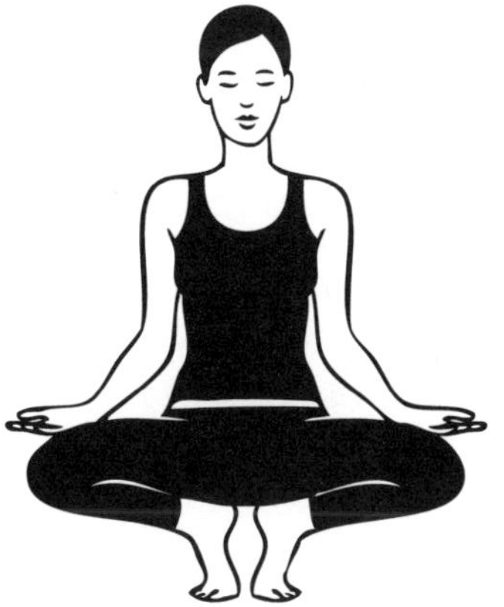

Seduti sui calcagni, con i talloni sollevati da terra, inspirando divaricate le ginocchia. Espirando, allungate il busto e aprite il petto e le spalle: le braccia sono rilassate sulle gambe.

7

## BALINI-ASANA *

Seduti, con le gambe distese, mentre inspirate sollevate il bacino facendo leva sulle dita delle mani.

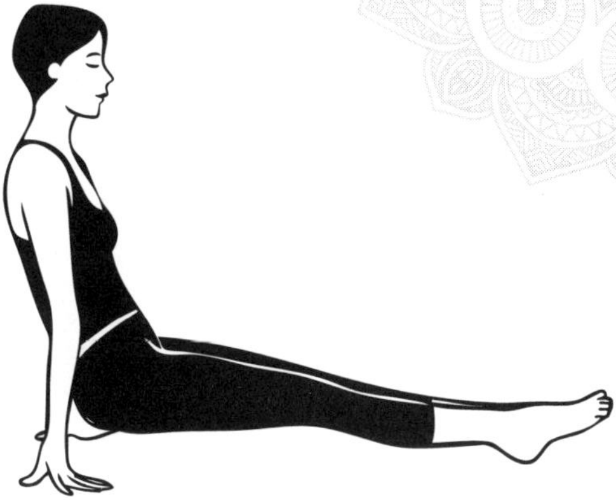

8

## NAVA-ASANA

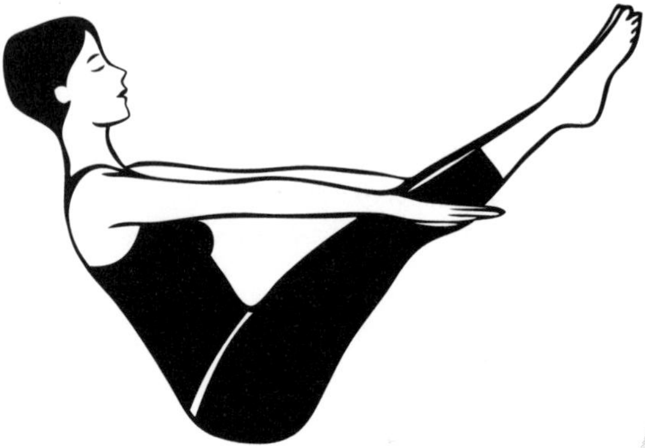

Seduti con le gambe distese, inspirando sollevate le gambe, inclinate il tronco all'indietro e distendete le braccia, portandole in linea con le spalle. Ricercate l'equilibrio contraendo lievemente i muscoli addominali.

9

## STAMBA-ASANA *

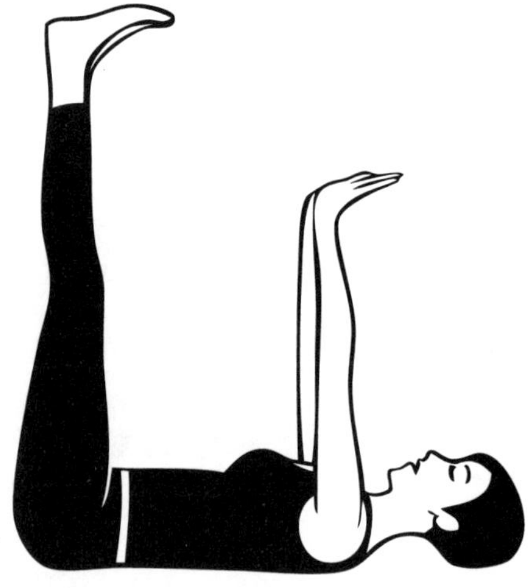

In posizione supina, inspirando portate le ginocchia al petto. Espirando, distendete le gambe e le braccia verso l'alto, perpendicolarmente al tronco. Piante dei piedi e palmi delle mani sono piatti, rivolti al cielo.

# TRATAKA: LA CONCENTRAZIONE CHE LIBERA LA MENTE

Uno strumento del mondo yogico per imparare a "vivere il momento" è *trataka*, un'antica e semplice tecnica di concentrazione da sempre utilizzata per "fermare la mente": consiste nel fissare la fiamma di una candela (*trataka* in sanscrito significa "fissità dello sguardo"), cercando di non chiudere mai le palpebre.
Nel fare questo esercizio, continuate a guardare la fiamma per almeno 10 minuti, senza preoccuparvi se gli occhi lacrimano.
Dopo qualche momento dall'inizio della pratica la mente dovrebbe liberarsi dai pensieri; qualora questi affiorassero comunque in superficie, l'idea è quella di bruciarli metaforicamente sulla fiammella. Questa pratica andrebbe eseguita con costanza.

# Con coraggio: l'aquila di fuoco

Nell'essere umano l'incontro con l'ombra spesso corrisponde a una situazione negativa: è molto sgradevole dover palesare a se stessi una condizione di difficoltà che, a volte, si trasforma in puro smarrimento.

Ogni uomo incarna Giano, divinità romana bifronte che ha il volto anteriore in luce e quello posteriore in ombra: la parte luminosa esplicita il "compiuto" della propria personalità, mentre in quella in ombra risiede tutto l'"incompiuto", che si manifesterà comunque attraverso l'evoluzione karmica.

Grazie agli archetipi – immagini primordiali contenute nell'inconscio collettivo in cui le esperienze della specie umana, animale e divina si fondono insieme, dando origine a leggende e miti dall'alto valore simbolico – la parte oscura può essere portata alla luce: ciò permette di acquisirne consapevolezza.

La gestione degli archetipi è alla base di molte vie iniziatiche, con l'obiettivo di dominare le forze interiori. In un passo di *Il problema dell'inconscio nella psicologia moderna*, lo psicologo Carl Gustav Jung spiega come utilizzare i simboli con creatività e visualizzarli durante la concentrazione porti ad attivare il processo creatore. Quest'ultimo permette di dare inconsciamente forma alle immagini archetipiche, traducendole nel linguaggio moderno. Grazie a questa "traduzione" tutti possono accedere «alle fonti più profonde della vita».

Nello yoga, realizzando un'*asana* che richiama un simbolo, il corpo diviene uno strumento di congiunzione tra l'oggettivo e il soggettivo, tra il micro e il macrocosmo, nonché un mezzo di conoscenza ed elevazione. In particolare nello *Yoga Ratna* le posture assumono una doppia valenza: agiscono sul corpo fisico, attraverso lo sforzo muscolare, e a livello animico/emozionale, stimolando il richiamo al simbolo.

Garuda, emblema del coraggio, della forza e della stabilità, è il mitico uccello divino cavalcatura di Vishnu. Figura di rilievo della mitologia indiana, è l'unico a essere dotato di ali. Figlio del saggio Kasyapa e di Vinata, madre degli esseri alati, egli – come abitante del cielo – è acerrimo nemico dei serpenti, che rappresentano il livello più basso dell'universo: la Terra. Le sue imprese sono narrate nel primo libro del poema *Mahabharata* (I, 23 ss.). Fra queste emerge la liberazione della madre, resa schiava da Kadru, seconda moglie di Kasya. Per raggiungere il suo scopo, il mitico uccello si impossessa dell'*amrita* – il nettare divino che dona l'immortalità – uccidendo i due cobra posti a guardia della bevanda e lo offre poi a Kadru come riscatto per l'amata madre.

Garuda è tradizionalmente raffigurato con corpo umano, ali e testa di uccello. Ha il volto bianco, il piumaggio rosso e il corpo contraddistinto da riflessi dorati. Indossa un diadema adorno di serpenti, mentre altri rettili ne decorano la figura come fossero monili. Appare forte, dotato di coraggio e di aggressività: l'*asana* che lo rappresenta favorisce l'insorgere di tali qualità anche nei praticanti, agendo inoltre nel superamento delle paure.

L'atteggiamento di Garuda che lotta senza temere il peggio diviene un modo di affrontare il mondo; essere artefici della propria vita e responsabili delle proprie scelte senza attribuire ad altri sconfitte e miserie richiede impegno personale e riconoscimento dei propri limiti. Attraverso la pratica delle *asana* e del *pranayama* si attiva il giusto scambio energetico, mantenendo in equilibrio *prana*, l'energia che spinge in avanti, e *apana*, l'energia discendente.

Nel poema *Mahabharata* il mitico uccello è descritto come virile e lussurioso. Di lui si dice: «è capace di assumere qualsiasi forma desideri e di andare ovunque voglia». In altri passi del poema si afferma che ha «occhi rossi e lucenti come la folgore» e che il suo corpo «brilla come il fuoco che distruggerà il mondo alla fine dei tempi». La velocità del vento causato dalle sue ali è tale che Garuda è in grado di «tirare dietro di sé la Terra» con i monti, gli oceani e le foreste. Realizzare la forma *Garuda-asana* consente, dunque, il raggiungimento di una dimensione di forza, sia fisica (*sthula*) sia interiore, relativa cioè al corpo sottile (*sukshma*). Le *asana* possono diventare mezzi di espansione della coscienza poiché la mente partecipa al processo di controllo e coordinazione dei movimenti, evitando di distrarsi con pensieri o sensazioni esterne. In *Garuda-asana*, il piegamento finale in avanti attiva fortemente il terzo *chakra*, correlato all'elemento "fuoco", conferendo forza e calore. Il coraggio deve accompagnare sempre le azioni quotidiane consentendo di superare i dubbi e di valutare rischi e pericoli senza condizionamenti emotivi.

«I miti dei draghi, che si tramutano nel momento supremo in principesse; sono forse tutti i draghi della nostra vita principesse, che attendono solo di vederci un giorno belli e coraggiosi. Forse ogni terrore è nel fondo ultimo l'inermità, che vuole aiuto da noi» (Rainer Maria Rilke, *Lettere a un giovane poeta,* Milano, Adelphi, 2010, p. 60*)*.

## LA PRATICA

**In questa sequenza di *asana* Garuda diventa un punto di focalizzazione simbolica attraverso cui è possibile stimolare la forza e il coraggio.**
**Ogni *forma* deve essere mantenuta per lo spazio di tempo necessario a effettuare almeno 10 respiri.**

1

## ABHAYA-MUDRA *

Seduti a gambe incrociate, con le mani in grembo e i palmi rivolti al cielo, lentamente portate la mano destra all'altezza della spalla, con il palmo in posizione frontale: la vostra mano diviene lo specchio su cui proiettare tutte le paure, dalle più grandi alle più banali. Al termine l'avambraccio scende e la mano destra torna ad appoggiarsi sul palmo sinistro. Eseguite questa *mudra* per almeno 5 minuti: avrete modo di osservare tutte le vostre paure.

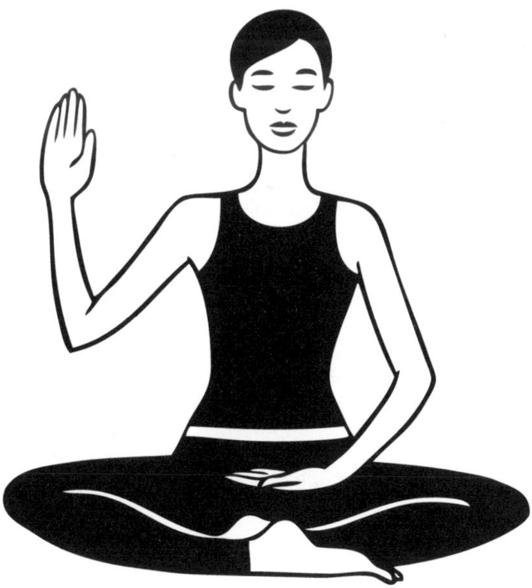

2

## PARVATA-ASANA *

Seduti a gambe incrociate, inspirando aprite le braccia, distendendole in alto e allungando il busto; espirando sovrapponete le mani, con i palmi rivolti in avanti. Mantenete l'*asana* percependo l'allungamento verso il cielo mentre inspirate e la pesantezza del bacino spinto a terra durante l'espirazione.

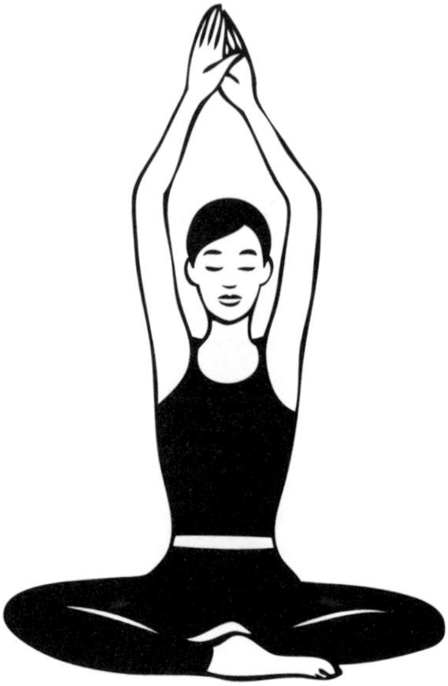

3

## GOMUKHA-ASANA

Seduti, inspirate piegando la gamba sinistra in modo da portare il tallone vicino al gluteo destro; mentre espirate, piegate la gamba destra sopra la sinistra, posizionando il tallone vicino al gluteo sinistro. Inspirando, allungate il busto verso l'alto e aprite le braccia lateralmente. Espirate e, in fase di inspirazione, sollevate il braccio sinistro piegando il gomito, così da portare la mano sulla nuca; espirando, abbassate il braccio destro e piegatelo fino ad agganciare le mani dietro la schiena.
Ripetete l'*asana* sull'altro lato, mantenendo gli stessi tempi.

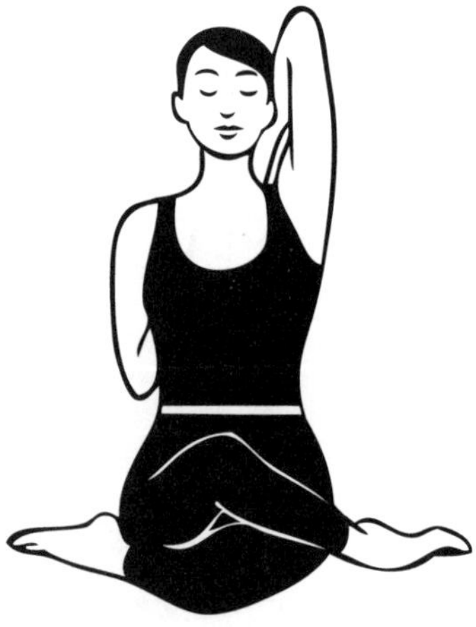

4

## JAGADDHARI-ASANA *

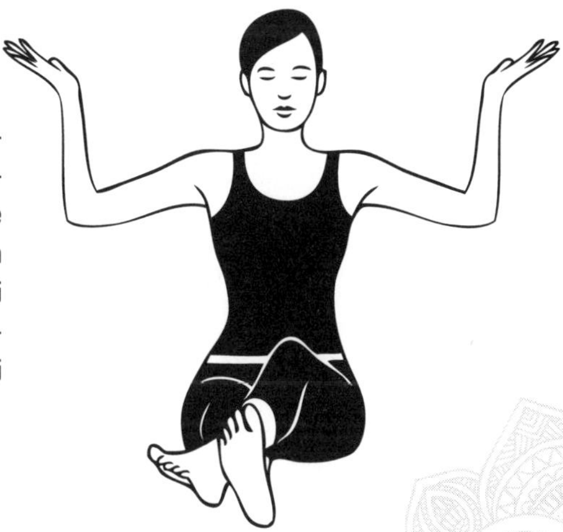

Seduti, con le gambe distese, inspirando accavallate la gamba sinistra sopra quella destra; espirando, allungate il tronco. Mentre inspirate, sollevate le braccia, portandole in linea con le spalle; espirando, piegate i gomiti e rivolgete i palmi delle mani verso l'alto. Ripetete l'*asana* sull'altro lato, mantenendo gli stessi tempi.

5

## PURVA-ASANA

Seduti, con le gambe distese e la schiena diritta, portate le mani a terra dietro la schiena. Inspirando, sollevate il bacino, inarcate il busto e rovesciate la testa. Espirando, assestatevi.

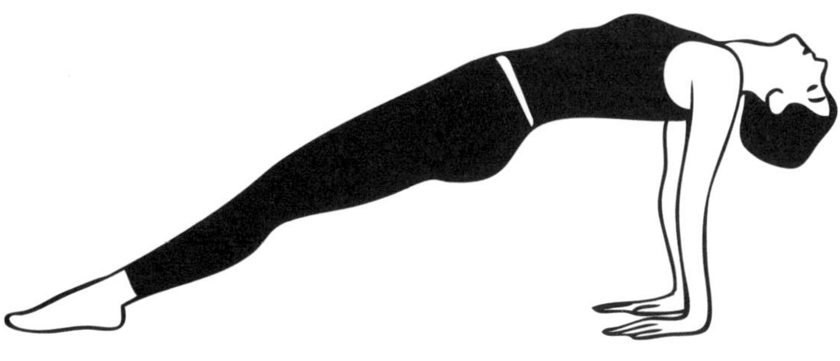

6

## LAKSHMI-ASANA *

In piedi, a gambe unite, inspirando sollevate le braccia verso l'alto; espirando flettete le ginocchia e portate il bacino verso terra.

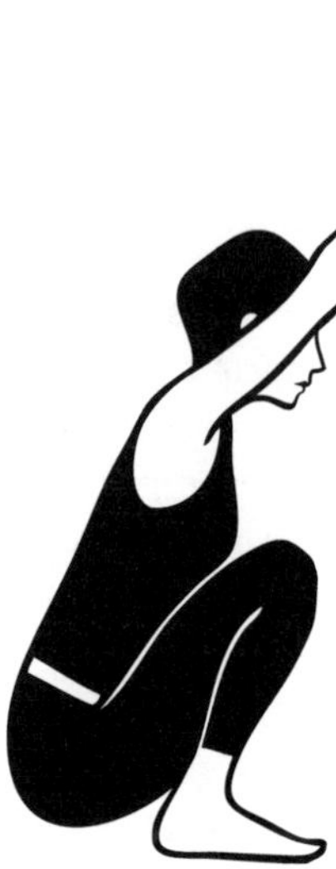

7

## TADA-ASANA

In posizione eretta, a gambe unite e con i piedi ben saldi al suolo, inspirando aprite leggermente le braccia verso l'esterno.

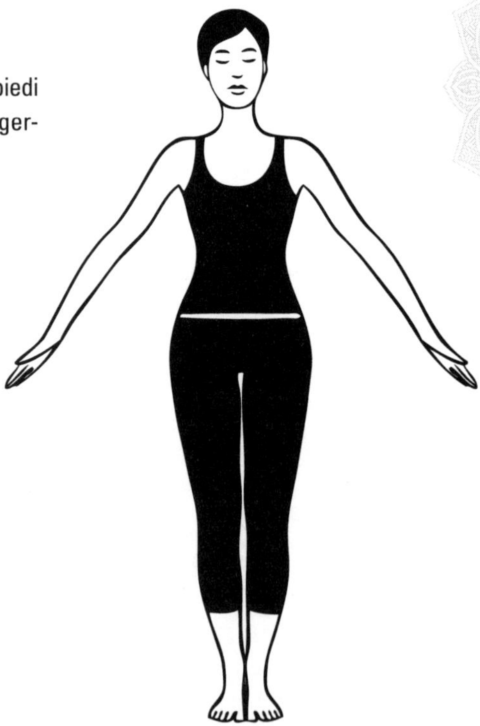

8

## TRIKONA-ASANA

In piedi, a gambe divaricate, inspirate; quindi, espirando, girate il piede destro e portatelo di profilo. Mentre inspirate, alzate le braccia di lato; in fase di espirazione, flettete il busto a destra, tendendo il braccio sinistro in alto e quello destro in basso (le dita della mano destra fungono da appoggio). Ripetete l'*asana* sull'altro lato, mantenendo gli stessi tempi.

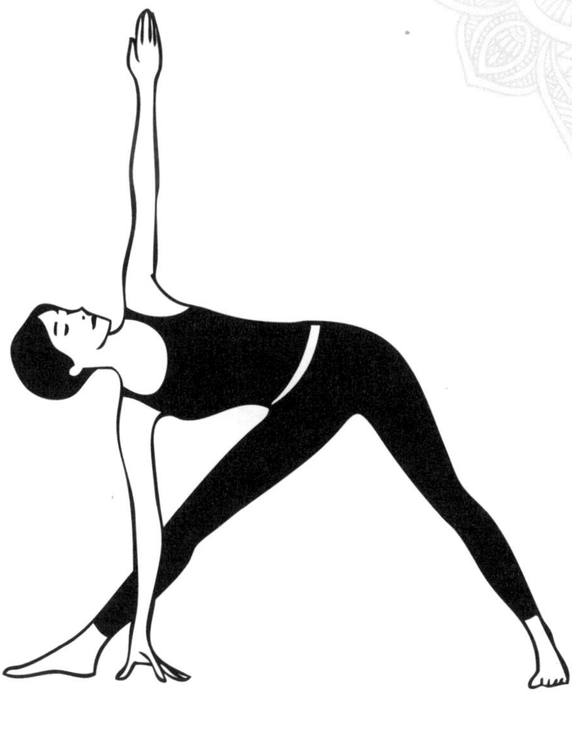

9

## NATAVARA-ASANA *

In piedi, a gambe unite, inspirando portate la caviglia destra sotto il ginocchio sinistro: il piede è un poco sollevato dal suolo, con la pianta impostata verticalmente. Espirando, sollevate entrambe le mani verso destra come per suonare un flauto: il palmo destro è rivolto in avanti e il sinistro indietro; pollici e mignoli sono arcuati e le dita centrali flesse. Mentre inspirate, ruotate la testa verso sinistra, portando lo sguardo a terra.
Ripetete l'*asana* sull'altro lato, mantenendo gli stessi tempi.

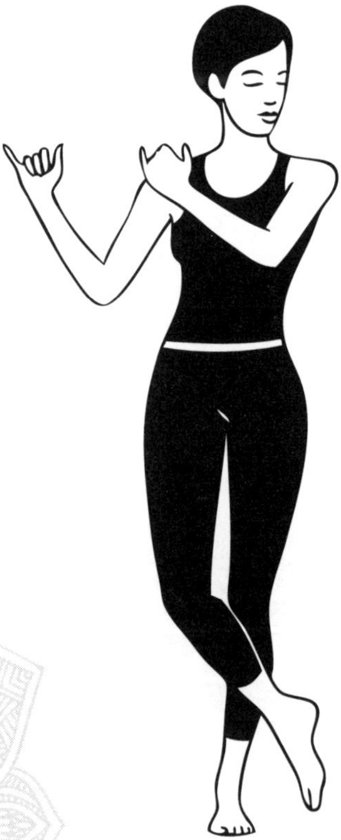

**10**

## PAKSINA-ASANA *

In piedi, a gambe unite, inspirando distendete le braccia all'indietro e aprite bene lo sterno. Espirando, flettete il busto in avanti.
Mentre inspirate, spostate il peso del corpo sulle dita dei piedi, facendo attenzione a non sollevare i talloni.

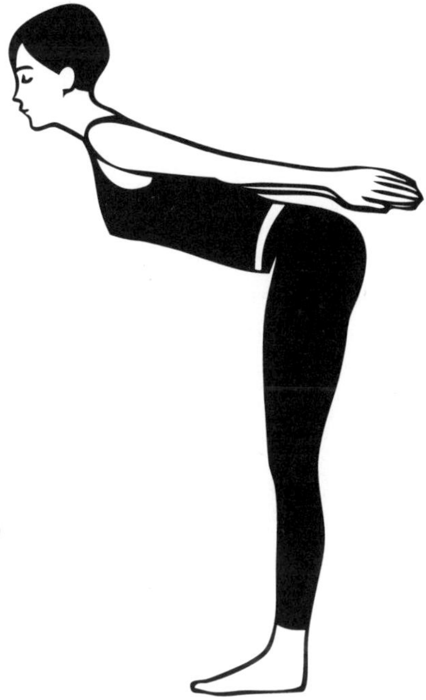

**11**

## SUPARNI-ASANA *

In piedi, a gambe unite, inspirando sollevate i talloni; espirando, flettete le ginocchia e piegate il busto verso le cosce. Inspirando, portate le braccia aperte dietro la schiena.

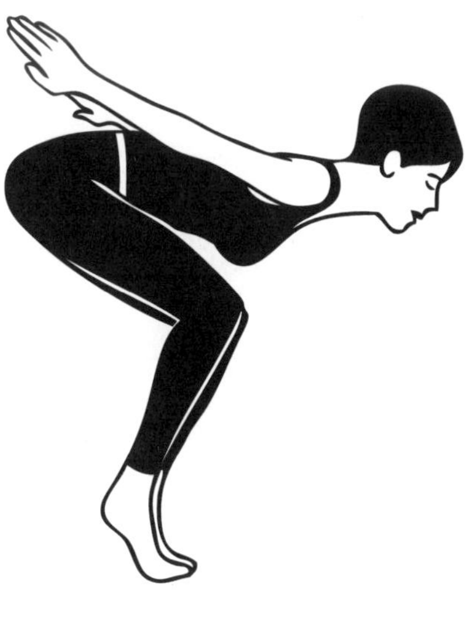

**12**

## GARUDA-ASANA

In piedi, a gambe unite, mentre inspirate accavallate la gamba destra sulla sinistra, cercando di portare il piede dietro la caviglia. ①
Quando vi siete stabilizzati, inspirando, piegate il braccio sinistro e, mantenendolo in asse con il corpo, portatelo davanti al viso. ②
Assicuratevi di avere un buon equilibrio, poi piegate anche il braccio destro e sovrapponetelo al sinistro, incrociando i polsi. ③
Mantenete l'*asana* per qualche respiro e, se possibile, espirando piegate il busto in avanti fino a toccare con il gomito destro il ginocchio sinistro. ④
Ripetete l'*asana* sull'altro lato con le stesse modalità e mantenendo gli stessi tempi.

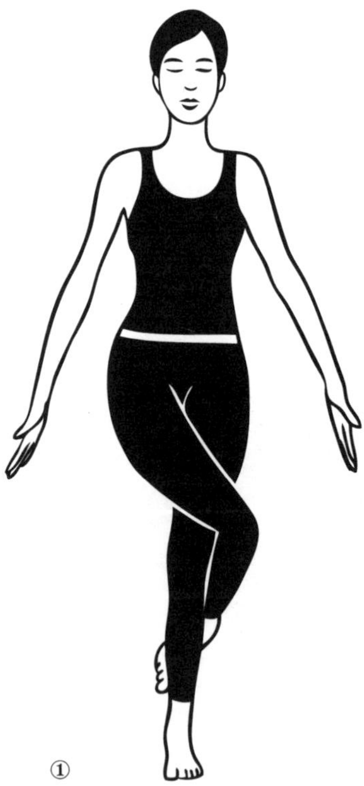

①

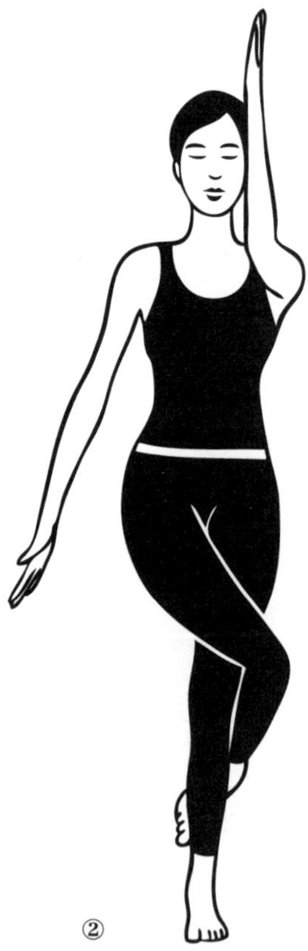

②

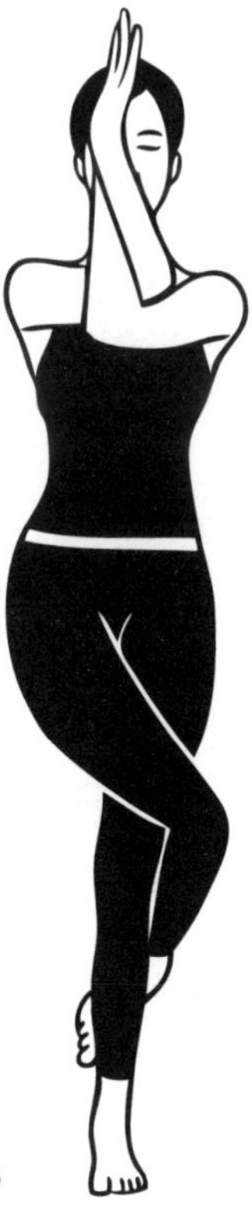

③

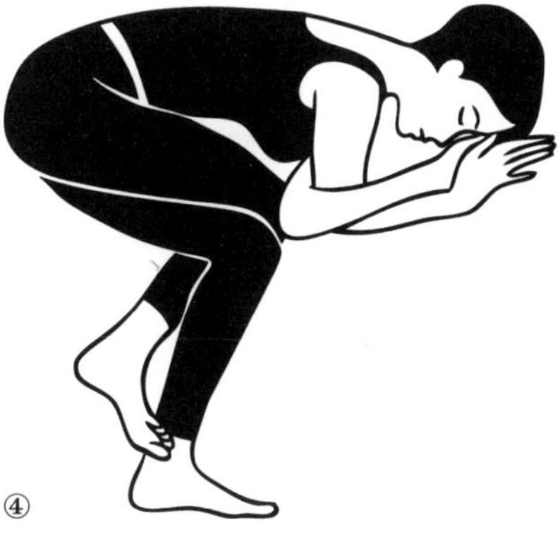

④

# Affrontare la solitudine: in compagnia di se stessi

«È strano essere universalmente conosciuti eppure sentirsi così soli». Questo celebre aforisma di Albert Einstein pone l'accento su uno stato d'animo tanto paradossale quanto diffuso, che va ben oltre la consapevoleza di dover affrontare in perfetta solitudine molte situazioni della vita: ci si può sentire soli anche se circondati da una folla di persone.

La solitudine è una condizione ambivalente: fa paura, ma al tempo stesso è ricercata per poter raggiungere un equilibrio interiore perduto.

Senza la possibilità di interagire con gli altri – numerosi studi lo hanno dimostrato scientificamente – l'uomo moderno si sente perso.

A volte, l'idea di ritrovarsi soli in compagnia dei propri pensieri provoca un senso di smarrimento così forte che si ricorre ai social network nell'illusione di poter instaurare così fruttuose relazioni interpersonali e di essere parte integrante di un gruppo.

Chi si sente solo ha spesso la Tv sempre accesa, il cellulare a portata di mano, una vita virtuale costruita navigando in Internet e rifugiandosi nel mondo delle chat. Lo smartphone è uno strumento di comunicazione universale: chi lo possiede rischia di diventarne dipendente (è stato dimostrato che in media ogni sei minuti e mezzo si controlla il telefonino per vedere se ci sono novità). L'uomo è alla continua, disperata ricerca di un modo per rimanere in contatto con gli altri e riempire il suo senso di vuoto, poiché restare isolati induce a guardare dentro se stessi e a sondare i propri stati d'animo, attivando processi interiori che generano infelicità e sentimenti spiacevoli.

Nessuno nega che in alcuni momenti vivere in solitudine sia oggettivamente difficile e che cercare di "riempiere" di cose la vita miri di fatto a ridurre il confronto con ciò che percepiamo come "vuoto". Si tratta, a ben guardare, del rigurgito di un sentimento arcaico, che i Romani chiamavano *horror vacui* ("terrore del vuoto"). Tuttavia, la solitudine non va percepita come una condizione negativa: proprio

perché si tratta di una situazione che coinvolge la sfera intima e privata, essa fa emergere ciò che c'è di più vero e profondo in noi. Senza interferenze dall'esterno, infatti, è più facile entrare in contatto con il proprio nucleo interiore e scoprire così un imprevisto talento creativo.
La solitudine dovrebbe essere una normale condizione di benessere, soprattutto se vissuta in modo equilibrato e in piena sintonia con se stessi. Secondo il noto psicologo Donald W. Winnicott (1896-1971), infatti, la capacità di stare da soli è un elemento del nostro io e non dipende dalla vicinanza fisica; per questo, ci si può sentire soli anche in compagnia.
Nello yoga si sperimenta facilmente il rapporto con se stessi sino a far diventare questa relazione fonte di pace e di consapevolezza. Trovare l'armonia con la propria interiorità fornisce gli strumenti per rapportarsi agli altri in modo più sereno. Attingere le proprie risorse all'interno di sé rende forti, responsabili e vincenti: la solitudine non è più uno stato subìto e diventa un obiettivo da raggiungere. Grazie al respiro e alla consapevolezza dei movimenti, la disciplina yogica conduce a uno stato di pace interiore (*ishvara pranidhana*), passivo e al tempo stesso cosciente. Con la pratica, si passa da una situazione di dispersione e di insicurezza a uno stato di concentrazione interiore naturale, sperimentando sereni momenti di solitudine: se fino a un attimo prima vibrava in noi un'energia caotica, di colpo tutto si placa e, stabilita la frequenza esatta, la solitudine smette di somigliare a uno spettro inquietante per diventare una fonte di strumenti di crescita che "apre" agli altri. Essendo ormai in armonia con se stessi, si sente di far parte del mondo, "ora e qui", anche da soli. La filosofa Luce Irigaray ha detto in un'intervista: «Chi fa lo yoga ogni giorno a poco a poco torna a sé e scopre lo stare qui e ora in sé, con sé come la fonte da dove nascono le decisioni, i gesti, le parole e il modo di relazionarsi con l'altro, gli altri e il mondo.» (Maria Piacente, Pedagogika.it n.1, anno XVI, gennaio-febbraio-marzo 2012).

# LA PRATICA

**Questa sequenza, composta da *asana* piuttosto semplici e perlopiù sedute, conduce a un profondo ascolto interiore e, di conseguenza, arresta la dispersione d'energia. Le forme, mantenute senza eccessivo sforzo e con un respiro calmo e regolare, connettono il nostro essere (microcosmo) all'essenza della natura cosmica (macrocosmo), laddove è contenuto il tutto e non esiste solitudine.**

1

## PADMA-MUDRA *

Seduti, con le ginocchia piegate e i piedi uniti ben saldi al suolo, inspirando divaricate le ginocchia; espirando portate su di esse i gomiti. Mentre inspirate, aprite gli avambracci e sollevate il capo, puntando lo sguardo verso il cielo. ①

In fase di espirazione, incrociate le braccia e portate le mani sulle spalle: la fronte si appoggia sui polsi sovrapposti. ②

Ripetete questo gesto per alcune volte, seguendo il ritmo del respiro.

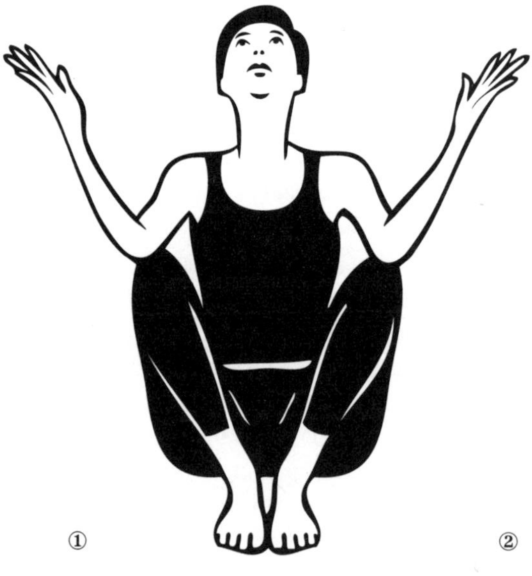

①

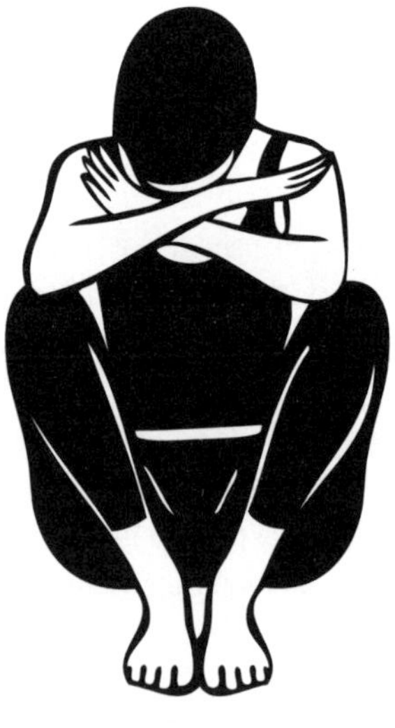

②

2

## PARVATA-ASANA *

Seduti a gambe incrociate, inspirando aprite le braccia, distendetele in alto e allungate il busto; espirando sovrapponete le mani, con i palmi rivolti in avanti. Mantenete l'*asana* percependo l'allungamento verso il cielo mentre inspirate e la pesantezza del bacino spinto a terra durante l'espirazione.

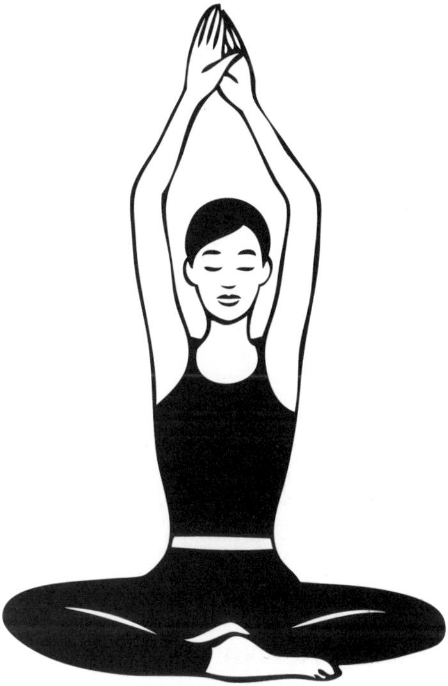

3

## PRITHIVI-ASANA *

Seduti con le gambe piegate e i talloni vicini al bacino, inspirando divaricate le ginocchia. Durante l'espirazione appoggiate le mani al suolo; inspirando allungate il busto verso l'alto.

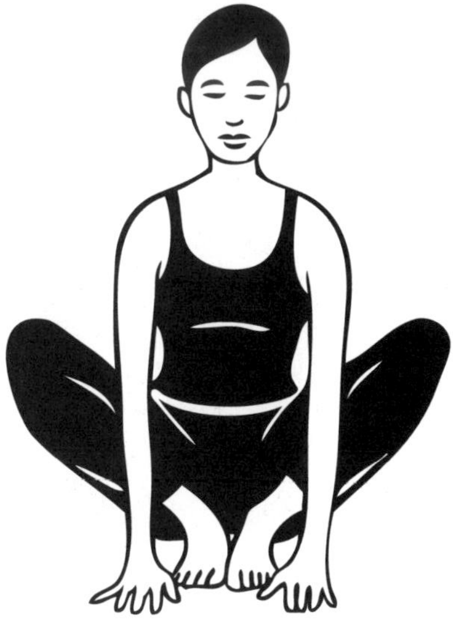

4

## JALAKANTA-ASANA *

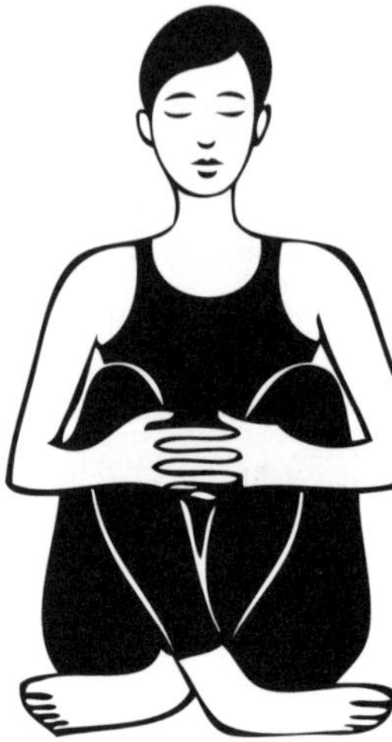

Seduti, con la schiena diritta, incrociate le caviglie, in modo che i lati esterni dei piedi aderiscano a terra e siano vicini al bacino. Inspirando, sollevate le ginocchia e avvolgetele con le dita delle mani intrecciate.

5

## VARUNA-ASANA *

Seduti a gambe incrociate, inspirando portate la mano sinistra sull'orecchio; espirando, flettete il busto verso sinistra: il gomito toccherà il suolo. Mentre mantenete la forma, immaginate di tenere in mano una conchiglia dalla quale è possibile sentire l'eco del mare. Ripetete l'*asana* sull'altro lato, mantenendo gli tessi tempi.

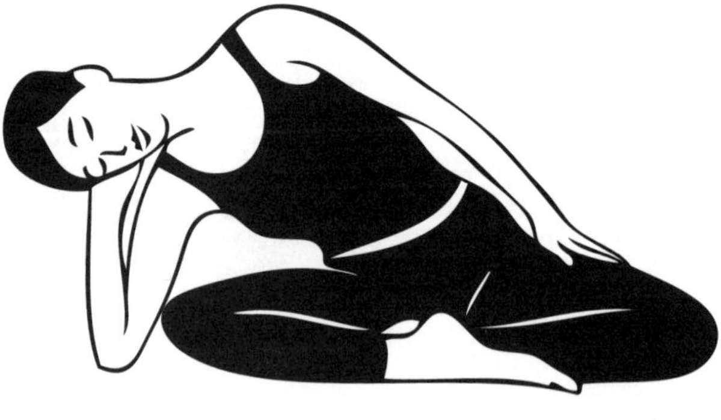

6

## MARICHI-ASANA

Seduti con le gambe distese, inspirando flettete il ginocchio destro e portate il piede al suolo vicino al bacino. Inspirando, allungate il busto verso l'alto; espirando ruotatelo verso destra, mentre la spalla e il braccio sinistro passano davanti al ginocchio sinistro e lo avvolgono. Inspirando, portate la mano destra al suolo dietro la schiena.
Ripetete l'*asana* sull'altro lato mantenendo gli stessi tempi.

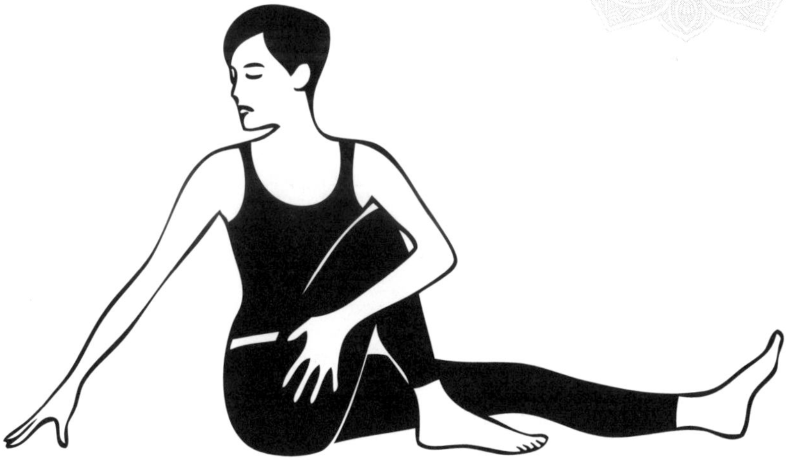

**7**

## URMI-MUDRA

Seduti, con le gambe leggermente divaricate, flettete un poco le gambe e portate le mani dietro la schiena. In fase di ispirazione, cominciate a spingere in avanti il bacino, inarcando gradatamente la schiena fino ad arrivare alle vertebre cervicali. ①
Mentre espirate, incurvate la schiena, iniziando sempre dal bacino, che scivola lievemente indietro. ②
Eseguite questa *mudra* almeno 10-20 volte.

**8**

## ANJANA-ASANA *

In ginocchio, appoggiate le mani a terra, allungate la gamba destra all'indietro e, inspirando, sollevate il busto. Mentre espirate, affondate con il bacino verso terra e, inspirando, portate le mani giunte davanti al petto. Respirate. ①
Inspirando, allungate le braccia verso l'alto: inarcate la schiena e reclinate la testa in modo da rivolgere lo sguardo alle mani. Respirate. ②
Ripetete l'*asana* sull'altro lato, mantenendo gli stessi tempi.

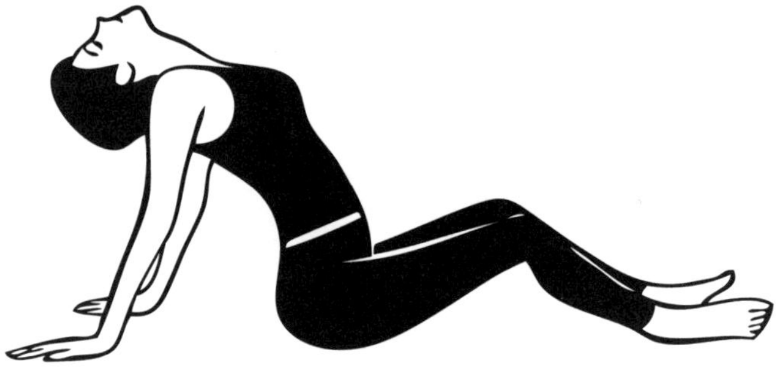

①

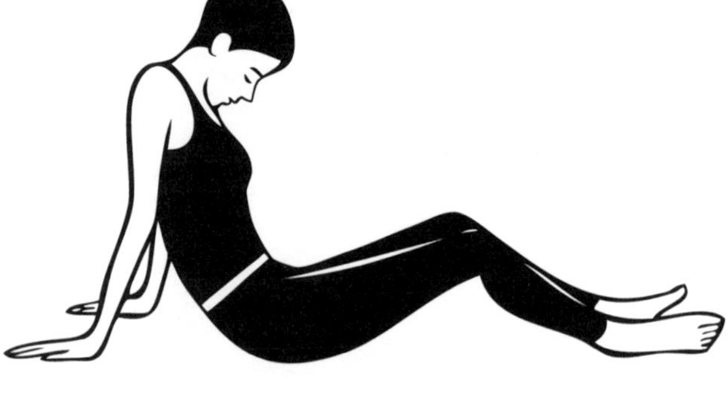

②

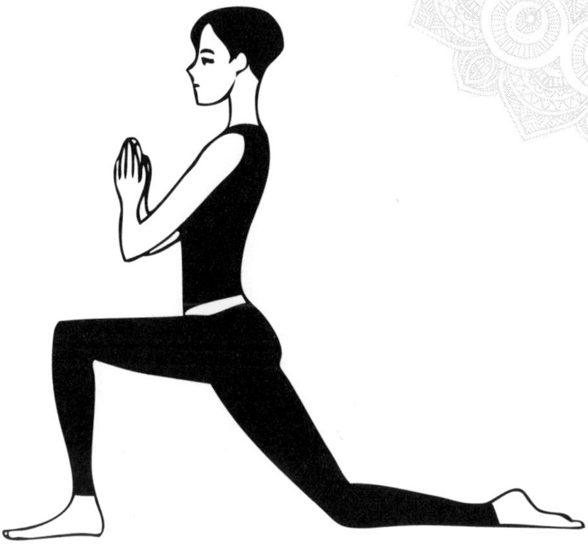

①

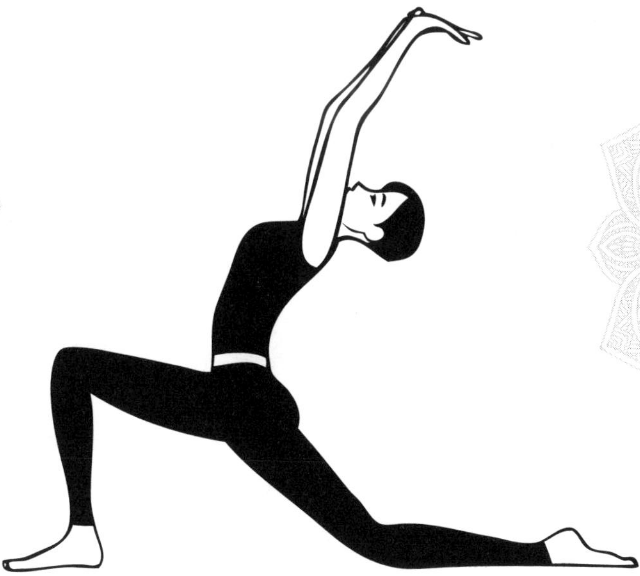

②

9

## PRNA-ASANA

Seduti sui talloni, inspirando intrecciate le dita delle mani dietro la schiena. Espirando, staccate le braccia dal dorso e allungatele. Inspirando, stirate il tronco verso l'alto; in fase di espirazione flettetelo in avanti: appoggiate sulle cosce dapprima il ventre e poi il petto; la fronte toccherà il suolo e le braccia rimarranno rilassate a terra.

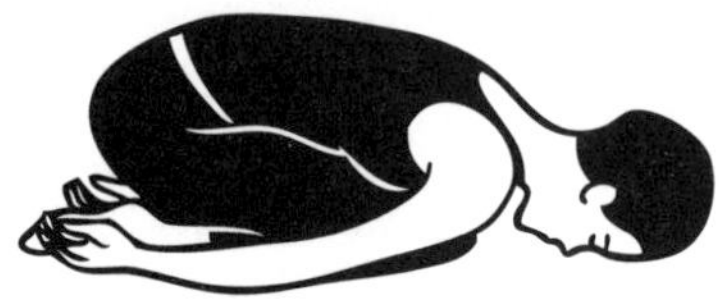

10

## TRIKONA-ASANA

In piedi, a gambe divaricate, inspirate; quindi, espirando, girate il piede destro e portatelo di profilo. Mentre inspirate, alzate le braccia di lato; in fase di espirazione, flettete il busto a destra, tendendo il braccio sinistro in alto e quello destro in basso (le dita della mano destra fungono da appoggio). Respirate. ①
Espirando, piegate la gamba destra e appoggiate il gomito sul ginocchio. Inspirando, posizionate il braccio sinistro teso sopra la testa. Respirate. ②
Ripetete l'*asana* sull'altro lato, mantenendo gli stessi tempi.

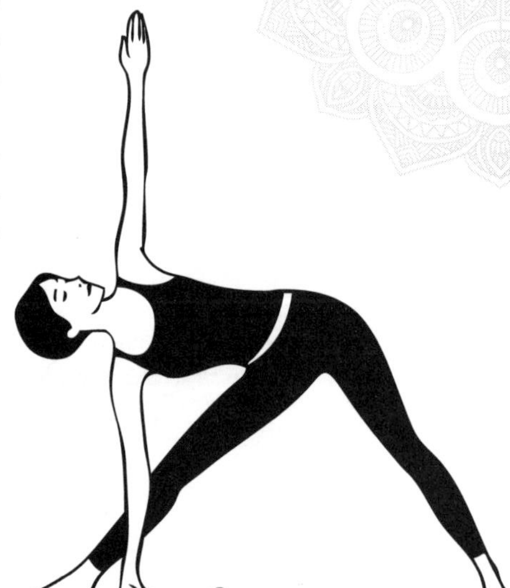

①

## 11

## VIRABHADRA-ASANA

In piedi, a gambe divaricate, inspirate aprendo le braccia di lato e portandole ben tese all'altezza delle spalle; poi espirate ruotando il piede sinistro fino a impostarlo di profilo. Inspirate; espirando, flettete il ginocchio sinistro e portate il viso di lato. Ripetete l'*asana* sull'altro lato, mantenendo gli stessi tempi.

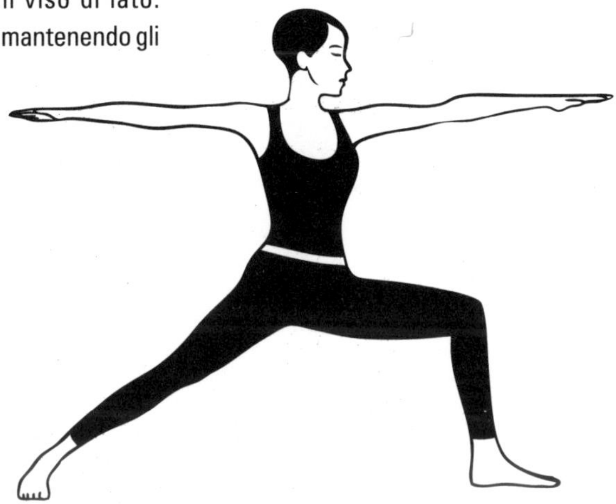

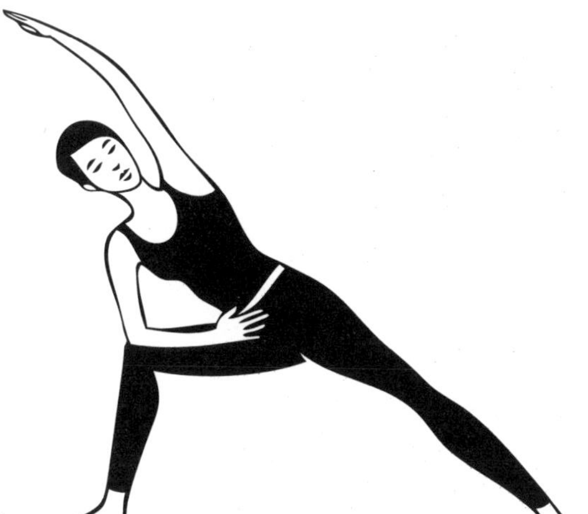

②

12

## SAMASTHITI-ASANA

In posizione eretta, a gambe unite e con i piedi ben radicati a terra, inspirando allungatevi leggermente verso l'alto; espirando, cercate la stabilità: ogni muscolo del corpo sarà sotto controllo, ma senza alcuna contrazione.

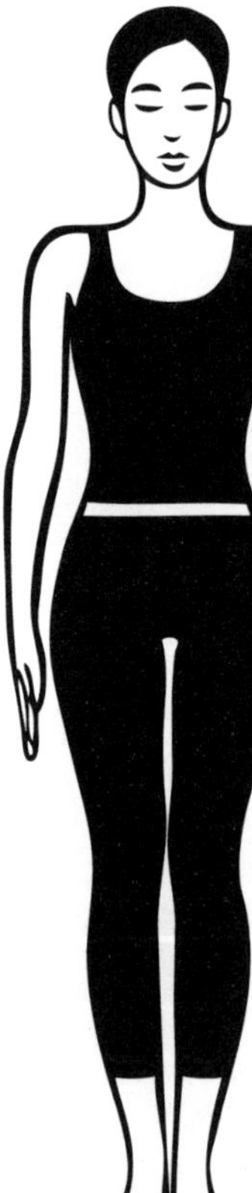

## IL RILASSAMENTO CHE RIGENERA

Si tratta di una pratica di rilassamento che può essere eseguita in qualsiasi momento della giornata e se esercitata con costanza per almeno 10 minuti, oltre a essere un aiuto per il corpo fisico, diventa un'efficace modalità per riconnettersi a sé.

Il corpo si abbandona al suo peso, ottenendo una decompressione dei dischi intervertebrali e l'estensione della colonna vertebrale.

Il rilassamento che rigenera è utile per riallineare il corpo, sciogliere le tensioni e mettere a riposo lo scheletro e gli organi interni:

- scegliete innanzitutto un luogo caldo e silenzioso e sdraiatevi supini sul pavimento;
- chiudete gli occhi;
- piegate le gambe, portando i piedi al suolo, leggermente divaricati: lasciate che le ginocchia cadano l'una contro l'altra, per rilassare i muscoli delle cosce;
- rilasciate le braccia a terra o portate le mani sull'addome;
- rilassate tutto il corpo, lasciando che il suo peso sia completamente sostenuto dalla Terra;
- cercate di percepire il respiro e come reagisce tutto il corpo;
- immaginate gli organi interni che si riposano dentro la struttura scheletrica: il cuore, i polmoni, lo stomaco, il fegato, il pancreas, la milza, i reni, i surreni... Cercate di percepire come ciò che è all'interno del corpo si rilassi nel proprio contenitore:
  - immaginate che il cervello riposi nel cranio;
  - immaginate che gli occhi galleggino nelle orbite;
  - lasciate che i muscoli delle spalle si sciolgano, abbandonandosi sul pavimento;
  - lasciate che il peso delle gambe si scarichi dalle creste iliache ai piedi;
  - lasciate che la schiena si abbandoni al suolo e, mentre respirate, cercate di percepire le costole che si muovono;
  - rilassate tutto il viso in modo che la bocca si schiuda: percepite l'aria che entra ed esce attraverso le labbra e il naso.

# La calma: "tranquilla-mente"

Il ritmo di vita della maggior parte degli individui che vivono nel mondo occidentale è sempre più frenetico. Le persone sono cariche di problemi legati alle innumerevoli questioni quotidiane alle quali devono far fronte; la mente è invasa da pensieri che spesso si trasformano in turbamenti. L'inquinamento acustico nelle metropoli, i problemi economici, l'eccesso di traffico, la scarsa qualità del cibo sono solo alcuni degli elementi che condizionano la calma mentale necessaria al naturale benessere di ognuno. Persino l'invasione della tecnologia, rendendo più immediato qualsiasi tipo di comunicazione, ha modificato i rapporti interpersonali: siamo sempre connessi, ma sempre più affettivamente distanti.
Il mondo è ogni giorno più evoluto, l'uomo invece, dal punto di vista biologico, non è cambiato: i ritmi naturali non contemplano i mutamenti vertiginosi dell'ambiente. Risultato di tutto ciò sono le nevrosi: grandi disagi che peggiorano la qualità della vita. Ristabilire la quiete mentale diventa allora fondamentale.
*Yoga Chitta Vritti Nirodha*: così Patañjali il padre della disciplina yogica, circa seimila anni fa definì lo scopo di tale scienza. In queste poche parole vi è la sintesi del suo intero insegnamento: «Lo yoga è l'acquietamento delle fluttuazioni mentali». Lavorando sul corpo è possibile ritrovare forza ed elasticità muscolare, il primo antidoto contro lo stress. Le *asana*, eseguite consapevolmente con un respiro calmo e regolare, abolendo la componente agonistica che spesso crea tensioni, mettono nelle condizioni di creare quiete, non solo nel corpo ma anche nella mente. Sempre Patañjali in un altro dei suoi aforismi afferma: «La posizione (*asana*) deve essere stabile (*sthira*) e confortevole (*sukha*)» (*Yoga Sutra* II, 46).
Le posture, infatti, si conquistano senza tirare, spingere o forzare troppo le catene muscolari, ma rilassandole continuamente in sequenze

di movimenti che favoriscono il giusto assetto corporeo. Grazie alla stimolazione dei plessi nervosi situati in punti specifici del corpo, le *asana* agiscono sull'intero sistema di regolazione "psico-neuro-endocrino-immunitario" e sulla produzione di endorfine. Queste, dette anche "ormoni della felicità", vengono rilasciate dall'ipofisi e sono presenti nel sangue e nel liquido cefalorachidiano, un fluido incolore contenuto nelle membrane del sistema nervoso centrale, di cui protegge le strutture.

L'azione delle endorfine è simile a quella della morfina e degli oppiacei. Queste sostanze chimiche naturali hanno infatti un marcato effetto analgesico. Sono anche in grado di attivare i centri del piacere e l'organismo le produce in risposta a stimoli esterni come il dolore, lo stress e la fatica legata ad uno sforzo fisico più o meno intenso. In quest'ultimo caso la loro azione è necessaria per ridurre il senso di affaticamento e per produrre benessere.

Un'altra componente fondamentale per recuperare la calma interiore è il respiro; controllandolo in modo consapevole attraverso le tecniche del *pranayama*, si attivano i lobi frontali del cervello, creando un conseguente movimento energetico finalizzato alla serenità interiore. Questa la raccomandazione dell'asceta Kariba Ekken: «Se desiderate uno spirito tranquillo, per prima cosa regolate il vostro respiro, poiché quando questi è sotto controllo, il cuore sarà in pace: un respiro spasmodico porta invece il cuore in agitazione. Perciò, prima di iniziare qualsiasi attività regolate il respiro che addolcirà il vostro carattere e calmerà il vostro spirito». A volte è sufficiente modificare l'ampiezza, la lentezza e il ritmo della respirazione per ritrovare rapidamente la calma; ma è importante anche alimentarsi in modo adeguato. Una delle cause dell'agitazione interiore è infatti proprio il cibo: poiché l'organismo è il prodotto di ciò che si mangia, l'alimentazione è

## PRATICHE YOGICHE CHE CALMANO LA MENTE: IL RESPIRO CIRCOLARE, TRIANGOLARE E QUADRATO *

Lavorando su queste tre respirazioni, oltre a calmare la mente, sperimenterete l'ascolto graduale di ogni fase dell'atto respiratorio.

### Il respiro circolare

Visualizzate con gli occhi della mente un cerchio: inspirando, contate fino a 2 mentre percorrete mentalmente la metà del cerchio; nell'espirare, contando sempre fino a 2, visualizzate l'altra metà. Eseguite la respirazione per 5 minuti.

### Il respiro triangolare

Terminato l'esercizio precedente, visualizzate un triangolo: inspirando, contate fino a 3 mentre ne percorrete mentalmente un lato; poi, in fase di espirazione, contando sempre fino a 3, scorrete un altro lato del triangolo. Infine, trattenendo il respiro per 3 tempi, passate al terzo lato. Eseguite la respirazione per 5 minuti.

### Il respiro quadrato

Visualizzate ora un quadrato: inspirando, contate fino a 4 mentre ne percorrete mentalmente un lato; quindi, trattenete il respiro e, contando fino a 4, percorrete un altro lato del quadrato. Espirando, contate ancora fino a 4, scorrendo il terzo lato; infine, trattenete il respiro per altri 4 tempi, concentrandovi sull'ultimo lato. Eseguite la respirazione per 5 minuti.

tra gli strumenti più importanti per modificarne le condizioni.
Nella tradizione yogica i cibi sono divisi in tre grandi categorie: ci sono quelli "sattvici" (cereali, verdure e alcuni legumi) che favoriscono un'attitudine mentale chiara e luminosa; quelli "rajasici" (caffè, tè, spezie, cibi piccanti e amari) che inducono a essere reattivi e aggressivi, e infine i cibi "tamasici" (alimenti di origine animale, ricchi di conservanti e grassi), che portano all'inerzia, una condizione da cui è facile scivolare nella depressione.
In particolare, un alimento da tenere sotto controllo è lo zucchero. Essendo facilmente assorbibili, gli zuccheri trattati e raffinati come il saccarosio e tutti gli zuccheri industriali (compreso quello greggio), al pari delle farine bianche provocano un aumento del tasso di insulina, creando sbalzi di glicemia ("zucchero nel sangue"): per l'organismo si tratta di un

## SHAVA-ASANA: CALMA PROFONDA

La classica posizione che si utilizza per un rilassamento profondo è Shava-asana, la "forma del cadavere", da fare supini con gli occhi chiusi, lasciando che il corpo lentamente diventi pesante e ogni parte si rilassi per almeno 10 minuti.

È stato dimostrato che durante l'esecuzione di questa postura, grazie alla decontrazione muscolare, la mente si collega al ritmo cardiaco e diaframmatico. Si ottengono così notevoli effetti ansiolitici e ipotensivi, in modo del tutto naturale.

vero e proprio stress metabolico. Questi anomali picchi glicemici eccitano il sistema nervoso, soprattutto se gli zuccheri ingeriti sono associati a coloranti e ad altre sostanze di sintesi: la conseguenza è un significativo aumento dell'eccitazione nervosa. Alcuni studi scientifici mettono in relazione il consumo di alimenti non genuini e molto elaborati con l'aumento dell'ADHD (*Attention-Deficit Hyperactivity Disorder* o Disturbo da ipercinesia e deficit dell'attenzione) che affligge numerosi bambini della nostra epoca e rende gli adulti instabili e inquieti. Per prevenire e combattere confusione mentale ed emozioni negative è consigliabile consumare soprattutto cibi "sattvici", ricchi di zuccheri naturali e di energia vitale (cereali integrali di origine biologica, ortaggi, legumi e frutta di stagione); da contenere molto invece, il consumo di cibi di origine animale (carne, uova, latticini, pesce e sostanze dolci, compresi appunto lo zucchero di canna, il miele, il fruttosio e i dolcificanti integrali).

## LA PRATICA

**Questa sequenza di *asana* e movimenti è utile per calmare la mente e il corpo. Ogni gesto va eseguito con attenzione e lentezza, percependo il flusso del respiro. Ciascuna forma statica va mantenuta per lo spazio di tempo necessario a effettuare almeno 15 respiri.**

**1**

### SETU-MUDRA

In posizione supina, afferrate con le mani la nuca e piegate le gambe. ①
Inspirando, portate le ginocchia al petto. ②
Mentre espirate, sollevate la testa portandola verso le ginocchia: i gomiti si chiudono sulle gambe. ③
Inspirando, posizionate i piedi a martello e distendete le gambe verso l'alto. ④
In fase di espirazione, piegate le gambe e riportate i piedi a terra, leggermente aperti. ⑤
Inspirando, prima staccate il bacino da terra, poi inarcate la schiena: il capo si appoggia a terra. ⑥
Mentre espirate, riportate la schiena lentamente al suolo, in modo da sentire ogni singola vertebra che aderisce al pavimento. ⑦
Ripetete l'intera sequenza almeno per 10 volte.

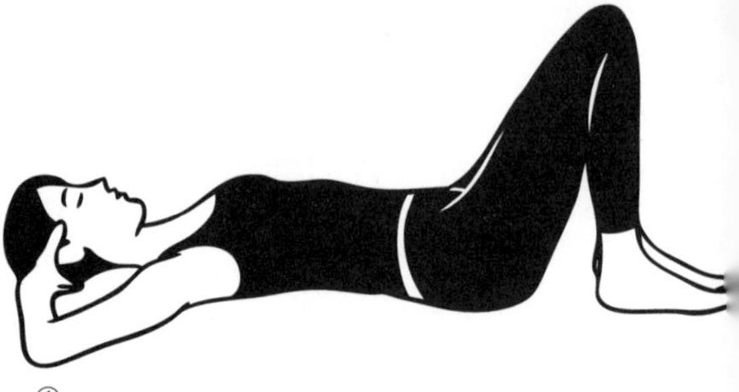
①

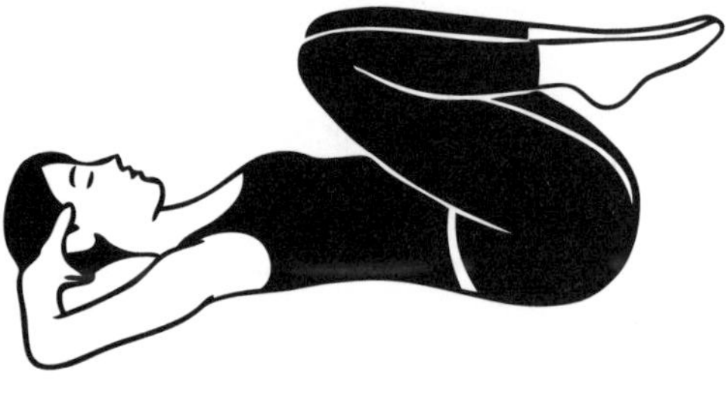
②

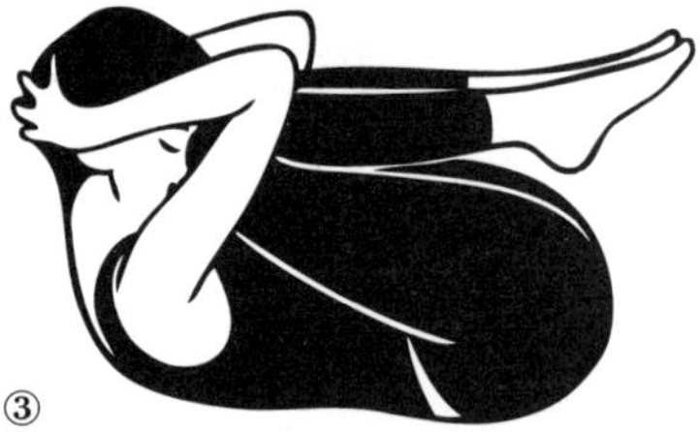
③

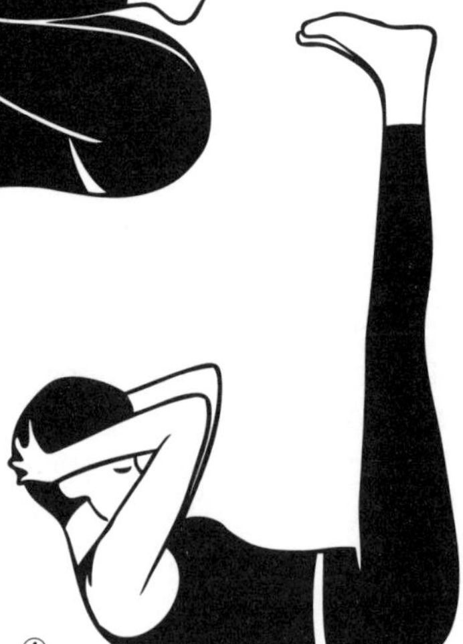
④

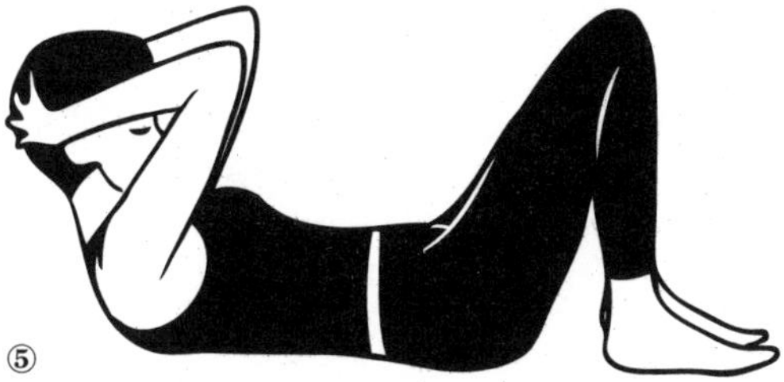

⑤

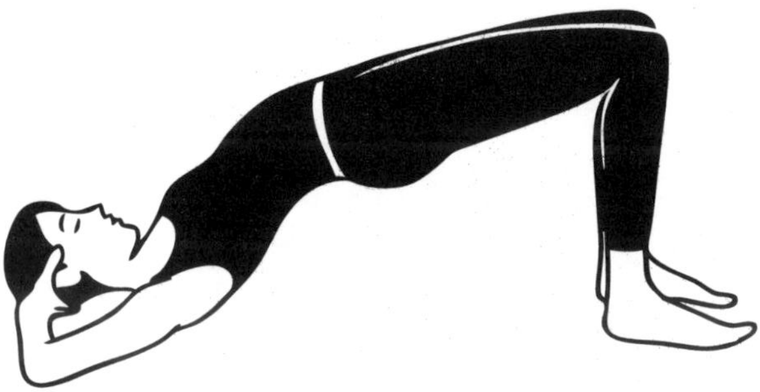

⑥

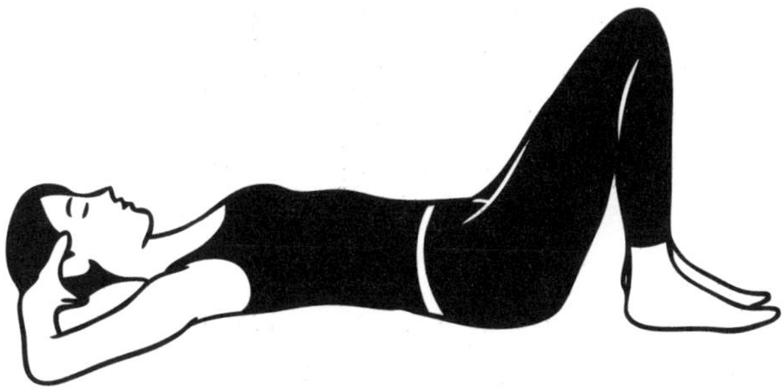

⑦

## 3

## JATARA-ASANA

In posizione supina, con le gambe piegate e i piedi a terra, inspirando divaricate i piedi e le ginocchia; aprite le braccia e disponetele "a croce". Espirando, spingete a terra il tratto lombare, poi inspirate. In fase di espirazione, portate le ginocchia verso destra e il capo verso sinistra; inspirando, posizionateli di nuovo in asse con il corpo.
Mentre espirate, portate le ginocchia verso sinistra e il capo verso destra. Ripetete per qualche volta questi movimenti in modo dinamico, poi sostate con le gambe sul lato destro e la testa su quello sinistro per lo spazio di tempo necessario a effettuare qualche respiro.
Ripetete tutto sull'altro lato, mantenendo gli stessi tempi. ①
Avvicinate i piedi e le ginocchia e portatele al petto, inspirando. Mentre espirate, ruotate le gambe a destra e il capo a sinistra; inspirando, posizionateli di nuovo in asse con il corpo. ②
Espirando, ruotate le gambe a sinistra e il capo a destra. Ripetete di seguito questi movimenti per qualche volta, poi sostate con le gambe a destra e la testa a sinistra per lo spazio di tempo necessario a effettuare qualche respiro distendendo, se è possibile, le gambe.
Ripetete il tutto sull'altro lato, mantenendo gli stessi tempi. ③

## 2

## SETUBADDHA-ASANA

In posizione supina, inspirando piegate le ginocchia e portate i piedi a terra, leggermente divaricati. Espirando, se possibile afferrate le caviglie, con le braccia ben distese lungo il corpo (altrimenti portate i palmi delle mani a terra). Mentre inspirate, sollevate il bacino e inarcate la schiena, mantenendo le spalle e il capo rilassati al suolo.

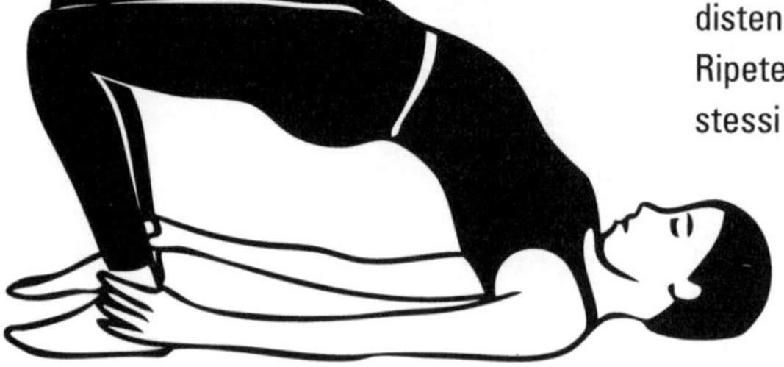

①

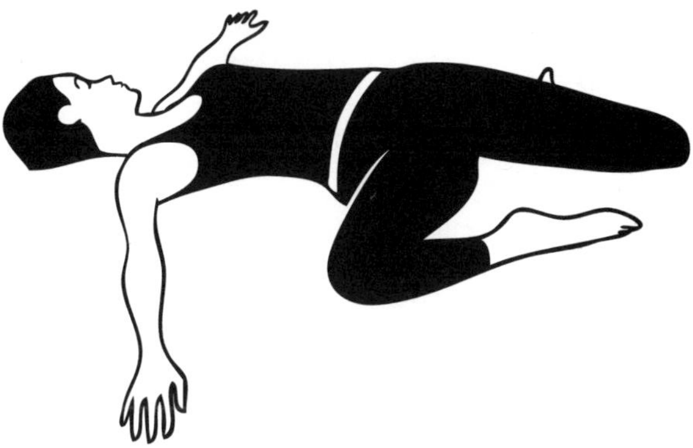

②

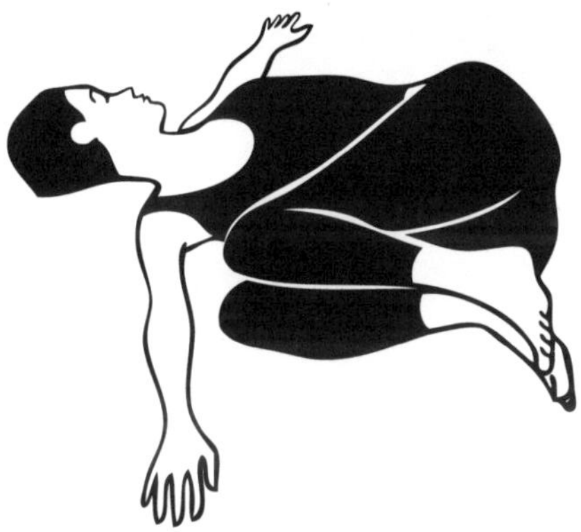

③

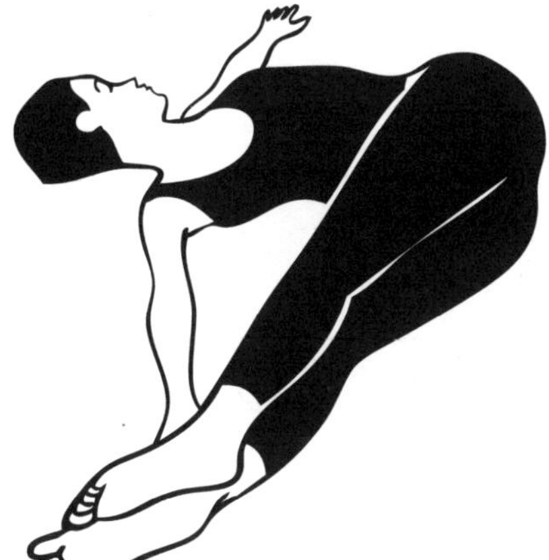

**4**

## BUDDHA-ASANA

Distesi sul fianco destro, con le gambe allungate a terra e le braccia distese oltre la testa, inspirando portate la mano sinistra sulla coscia. Ripetete l'*asana* sull'altro lato, mantenendo gli stessi tempi.

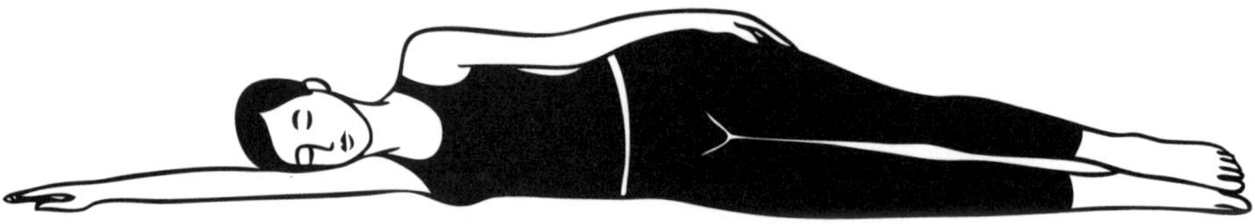

**5**

## BUJANGA-ASANA

In posizione prona, inspirando portate i palmi delle mani all'altezza del petto: i gomiti sono flessi e le braccia aderenti al tronco. Espirate e, inspirando, fate leva sulle braccia per sollevare il busto e il viso, inarcando la schiena.

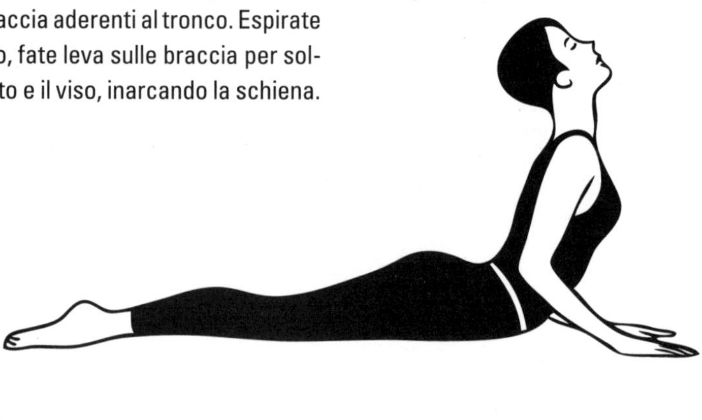

**6**

## PRNA-ASANA

Dalla posizione precedente, inspirando, fate leva sulle braccia, sollevate il bacino e portate i glutei sui polpacci: il busto, flesso in avanti, appoggerà sulle cosce, le braccia saranno rilasciate all'indietro e la fronte toccherà il suolo.

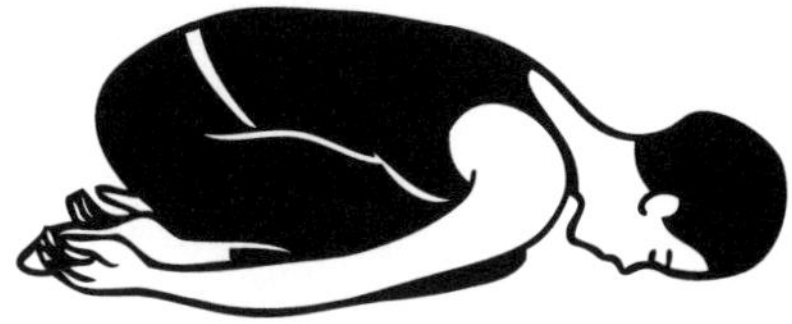

**7**

## SVAN-ASANA

Carponi, portate le mani all'altezza del petto e puntate a terra le dita dei piedi. Inspirando, sollevate verso l'alto il bacino. In fase di espirazione, stirate leggermente le braccia, le spalle e il bacino: i talloni possono rimanere lievemente sollevati; le ginocchia, invece, si piegano un poco per ottenere un intenso stiramento del tratto lombare, che altrimenti tenderebbe ad arrotondarsi; il mento è spinto verso lo sterno.

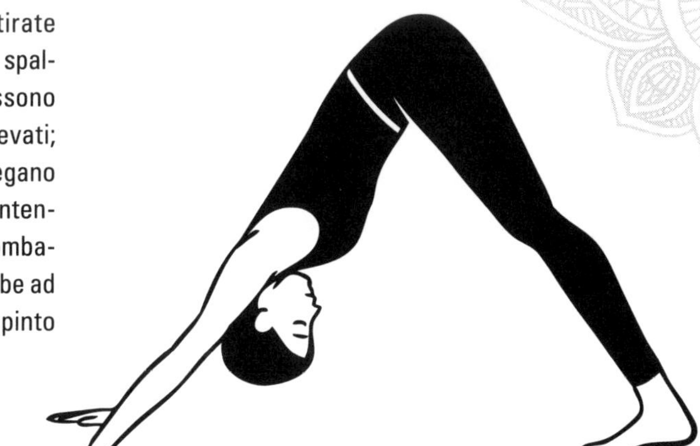

**8**

## PAKSINA-ASANA *

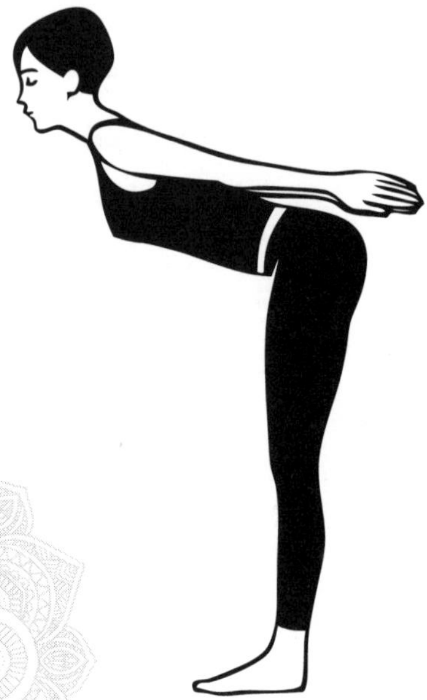

In piedi, a gambe unite, inspirando distendete le braccia all'indietro e aprite bene lo sterno. Espirando, flettete il busto in avanti. Mentre inspirate, spostate il peso del corpo sulle dita dei piedi, facendo attenzione a non sollevare i talloni.

**9**

## UTTANA-ASANA

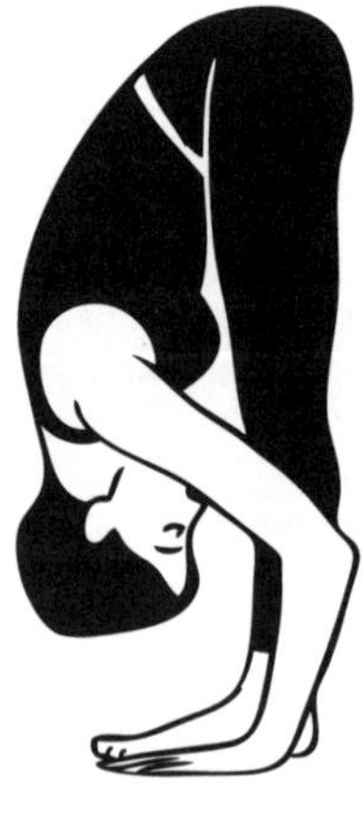

In piedi, a gambe unite, inspirando allungatevi verso l'alto; mentre espirate, flettete il busto in avanti, mantenendo le ginocchia un poco piegate: appoggiate ventre, addome e petto sulle cosce, mentre il bacino spinge verso l'alto. La testa è vicina alle ginocchia e le braccia sono rilasciate in avanti.

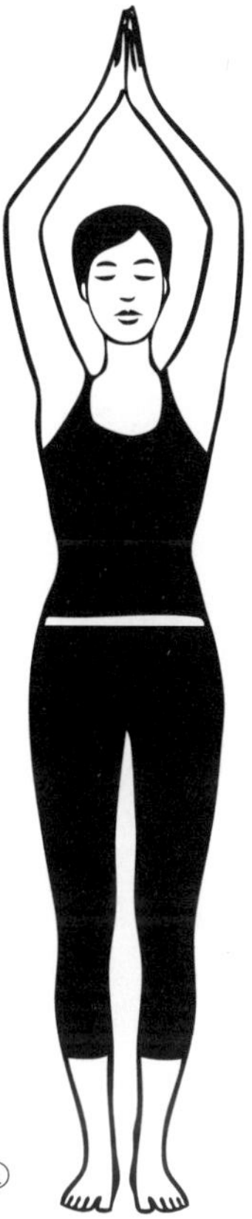

①

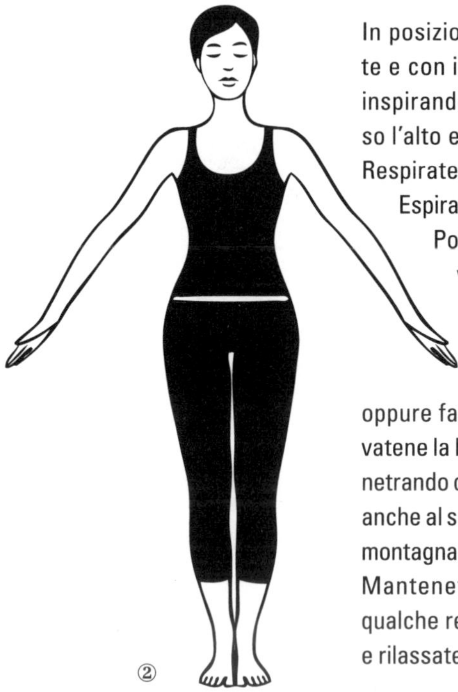

②

## 10

## TADA-ASANA

In posizione eretta, a gambe unite e con i piedi ben saldi al suolo, inspirando portate le braccia verso l'alto e unite i palmi delle mani. Respirate. ①

Espirando, abbassate le braccia. Poi, mantenendo la postura, visualizzate una montagna, la "vostra" montagna: immaginatela innevata, ricoperta di alberi oppure fatta di roccia viva. Osservatene la base, i fianchi, la vetta penetrando con lo sguardo della mente anche al suo interno: voi siete quella montagna, salda e imperturbabile. ② Mantenete la forma ancora per qualche respiro, poi aprite gli occhi e rilassate le braccia.

## 11

## KURMA-ASANA

Seduti, con le piante dei piedi unite e un poco distanti dal bacino, inspirando allungate il busto verso l'alto; espirando, portate le braccia all'interno delle gambe: le mani afferrano i piedi. Inspirate ed espirando, scendete con il busto e la testa verso i piedi.

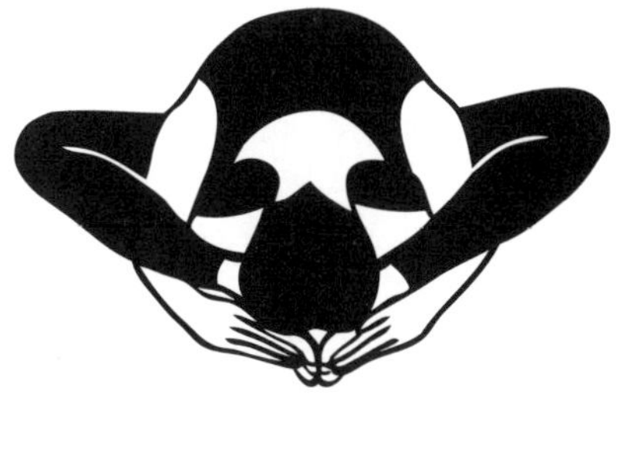

# *Fiducia: tutti a scuola da Hanuman*

Le fonti letterarie indiane narrano la storia di Hanuman, un eroe simbolo di forza, saggezza, devozione e soprattutto fede: la bella e giovane ninfa celeste Punjikasthala viveva nell'eremo del saggio Brihaspati che l'amava come una figlia. Un giorno, però, ella disobbedì ai suoi ordini e per questo fu cacciata via, tramutata nella scimmia Anjana e respinta nella foresta. Nelle sue nuove vesti, la fanciulla si sposò con l'eroe-scimmia Veerakesari; ben presto i due si accorsero di non poter avere figli. Allora, invocarono a lungo Shiva e Parvati che, dopo tante preghiere, li rassicurarono: grazie al dio del vento Vayu, essi avrebbero presto generato un campione di forza e di fede. Sulle modalità di tale concepimento le fonti non sono concordi. Secondo una prima tradizione, Vayu avrebbe scatenato una tempesta di vento: sollevate le vesti di Anjana e rimasto incantato dalla bellezza del suo corpo, il dio avrebbe penetrato la ninfa senza toccarla, aiutandola così a concepire quel figlio tanto desiderato. In base a un'altra versione, Shiva avrebbe indicato alla coppia un albero di mango, predicendole che Anjana avrebbe concepito un bambino quando il dio del vento le avesse offerto uno dei suoi frutti. Arrivati nei pressi dell'albero, gli sposi pregarono intensamente Vayu che, piegato un ramo, consentì ad Anjana di cogliere un mango e mangiarlo. Il frutto giunto nel ventre della ninfa, lo fecondò e così Hanuman fu concepito. Nel primo libro del *Ramayana*, poema epico attribuito al *rishi* Valmiky la cui redazione definitiva risale ai primi secoli dopo Cristo, la nascita del figlio di Anjana è collegata a quella di Rama: l'anziano re di Ayodhya, Dasharatha, voleva avere un erede, perciò compiva continui sacrifici a Shiva. Alla fine, il dio decise di ricompensare tanta devozione: un giorno, mentre il sovrano compiva un sacrificio in suo ono-

re, dalle fiamme scaturì un essere di natura divina che gli porse un "budino" sacro (*paysam*), con la raccomandazione di dividerlo fra le sue tre mogli Kausalya, Kaikeyi e Sumitra. Mentre le prime due portarono la loro porzione al sicuro nelle proprie stanze (fu in questa occasione che Kausalya rimase incinta di Rama), Sumitra lasciò la propria incustodita. Così, un nibbio se ne impossessò facendola poi cadere nella foresta, dove fu raccolta da Vayu. Il dio del vento andò da Anjana e la trovò intenta a pregare Shiva. La ninfa mangiò la porzione di budino sacro e in tal modo concepì Hanuman.
Venuto alla luce, il bambino si dimostrò di buon appetito, tanto che un giorno, credendo che il Sole fosse un frutto, cercò di afferrarlo per cibarsene. Volendo punirlo, il dio Indra lo colpì con uno dei suoi fulmini: caduto a terra, il piccolo si ruppe la mandibola guadagnandosi il nome di *Hanuman* (*hanu* vuol dire "mascella").
Il figlio di Anjana cresceva forte, veloce e vivace, ma proprio la sua vivacità fu per lui causa di molte sventure. Un giorno, ad esempio, fu punito da Brahma, che lo rese per sempre inconsapevole dei propri poteri per aver disturbato alcuni saggi mentre erano assorti in meditazione.
Alla ricerca di un maestro onnisciente, un giorno Hanuman entrò nell'orbita di Surya, il Sole, e gli chiese se poteva divenire suo discepolo. Surya rispose che gli sarebbe stato impossibile insegnargli qualcosa, visto che era continuamente in viaggio sul suo carro. Per nulla scoraggiato da questa risposta, Hanuman si trasformò in un gigante, pose una gamba a Occidente e l'altra a Oriente e, guardando negli occhi Surya, gli chiese di nuovo se poteva seguirlo. Compiaciuto della sua fede, Surya questa volta accettò: da allora Hanuman lo seguì e imparò tutto ciò che il dio sapeva.

Nelle imprese narrateci dalle fonti, Hanuman appare animato da un'incrollabile fede: anche se spesso deve affrontare le ardue conseguenze delle maledizioni divine, il re degli esseri "dalle fattezze di scimmia" non perde mai la fiducia in sé: sa mutare aspetto e affrontare gli avversari con una condotta imprevedibile, colpendoli nelle loro debolezze e contrapponendo la propria capacità alla forza selvaggia di questi.
La fede rende Hanuman consapovole del valore "evolutivo" delle sue imprese: per questo non dubita e non si distrae mai dalla meta prefissata, ma affronta gli ostacoli lungo il suo cammino positivamente, come fossero opportunità.
La sua storia riflette quella dell'uomo e insegna che la fiducia in sé è un bene da coltivare. Essa è spesso condizionata dal modo in cui la madre accoglie il proprio figlio al momento della nascita: le cure fisiche e il sostegno emotivo elargito dai genitori e dagli educatori durante l'infanzia diventeranno da grandi fiducia in se stessi, negli altri e nella vita. Senza fede si entra in un vortice di pensieri distruttivi e lo spettro del fallimento è sempre in agguato.
Ma anche quanti da bambini non hanno ricevuto tale supporto possono coltivare un atteggiamento positivo aprendo il cuore e la mente, guardare la realtà senza giudicare, cogliere la trama sottile che governa il percorso di ognuno.
Chi non ha fede in sé non sa lasciarsi andare, non ha radici solide, si sente mancare la terra sotto i piedi, non si arrende all'amore.
Lo yoga consente di recuperare il contatto con il corpo e con il centro del cuore, facendo percepire di essere sostenuti "dall'interno". Ne sono un esempio le *asana* di equilibrio in cui la ricerca e il recupero della stabilità generano centratura e fiducia, ma anche le forme che richiedono forza muscolare: la presa di coscienza dei limiti e delle possibilità fisiche rafforza lo stato interiore, generando un atteggiamento incline alla positività, verso se stessi e verso gli altri.

1

## L A P R A T I C A

**Attraverso *asana* che implicano l'impiego di forza fisica, allungamenti e aperture, questa sequenza agisce su tutto il corpo, rendendolo più forte ed elastico. Eseguita con costanza, dapprima mantenendo ogni forma solo per qualche respiro e poi prolungando i tempi, dà vigore e aiuta a recuperare la fiducia in se stessi.**

## HANUMAN-ASANA *

In piedi a gambe divaricate, espirando, ruotate il piede sinistro verso l'esterno. Inspirando, aprite le braccia di lato e portatele ben tese all'altezza delle spalle. Mentre espirate, flettete i gomiti rivolgendo i palmi delle mani verso l'alto; la testa ruota a sinistra.
In fase di inspirazione, portate le mani sulla linea della testa, che tornerà diritta.
Ripetete l'*asana* sull'altro lato, mantenendo gli stessi tempi.

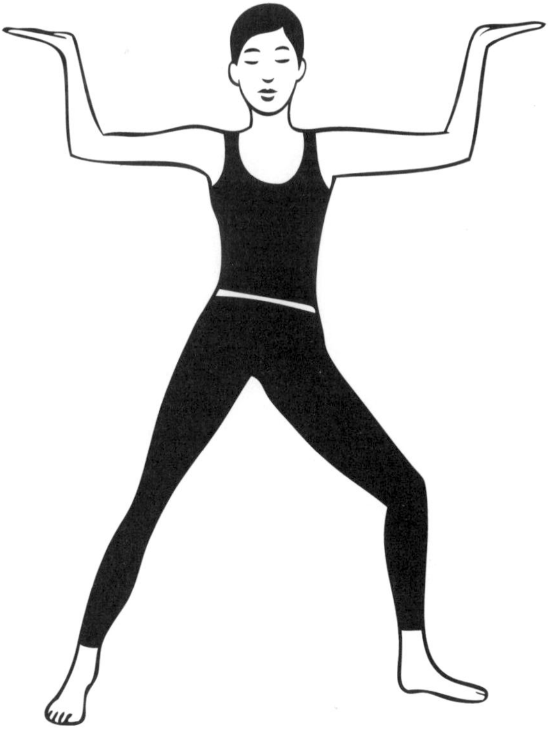

2

## SANJANA-ASANA *

In piedi, a gambe divaricate, inspirando allungatevi verso l'alto, espirando flettete le ginocchia e portate i pugni chiusi sulle cosce. Attenzione: cercate di mantenere allineato l'asse testa-coccige.

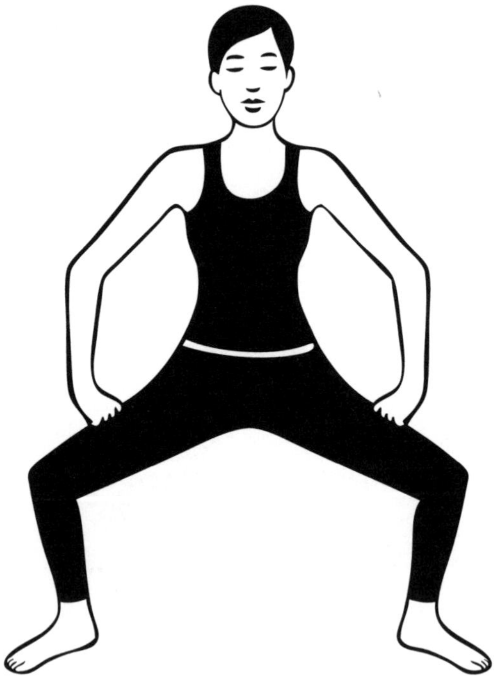

3

## JARASANDHA-ASANA *

In piedi, a gambe unite, inspirando sollevate le braccia in avanti; espirando flettete il busto, mentre la gamba destra sale indietro tesa. Inspirate e, mentre espirate, piegate il ginocchio destro portando il piede verso l'alto; contemporaneamente flettete il braccio destro. Ripetete l'*asana* sull'altro lato, mantenendo gli stessi tempi.

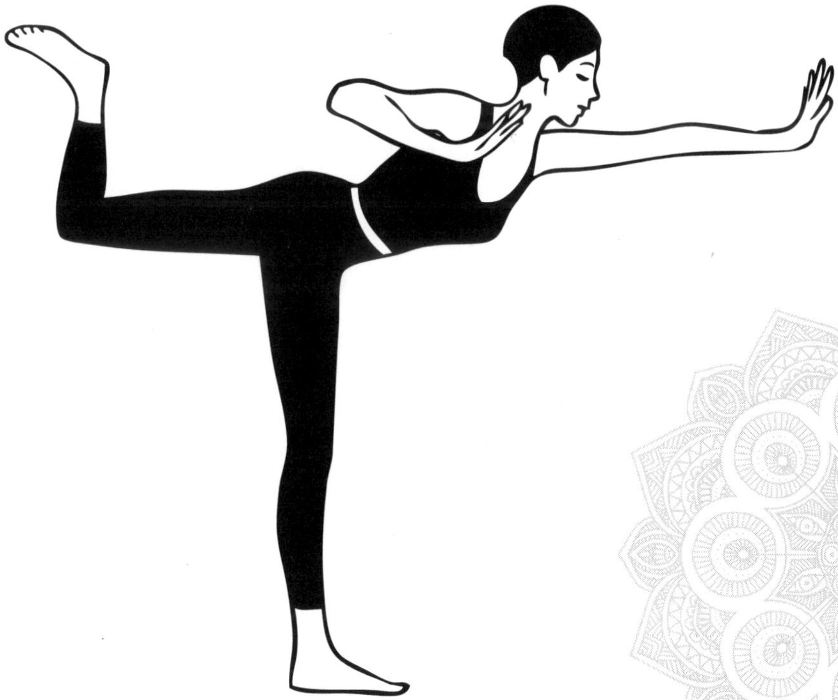

4

## DURYODHANA-ASANA *

In piedi, a gambe unite, inspirando allungate il busto verso l'alto. Espirando, spostate indietro la gamba sinistra, con il piede appoggiato a terra; la gamba destra si flette. Mentre inspirate, tendete le braccia in alto e chiudete i pugni. Espirate vigorosamente, piegando il braccio destro: il gomito rimane in linea con la spalla e il pugno è portato in avanti, al centro del petto.
Ripetete l'*asana* sull'altro lato, mantenendo gli stessi tempi.

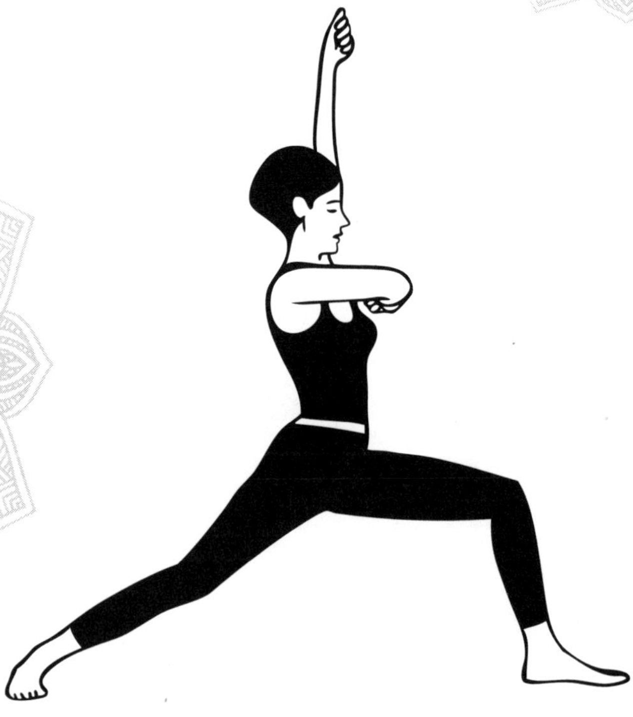

**5**

## SUTA-ASANA

In posizione eretta, a gambe divaricate e con i piedi in parallelo, unite le mani dietro la schiena, con le dita rivolte verso l'alto.
Mentre inspirate, ruotate il piede destro impostandolo di profilo; espirando, ruotate verso destra anche il busto. Inspirando, allungatevi leggermente verso l'alto; in fase di espirazione flettete il ginocchio destro. Inspirate ed espirando piegate il busto in avanti fino ad appoggiare la spalla destra al ginocchio.
Ripetete l'*asana* sull'altro lato, mantenendo gli stessi tempi.

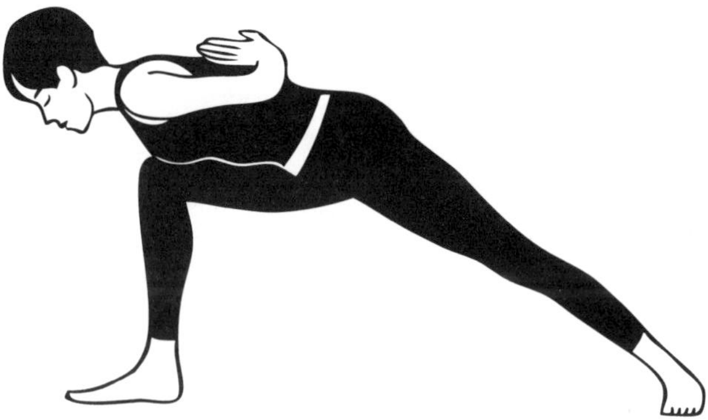

**6**

## DARMIKA-ASANA

In ginocchio, inspirando allungate il busto verso l'alto; in fase di espirazione, prima appoggiate le mani a terra, distendendo le braccia, poi scendete verso il suolo con il petto: la schiena si allunga, mentre la fronte arriva a sfiorare il pavimento.

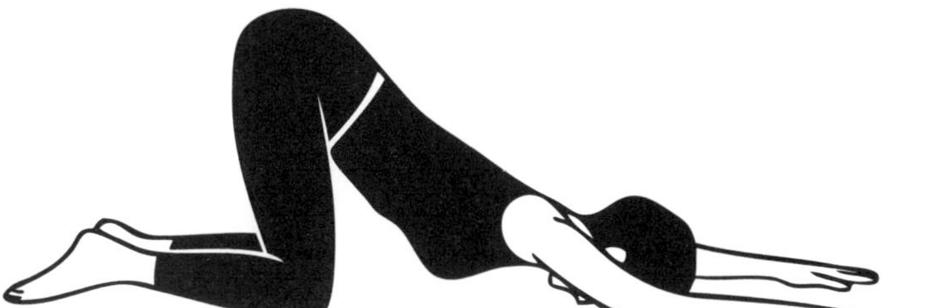

7

## VAJRA-ASANA *

In ginocchio, inspirando, allungate le braccia in avanti. Espirate ed inspirando tendete il busto verso l'alto; mentre espirate, spingete indietro le spalle, il busto e le gambe, mantenendo leggermente contratti i glutei.

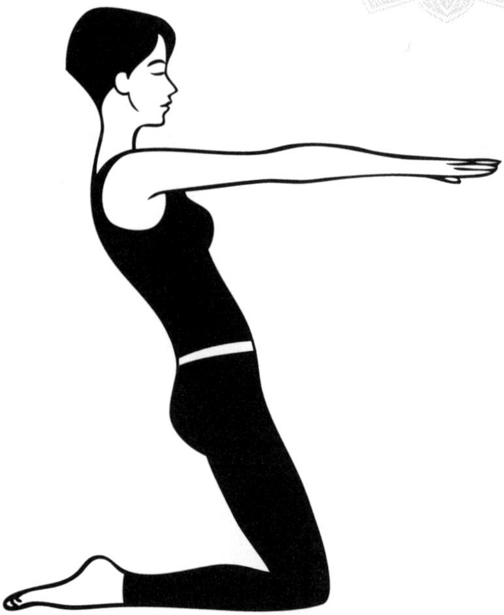

8

## ARDHA SUPTA VIRA-ASANA

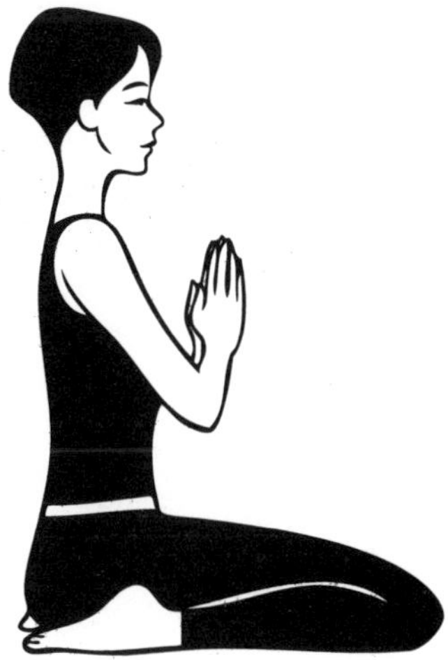

Seduti sui talloni, inspirando allargate i piedi ed espirando appoggiate al suolo il bacino: i piedi avvolgeranno i glutei e la schiena sarà ben diritta. Inspirando, portate la mani giunte al centro del petto.

9

## NAVA-ASANA

Seduti con le gambe distese, inspirando sollevate le gambe, inclinate il tronco all'indietro e distendete le braccia, portandole in linea con le spalle. Ricercate l'equilibrio contraendo lievemente i muscoli addominali.

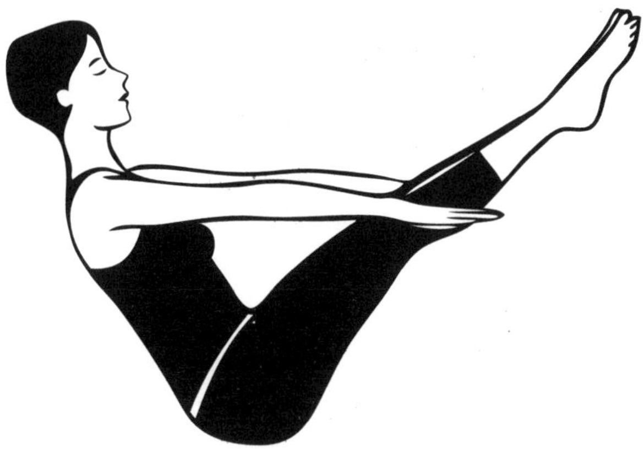

**10**

## PRNA-ASANA

Seduti sui talloni, inspirando intrecciate le dita delle mani dietro la schiena. Espirando, staccate le braccia dal dorso e allungatele. Inspirando, stirate il tronco verso l'alto; in fase di espirazione flettetelo in avanti: appoggiate sulle cosce dapprima il ventre e poi il petto; la fronte toccherà il suolo e le braccia rimarranno rilassate a terra.

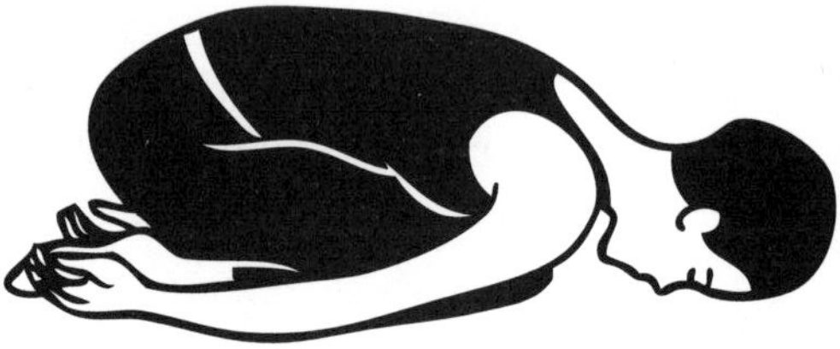

**11**

## BHARADVAJA-ASANA

Seduti, con le ginocchia piegate, inspirando portate la gamba destra in avanti con il tallone rivolto verso l'osso pubico; mentre espirate, flettete la gamba sinistra all'indietro, facendo aderire il piede al gluteo; poi afferrate il piede destro e, se possibile, appoggiatelo sull'inguine sinistro, altrimenti lasciatelo a terra. Inspirando, piegate il braccio destro dietro la schiena; espirando, ruotate il busto verso destra: lo sguardo è rivolto oltre la spalla; la mano destra afferra le dita del piede (o rimane con il dorso sul punto vita), mentre la sinistra è posata sul ginocchio destro. Ripetete l'*asana* sull'altro lato, mantenendo gli stessi tempi.

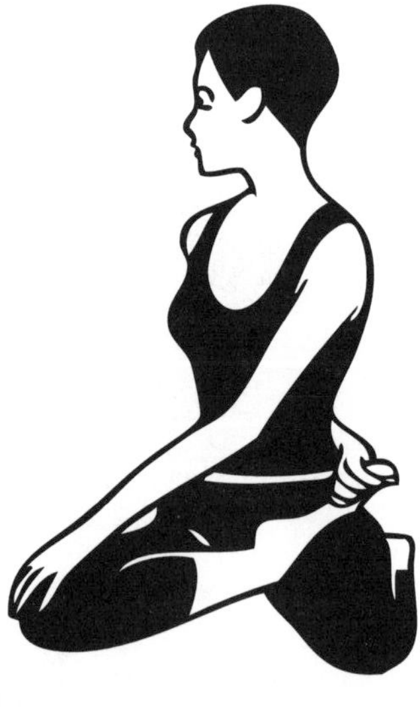

**12**

## KURMA-ASANA

Seduti, con le piante dei piedi unite e un poco distanti dal bacino, inspirando allungate il busto verso l'alto; espirando, portate le braccia all'interno delle gambe: le mani afferrano i piedi. Inspirate ed espirando, scendete con il busto e la testa verso i piedi.

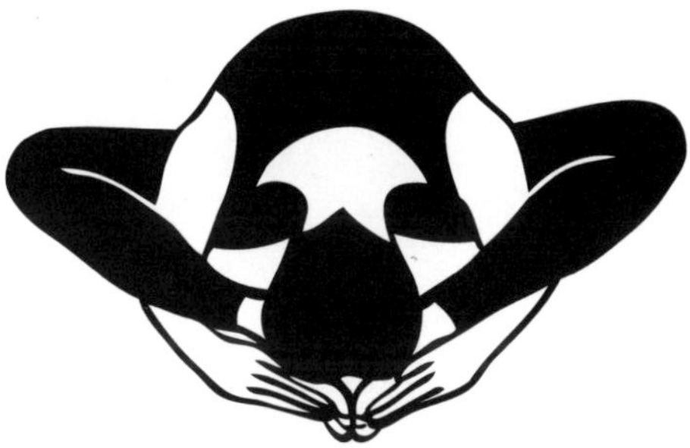

# *Aparigrha: verso l'essenzialità*

In un contesto di profonda crisi – economica e di valori – la dottrina yogica propone importanti e utili elementi di riflessione per condurre una vita più serena e armoniosa.

Le risorse della Terra, se equamente distribuite, potrebbero soddisfare tutti i suoi abitanti. Oggi, invece, pochi accumulano ricchezza, spingendo la massa verso la povertà.

Interi popoli vengono così portati alla disperazione da quanti, avendo come unico credo il denaro, prendono decisioni finalizzate solo ai loro interessi personali, senza preoccuparsi delle conseguenze che ricadono sugli altri.

Una comunità più giusta creerebbe le basi ideali per una maggiore stabilità, solidarietà e armonia: tutto questo si potrà raggiungere se si faranno propri i valori dell'essenzialità e il rispetto delle leggi naturali.

Negli *Yoga Sutra* Patañjali descrive una serie di comportamenti da adottare al fine di raggiungere il benessere globale. Si tratta di princìpi etici (*yama* e *nyama*) che invitano ad appropriarsi del mondo nella minima misura possibile, guardando alla generosità anziché all'avidità e – più in generale – all'equità e alla non violenza.

I concetti di *yama* e *nyama* sintetizzano un'attitudine corretta verso se stessi, gli altri esseri umani e la natura; l'assenza di avidità (*aparigraha*) è parte integrante di essi.

Nell'uomo l'impulso ad accumulare beni è molto forte, quasi un istinto primordiale. Questo meccanismo, mai soddisfatto, lo porta ad ammassare oggetti superflui, inutili per il corpo e per l'anima. Le complicazioni che tale istinto determina in campo economico e sociale sono evidenti. A livello individuale, la spasmodica rincorsa all'accumulo nell'illusoria sensazione di sicurezza può trasformarsi in una prigione. Per spezzare il meccanismo malato del vivere al fine di accumulare ricchezze Patañjali esorta a guardare alla frugalità e all'essenzialità, in un progressivo alleggerimento e liberazione dalla schiavitù del possesso. Una vita condotta nell'essenzialità insegna ad attribuire il giusto valore alle cose, con animo sereno e imparziale. L'essere individuale è un microcosmo che contiene dentro di sé ogni elemento dell'universo. Perché ricercare altro? Occorre piuttosto ritrovare un'autentica relazione con la natura, senza volontà di dominio, vivendo secondo il principio per cui essa è perfetta. Bisogna mettersi nelle condizioni di interrompere la corsa verso la ricerca del superfluo: la natura contiene già tutto. La pratica dello yoga offre questa possibilità. A tal proposito, la filosofa e psicoanalista Luce Irigaray ha messo bene in evidenza come questa disciplina, proponendo un percorso volto alla riscoperta di sé e al recupero della nostra dimensione naturale, favorisca di fatto anche una maggiore autenticità nelle relazioni umane: «Senza dubbio ritrovare un rapporto con la natura che sia fatto di rispetto, coltivazione, comunione e non di dominio e sfruttamento non può che migliorare le relazioni fra gli umani. La nostra appartenenza alla natura, la nostra identità naturale corrisponde a un dato universale che ci permette di essere in condivisione con qualsiasi umano e perfino qualsiasi essere vivente, quale che sia la differenza di tradizione, di cultura, di linguaggio fra di noi» (Maria Piacente, Pedagogika.it n.1, anno XVI, gennaio-febbraio-marzo 2012).

Lo yoga consente di percepire l'essenziale, gli elementi della natura: il radicamento alla terra sulla quale pratichiamo e che ci accoglie, il flusso dei liquidi che scorrono nel corpo, l'attivazione del fuoco gastrico, la percezione dell'aria che mediante il respiro ci attraversa ogni istante.

## LA PRATICA

**Questa sequenza di *asana* agisce su tutte le membra e attiva gli elementi naturali presenti anche nel corpo umano: la terra (attraverso le forme che agiscono sulle gambe e sui piedi), l'acqua (con la stimolazione della zona lombare e renale), il fuoco (mediante l'attivazione degli organi addominali), l'aria, (grazie al coinvolgimento delle braccia e del torace) e l'etere (quando le *asana* interessano la zona del collo). Il controllo del respiro e il richiamo di simboli conduce al benessere fisico, al rilassamento e alla consapevolezza di sé. Ciascuna forma va mantenuta per il tempo necessario a effettuare almeno 20-30 respiri.**

**1**

### TARAKA-ASANA *

***Asana d'aria***

In piedi, con le gambe leggermente divaricate, inspirando sollevate i talloni da terra e le braccia verso l'alto. Espirando, stringete i pugni.

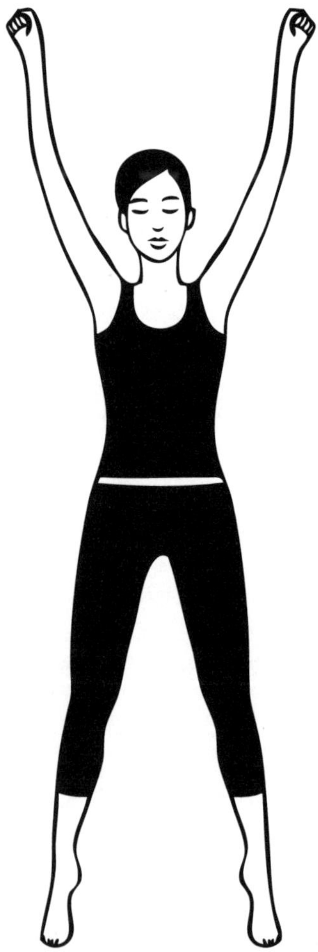

**2**

## BHUMI-ASANA *

***Asana di terra***

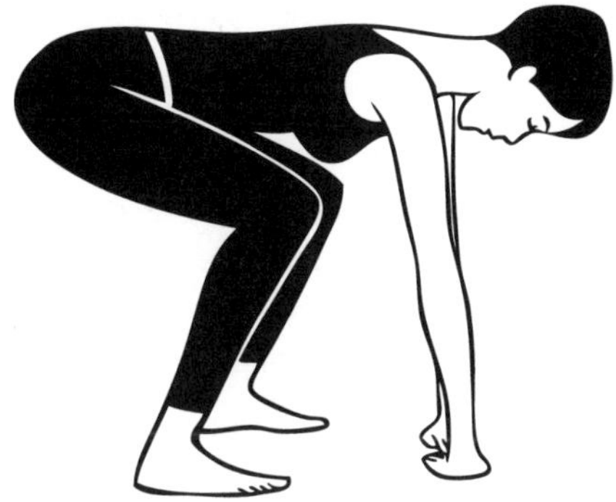

In piedi, inspirando allungate tutto il corpo verso l'alto; mentre espirate, piegate le ginocchia e portate i palmi delle mani al suolo, mantenendo le braccia tese: il bacino è alla stessa altezza della testa.

**3**

## VRKSA-ASANA

***Asana di terra***

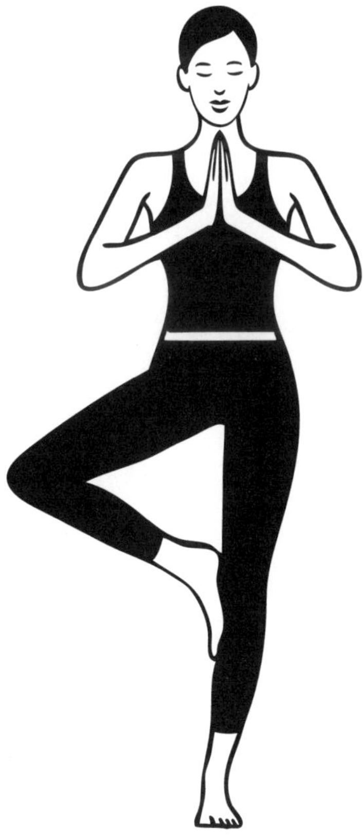

In piedi, a gambe unite, inspirando spostate il peso del corpo sulla gamba sinistra; espirando, portate il piede destro sul malleolo sinistro o sul ginocchio o sulla coscia. Mentre inspirate, posizionate le mani giunte all'altezza del cuore. Ripetete l'*asana* sull'altro lato, mantenendo gli stessi tempi.

4

## JAMBAVAT-ASANA *

***Asana di terra***

In piedi, a gambe unite, inspirando portate le braccia distese in avanti; espirando, flettete le ginocchia, i gomiti e le mani sui polsi. Inspirate e, in fase di espirazione, spingete il bacino un poco in avanti per avvertire l'allineamento della zona lombare.

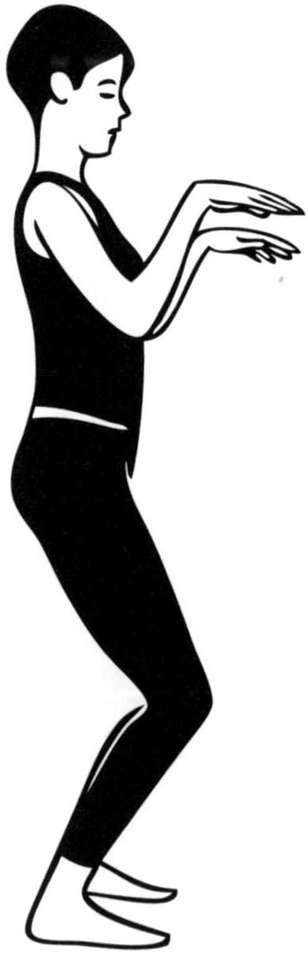

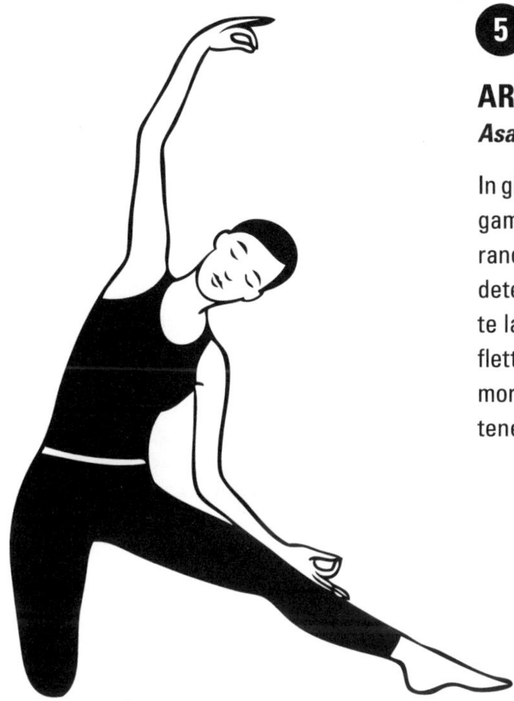

5

## ARDHA CHANDRA-ASANA

***Asana d'aria***

In ginocchio, inspirando allungate di fianco la gamba sinistra, con il piede di profilo; espirando, assestatevi. Mentre inspirate, distendete il braccio destro verso l'alto e appoggiate la mano sinistra sulla coscia. Espirando, flettete il busto verso sinistra: le braccia sono morbide. Ripetete l'*asana* sull'altro lato, mantenendo gli stessi tempi.

6

## PRNA-ASANA

***Asana di terra***

Seduti sui talloni, inspirando intrecciate le dita delle mani dietro la schiena. Espirando, staccate le braccia dal dorso e allungatele. Inspirando, stirate il tronco verso l'alto; in fase di espirazione flettetelo in avanti: appoggiate sulle cosce dapprima il ventre e poi il petto; la fronte toccherà il suolo e le braccia rimarranno rilassate a terra.

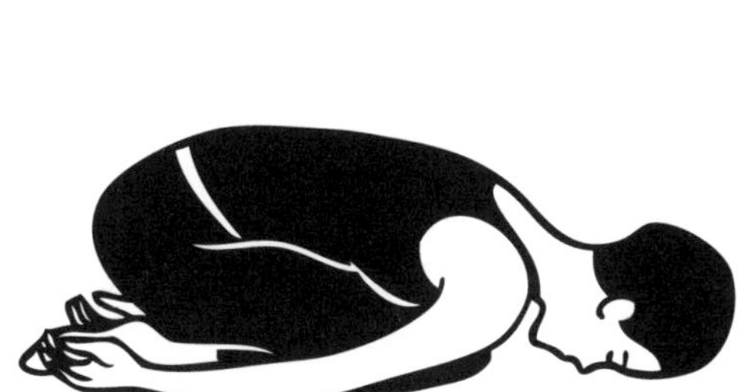

7

## CHATAKA-ASANA *

***Asana d'acqua***

Carponi, con le dita delle mani rivolte verso l'esterno, inspirando piegate la gamba destra: sollevate il piede, mantenendo a terra il ginocchio. Mentre espirate, spostate il peso del corpo sulle mani, piegando leggermente i gomiti in modo da non caricare la rotula. Inspirando, sollevate la gamba sinistra distesa; in fase di espirazione appoggiate il ginocchio sulla pianta del piede destro. Ripetete l'*asana* sull'altro lato, mantenendo gli stessi tempi.

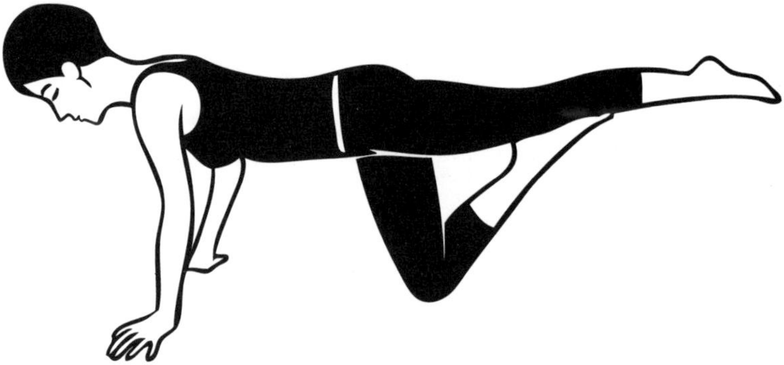

8

## NAVA-ASANA

***Asana di fuoco***

Seduti, con le gambe distese, inspirando sollevate le gambe, inclinate il tronco all'indietro e distendete le braccia, portandole in linea con le spalle. Ricercate l'equilibrio contraendo lievemente i muscoli addominali.

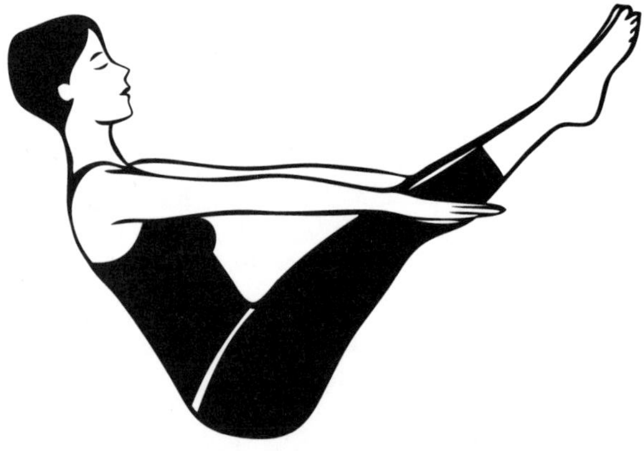

9

## BHARADVAJA-ASANA

***Asana d'aria***

Seduti, con le ginocchia piegate, inspirando portate la gamba destra in avanti con il tallone rivolto verso l'osso pubico; mentre espirate, flettete la gamba sinistra all'indietro, facendo aderire il piede al gluteo; poi afferrate il piede destro e, se possibile, appoggiatelo sull'inguine sinistro, altrimenti lasciatelo a terra. Inspirando, piegate il braccio destro dietro la schiena; espirando, ruotate il busto verso destra: lo sguardo è rivolto oltre la spalla; la mano destra afferra le dita del piede (o rimane con il dorso sul punto vita), mentre la sinistra è posata sul ginocchio destro. Ripetete l'*asana* sull'altro lato, mantenendo gli stessi tempi.

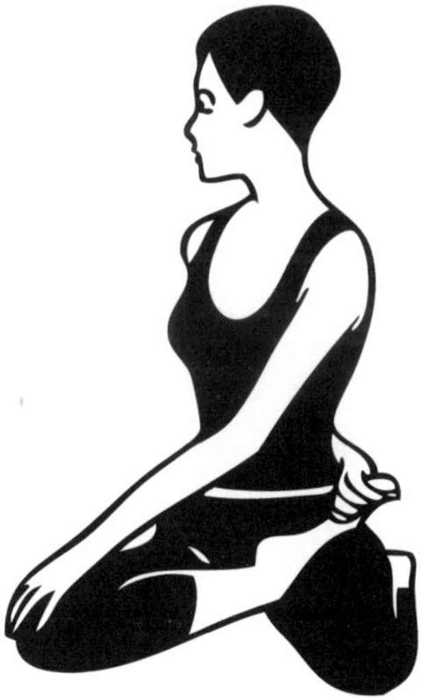

10

## NITI-ASANA *

***Asana di terra***

Seduti, a gambe incrociate, inspirando afferrate le ginocchia con le mani (la schiena resta dritta e le braccia sono tese); espirando, assestatevi nella forma.

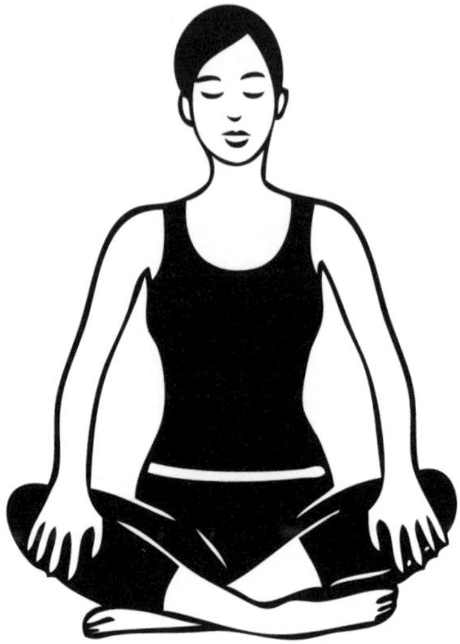

11

## BASTRIKA-ASANA *

***Asana di fuoco***

In posizione supina, inspirando flettete le ginocchia e portatele verso il petto. Espirate e, in fase di inspirazione, sollevate la testa.

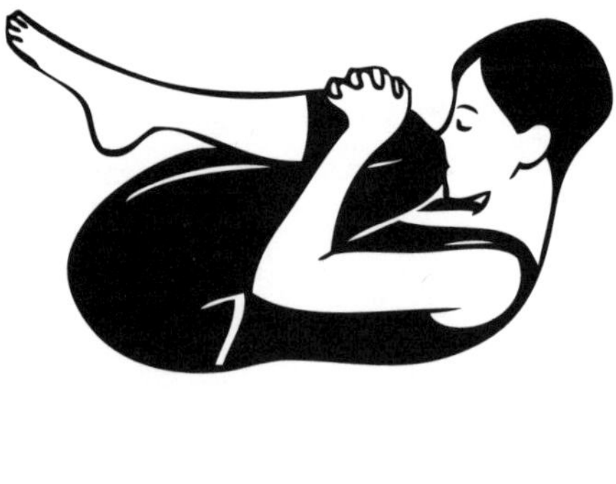

12

## SAKINI-ASANA *

***Asana di etere***

In posizione supina, inspirando portate le ginocchia al petto; espirando stirate un poco la schiena a terra.

Mentre inspirate, sollevate il bacino e portate le gambe verso l'alto. Espirando, spostate le mani sulla zona lombare; inspirando, spingete in alto il bacino ed allungate le gambe in modo che siano perpendicolari al suolo: le mani si appoggeranno poi sulla zona dorsale.

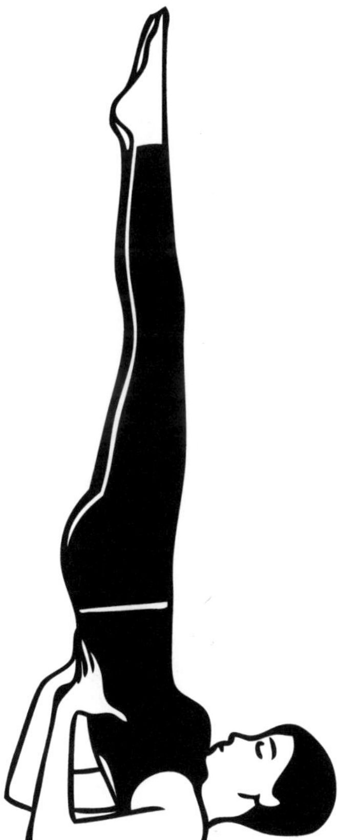

# Asana, mudra e "pratiche sottili" in sanscrito e in italiano

Qui di seguito riportiamo un elenco delle *asana*, delle *mudra* e delle "pratiche sottili" citate nel testo, con la denominazione in sanscrito e la corrispettiva traduzione in italiano.

## Asana *(posizioni)*

**Amaravati**
*La porta degli dei*

**Anantha**
*L'infinito*

**Anjana**
*La scimmia*

**Aranisuta**
*Arani, il fuoco sacrificale*

**Ardha Bujanga**
*Il cobra (posizione parziale)*

**Ardha Chandra**
*La mezzaluna*

**Ardha Hala**
*L'aratro (posizione parziale)*

**Ardha Parigha**
*Il cancello (posizione parziale)*

**Ardha Supta Vira**
*Posizione parziale dell'eroe*

**Ardha Utkata**
*Utkata, "la postura potente" (posizione parziale)*

**Ardha Vamadeva**
*il saggio Vamadeva (posizione parziale)*

**Ardha Vira**
*L'eroe che si riposa*

**Aruna**
*Il cocchiere*

**Balini**
*La forza*

**Bastrika**
*Il mantice*

**Bhagavat**
*Il beato*

**Bharadvaja**
*Il saggio Bharadvaja*

**Bhogavati**
*La dea serpente*

**Bujanga**
*Il cobra*

**Bhumi**
*La Terra*

**Buddha**
*Buddha*

**Catuskona**
*Il quadrangolo*

**Chandra**
*La Luna*

**Chataka**
*L'usignolo*

**Citrapaksa**
*Citrapaksa, l'eterno giovane*

**Dakini**
*Dakini, la strega*

**Danda**
*Il bastone*

**Darmika**
*La devozione*

**Devabhuti**
*Devabhuti, colei che sgorga dai cieli*

**Devamaskara**
*Il saluto agli dei*

**Dristika**
*La fermezza*

**Drupada**
*Il guerriero Drupada*

**Durga**
*La guerriera Durga*

**Duryodhana**
*Il guerriero Duryodhana*

**Ganesha**
*Ganesha, il dio con la testa di elefante*

**Garbhapinda**
*Il feto in grembo*

**Garuda**
*Garuda, l'aquila di fuoco*

**Gauri**
*Gauri, la dea dorata*

**Gomukha**
*Il muso di vacca*

**Gopita**
*Gopita, l'uccello d'acqua*

**Hanuman**
*Hanuman, il semidio con la faccia da scimmia*

**Hariti**
*Hariti, la madre dei folletti dei boschi*

**Jagaddhari**
*Jagaddhari, colei che sostiene il mondo*

**Jalakanta**
*Jalakanta, colei che è nata dalle acque mosse dal vento*

**Jambavat**
*Jambavat, il re degli orsi*

**Jarasandha**
*Il guerriero Jarasandha*

**Jatara**
*L'addome che ruota*

**Kakini**
*Kakini, il corvo femmina che si muove nel vento*

**Kali Chakra**
*Rotazione della base*

**Karanda**
*L'anatra*

**Kartikeya**
*Kartikeya, il signore della guerra*

**Kokila**
*Kokila, il cucù indiano*

**Kona**
*L'angolo*

**Kurma**
*La tartaruga*

**Lakini**
*Lakini, la dea della virtù*

**Lakshmi**
*Lakshmi, la dea della fortuna*

**Maha Devi**
*La Grande Madre*

**Mala**
*La ghirlanda*

**Manduka**
*La rana*

**Marichi**
*Il saggio Marichi*

**Matsya**
*Il pesce*

**Matsyendra**
*Il saggio Matsyendra*

**Menaka**
*Menaka, colei che porta l'energia delle antenate*

**Muhurta**
*Muhurta, la dea che scandisce il tempo*

**Nataraja**
*La danza del tempo*

**Natavara**
*Natavara, il danzatore eletto*

**Nava**
*La barca*

**Niti**
*Niti, la dea della prudenza*

**Paksina**
*Il gabbiano*

**Paripurna Matsyendra**
*Il saggio Matsyendra (posizione completa)*

**Parjani**
*Parjani, il signore della pioggia*

**Parvata**
*La montagna sacra*

**Parvati**
*Parvati, la prima dea che apprende lo yoga*

**Prithivi**
*Prithivi, la dea del suolo*

**Prna**
*La foglia*

**Purva**
*L'Est*

**Purva Padma**
*L'Est nella forma del loto*

**Ratri**
*Ratri, il buio*

**Rudra**
*Rudra, il signore della folgore*

**Sakini**
*Sakini, la dea che tutela la gola*

**Sakini (variante Garuda)**
*Sakini, la dea che tutela la gola nella forma di Garuda, l'aquila di fuoco*

**Samasthiti**
*Postura di tutto il corpo sostenuto*

**Sanjana**
*Sanjana, la vittoriosa*

**Sarasvati**
*Sarasvati, colei che scorre e purifica*

**Sarpa**
*Il serpente*

**Sasa**
*La lepre*

**Setubaddha**
*Il ponte legato*

**Shankini**
*La conchiglia*

**Shava**
*Il cadavere*

**Shiva Nataraja**
*La danza di Shiva*

**Shuka**
*Il pappagallo*

**Sita**
*Sita, la dea delle messi; il solco*

**Stamba**
*Il pilastro*

**Sumati**
*Sumati, colei che scorre veloce e tumultuosa*

**Suparni**
*Suparni, la dea dalle ali spalancate*

**Supta Deva**
*Il saluto alla dea*

**Supta Vira**
*L'eroe che si riposa*

**Suta**
*Il guerriero Suta*

**Svan**
*Il cane*

**Svastika**
*La croce o il "buon auspicio"*

**Svdha**
*Svdha, colei che mantiene vivo il fuoco*

**Svaha**
*L'offerta al fuoco*

**Tada**
*La montagna*

**Taraka**
*Taraka, colui che viene dalle stelle*

**Trikona**
*Il triangolo*

**Tulita**
*La bilancia*

**Uma**
*Uma, la signora della notte*

**Ushtra**
*Il cammello*

**Uttana**
*Postura di tensione*

**Uttana Supta Aditi**
*Aditi, la Grande Madre (posizione estesa)*

**Utthita Baddha Trikona**
*Il triangolo sollevato e legato*

**Vasudeva**
*Il guerriero Vasudeva*

**Vajra**
*Il fulmine*

**Varuna**
*Varuna, il dio delle acque*

**Vatayana**
*Il cavallo*

**Viparita karani**
*Postura semicapovolta*

**Virabhadra**
*Il guerriero Virabhadra*

**Vrksa**
*L'albero*

## Mudra *(gesti)*

**Abhaya**
*Il gesto che dissipa la paura*

**Bali Natya**
*Il gesto della danza*

**Brahma**
*Il gesto di Brahma, colui che può vedere oltre*

**Bhima**
*Il gesto del guerriero Bhima*

**Bujanga**
*Il gesto del cobra*

**Chandra**
*Il gesto della Luna che sorge e tramonta*

**Dhanura**
*Il gesto dell'arciere*

**Gati**
*Antero e retroversione del bacino*

**Kalatri**
*Il gesto del tempo che scorre circolare*

**Namaskara**
*Il gesto delle mani*

**Padma**
*Il gesto del fiore di loto che si schiude con la luce e si chiude con il buio*

**Prana Apana**
*Il gesto dei soffi* prana *e apana*

**Sarduli**
*Il gesto della tigre*

**Setu**
*Il gesto del ponte*

**Simha**
*Il gesto del leone*

**Surya**
*Il gesto del Sole che sorge e tramonta*

**Urmi**
*Il gesto dell'onda*

**Yoga**
*Il gesto dell'unione*

## Pratiche sottili

**Ajapa Japa**
*Meditazione sul suono "So-nam"*

**Nasagra-Brumadya Drishti**
*Il gesto degli occhi fissi*

**Pundarika Bandha**
*Chiusura del fiore di loto*

**Shanmukhi**
*Il gesto che chiude le porte dei sensi*

**Trataka**
*Meditazione sulla fiamma*

**Ushas Namaskara**
*Il saluto all'alba*

# Indice analitico degli esercizi

## Le asana

## Le mudra



## I pranayama



## Le pratiche sottili

# Bibliografia


M. Albanese, *Il Tantrismo. Il gioco della dea*, Milano, Xenia Edizioni, 1996.

M. Albanese, *Lo yoga*, Milano, Xenia Edizioni, 1998.

M. Albanese, G. Cella, *Mandala. Il linguaggio del profondo*, Milano, Xenia Edizioni, 1997.

M. Albanese, G. Cella, *Kriya Yoga. La via pura*, Milano, Xenia Edizioni, 1998.

M. Albanese, G. Cella, F. Zanchi, *I chakra. L'universo in noi*, Milano, Xenia Edizioni, 1996.

R. Angelini, M. Palaci, *Gli Yoga Sutra di Patanjali*, Milano, Associazione Raja Yoga, 2007, 2 voll.

Aurobindo, *L'evoluzione dell'uomo*, Roma, Astrolabio-Ubaldini Editore, 2013.

Aurobindo, *Lettere sullo yoga*, Roma, Astrolabio-Ubaldini Editore, 1983.

Z. Bauman, *Paura liquida*, Roma-Bari, Laterza 2008.

F. Bottaccioli, *Psiconeuroimmunologia*, Novara, Edizioni Red, 2003.

L. Busquet, *Le catene muscolari. Volume secondo. Lordosi, cifosi, scoliosi e deformazioni toraciche*, Roma, Editore Marrapese, 1993.

B. Calais Germain, *Anatomia del movimento*, Cuneo, L'Arciere, 1992.

B. Calcagno, *Nella verticalità*, in «Percorsi Yoga», luglio-agosto 2009, pp. 28-39.

J. Campbell et al., *I nomi della dea. Il femminile nella divinità*, Roma, Astrolabio-Ubaldini Editore, 1992.

G. Cella Al-Chamali, *Yoga Ratna. Il gioiello dello yoga*, Milano, Feltrinelli, 1998.

G. Cella Al-Chamali, *I segreti dello yoga*, Milano, Fabbri Editori, 2001.

G. Cella Al-Chamali, *Chakra. Centri sottili dell'energia vitale*, Milano, Fabbri Editori, 2003.

G. Cella Al-Chamali, *Meditazione yoga*, Milano, Fabbri Editori, 2004.

G. Cella Al-Chamali, *Yoga delle dee*, Milano, Fabbri Editori, 2007.

M. Chia, *Tao yoga dell'amore. L'appagamento totale di corpo, mente e anima*, Roma, Edizioni Mediterranee, 1998.

M. Chia, Man. Chia, *Tao yoga femminile. L'amore che cura attraverso il tao*, Roma, Edizioni Mediterranee, 1998.

A. Daniélou, *Miti e dei dell'India. I mille volti del pantheon induista*, Milano, Rizzoli BUR, 2006.

M. Eliade, *Lo yoga. Immortalità e libertà*, Milano, Rizzoli BUR, 1997.

M. Erba, G. Ranzini, D. Venturoli, *Dalla Luna alla Terra. Mitologia e realtà degli influssi lunari*, Torino, Bollati Boringhieri, 2010.

Fédération nationale des enseignants de yoga (a cura di), *Hatha Yoga. Posizioni capovolte*, Torino, Magnanelli, 1994.

S. Gannon, D. Life, *Jivamukti Yoga*, Roma, Edizioni Mediterranee, 2005.

M. M. Gore, *Anatomia e fisiologia delle tecniche yoga*, Torino, Magnanelli, 1991.

M. Halsey, *Corpo umano. Istruzioni per l'uso*, Milano, Edizioni La Sana Gola, 2008.

M. Halsey, *Manuale di Self Healing (medico di te stesso)*, Milano, Edizioni La Sana Gola, 2008.

J. Herbert, *La mitologia indù e il suo messaggio*, Roma, Edizioni Mediterranee, 2013.

D. Holleman, *Centered Yoga. Gli otto principi vitali della pratica*, Roma, Edizioni Mediterranee, 2012.

C. Impera, *Il significato della vita e della morte. Un'analisi dei più importanti testi indù*, Rimini, Guaraldi Edizioni, 1995.

L. Irigaray, *Una nuova cultura dell'energia. Al di là di Oriente e Occidente*, Torino, Bollati Boringhieri, 2011.

B. K. S. Iyengar, *L'albero dello yoga*, Roma, Astrolabio-Ubaldini Editore, 1989.

C. G. Jung, *L'uomo e i suoi simboli*, Milano, Tea, 2007.

C. G. Jung, *Simboli della trasformazione. Analisi dei prodromi di un caso di schizofrenia*, Torino, Bollati Boringhieri, 2013.

J. Ledoux, *Il sé sinaptico. Come il nostro cervello ci fa diventare quelli che siamo*, Milano, Cortina Editore, 2002.

Ma Yoga Shakti (a cura di), *Gheranda Samitha. La scienza dello yoga*, Roma, Edizioni Mediterranee, 1995.

Maharishi Valmiki, *Il Ramayana*, Assisi, Vidyananda Edizioni, 1992.

M. Margnelli, *I labirinti e la pratica dell'autocontrollo*, in «Percorsi Yoga», aprile-maggio 2004, pp. 16-19.

M. Z. Matthews, *Il gusto della gioia. Cucina sana e naturale per il corpo, la mente e l'anima*, Gualdo Tadino, Ananda Edizioni, 2009.

N. B. Muramoto, *Il medico di se stesso. Manuale pratico di medicina orientale*, Milano, Feltrinelli, 2002.

Osho, *Crea il tuo destino. Le intuizioni che cambiano la vita*, Milano, Mondadori, 2015.

Osho, *Il mistero femminile*, Milano, Mondadori, 2014.

R. Panikkar, *I Veda. Mantramanjari. Testi fondamentali della rivelazione vedica*, Milano, Rizzoli BUR, 2001.

Paramhansa Yogananda, *L'eterna ricerca dell'uomo*, Roma, Astrolabio-Ubaldini Editore, 1980.

Paramhansa Yogananda, *Lo yoga della Bhagavad Gita*, Roma, Astrolabio-Ubaldini Editore, 2012.

J. Paungger, Th. Poppe, *Servirsi della Luna*, Milano, Tea Edizioni, 1996.

M. Piacente, *Una nuova cultura dell'energia. Al di là di Oriente e Occidente. Intervista a Luce Irigaray*, in Pedagogika.it/2012/16_1/temi_ed_esperienze/.

S. Piano (a cura di), *Bhagavad-Gita. Il canto del glorioso Signore*, Cinisello Balsamo, San Paolo Edizioni, 1994.

M. Pincherle, *Il libro tibetano dei morti. Bardo Todol*, Milano, Anima Edizioni, 2006.

S. Radhakrishnan, *La filosofia indiana. Volume primo. Dai Veda al buddismo*, Roma, Asram Vidja, 1993.

Raphael (a cura di), *Upanishad*, Milano, Bompiani, 2010.

J. Ries, *Simbolo*, Milano, Jaca Book, 2008.

R. M. Rilke, *Lettere a un giovane poeta*, Milano, Adelphi, 2010.

P. Scarabelli e M. Vinti (a cura di), *Patanjali, Yoga Sutra*, Milano, Mimesis Edizioni, 2002.

G. Sechi Mestica, *Dizionario universale di mitologia*, Milano, Rusconi, 1994.

E. Soresi, *Il cervello anarchico*, Torino, UTET, 2008.

Swami Kriyananda, *L'essenza della Bhagavad Gita commentata da Paramhansa Yogananda*, Gualdo Tadino, Ananda Edizioni, 2007.

Swami Muktibodhananda Saraswati (a cura di), *Hatha Yoga Pradipika*, Munger (Bihar), Yoga Publications Trust (Bihar School of Yoga), 2000.

Swami Niranjanananda Saraswati, *Dharana Darshan. A Panoramic View of the Yogic, Tantric and Upanishadic Practices of Concentration and Visualization*, Munger (Bihar), Yoga Publications Trust (Bihar School of Yoga), 2013.

Swami Sivananda Radha, *Il linguaggio nascosto dell'Hatha Yoga. Il significato simbolico e spirituale delle asana*, Milano, Edizioni Red, 2010.

T. Troian, *Attraverso la liberazione del bacino aprirsi all'interiorità*, in «Percorsi Yoga», luglio-agosto 2007, p. 61-67.

A. van Lysebeth, *Pranayama. La dinamica del respiro*, Roma, Astrolabio, 1973.

J. Varenne (a cura di), *Upanishads du yoga*, Parigi, Gallimard, 1971.

J. P. Vernant, *L'universo, gli dei, gli uomini. Il racconto del mito*, Torino, Einaudi, 2000.

D. W. Winnicott, *Sviluppo affettivo e ambiente. Studi sulla teoria dello sviluppo affettivo*, Roma, Armando Editore, 2002.

H. Zimmer, *Miti e simboli dell'India*, Milano, Adelphi, 1993.